Die Deutsche Bibliothek – CIP-Einheitsaufnahme
Caluwé, Jaques:
Bewusster Umgang mit dem eigenen Körper. JeeCee – Totaltherapie
Jaques Caluwé – 1. Aufl. – Darmstadt
Übersetzung: Schlageter, Corinna
STMV – S. Toeche-Mittler Verlag, 1999
ISBN 3-87820-097-8

S. Toeche-Mittler Verlagsbuchhandlung GmbH

© S. Toeche-Mittler Verlag
64295 Darmstadt
Alle Rechte, auch die des auszugsweisen Nachdrucks, vorbehalten.
Design und Umschlagsgestaltung: philipps+company.design, Wiesbaden
Druck: Hlaves, s.r.o., Prag, E-mail: propag@hlaves.cz
Erste Auflage 1999

ISBN 3-87820-097-8

Jaques Caluwé

Bewusster Umgang mit dem eigenen Körper

JeeCee
Totaltherapie

1. Auflage

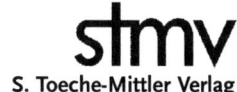

stmv
S. Toeche-Mittler Verlag

Inhaltsverzeichnis

Bewusster Umgang mit dem eigenen Körper

23. August 1993. Ich habe mich für einige Tage an die belgische Küste zurückgezogen, genauer gesagt in die Nähe des Badeortes Den Haan.
Die Kinder Julie Laure und Jacques jun. spielen mit ihrer kleinen Cousine Lotte am Strand. Meine Frau Jacqueline hat versprochen mit ihnen später ins Delphinarium nach Brügge zu fahren. Ich fühle mich unsicher, verwirrt und habe den Beschluss gefasst, ein Buch über die Therapie und die gesunde Lebensweise zu schreiben, die ich seit Jahren propagiere. Ich habe mir vorgenommen ein spannendes Buch zu schreiben, eine Art Biographie. Meine Intention ist zu erklären, wie ich zu dieser Lebensweise gekommen bin. Ärzte und Therapeuten sind schließlich keine ominösen übernatürlichen Wesen, sondern Menschen, die wie alle von ihren begrenzten Talenten bestimmt werden. Daher also der Wunsch, das alles zu Papier zu bringen. Leichter gesagt als getan. Wo anfangen? Habe ich genug zu erzählen? Man sagt so leicht: „Darüber könnte ich zehn Bücher schreiben." Wird es fesselnd und interessant sein? All diese Fragen schwirren mir durch den Kopf, und meine Gedanken verlieren sich schließlich nach Indien. Indien, das Land, das ich glücklicherweise kürzlich entdecken durfte. Indien, Heimat der Ayurveda, sechs Millionen Jahre alt.

Prävention

Ayurveda heißt wörtlich: Die Kunst zu leben, die Wahrheit des Lebens. Ayurveda gibt sich nicht mit der bloßen Beschreibung von Krankheit zufrieden, sondern erklärt sie genau, wie ein Leben in perfekter Harmonie zu erreichen ist. In unserem derzeitigen Gesundheitssystem findet diese Harmonie unglücklicherweise kaum Beachtung. Sind Prävention und die Gesundheitsförderung nicht ebenso wichtig wie Pflege, Rehabilitation und Genesung?
Wie viel Zeit widmen Ärzte und Therapeuten effektiv präventiven und gesundheitsfördernden Aspekten? Ernährungsberatung müsste Teil der

Arbeit all jener sein, die Gesundheitspflege anbieten. Es ist unsere Pflicht, den Leuten verständlich zu machen, dass eine gesunde Ernährung die Basis für ein gesundes Leben bildet. Gerade in einer Gesellschaft wie der unsrigen, in der Hektik und Stress oftmals jede Handlung begleiten. Nach den alltäglichen Sorgen des Patienten zu fragen, nach beruflichen Spannungen und familiären Schwierigkeiten, gehört unabdingbar zur Arbeit eines jeden Therapeuten.

Ich kenne eine Menge Leute, die ständig über Schmerzen klagen. Wenn ich sie bitte, den Schmerz zu lokalisieren, antworten sie oftmals: „Es tut alles weh". Wenn dann dieselben Menschen für einige Wochen in Urlaub fahren, stellen sie oftmals fest, dass ihre Schmerzen fast völlig verschwunden sind. Dieser Ruhezustand ist schnell reversibel. Sobald der „normale" Alltag wieder einkehrt, derselbe Stress im Beruf, dieselben familiären Spannungen, sowie alle möglichen ständigen Irritationen, dann geraten diese Leute wieder in ihr altes Dilemma. „Genau" sagt der Arzt, „es handelt sich ganz klar um psychosomatische Beschwerden." Mit ausreichenden Kenntnissen über die Grundlagen der Gesundheit erkennen wir viele Beschwerden psychosomatischen Ursprungs.

Körper und Geist

Psychosomatisch heißt wörtlich „gleichzeitig Körper und Geist betreffend". Ein geltender Oberbegriff für alle organischen und funktionellen Beschwerden, die durch psychische Faktoren begünstigt oder verschlimmert werden. Wie kann ein Individuum, das unter ständigen Schmerzen leidet, geistig perfekt funktionieren? Die Schmerzsignale werden in den Gehirnzellen derart assimiliert, dass der Geist permanent damit konfrontiert wird.

Im Ayurveda heißt es schon seit sechs Millionen Jahren, dass für ein Leben in guter Gesundheit die Struktur und die Funktion aller dosjas (Körpersäfte), dhatoes, agni (Abfallstoffe) und mala (Hormone, Enzyme, Metabolite) im Gleichgewicht sein müssen. Außerdem sind Reinheit und Klarheit des mana (was man als Geist umschreiben kann), des atma (der

Seele) und der endrya (der Sinne) erforderlich. Wenn alle diese Parameter im Gleichgewicht sind, können wir von Gesundheit sprechen.

Viele Fragen richten sich allein auf die Sinne. Lesen Sie genug? Stört Sie der Lärm nicht? Ist das Licht nicht zu grell? Leben Sie nicht zu sehr im Dunkeln? Ist Ihr Geruchssinn ausreichend entwickelt? Essen Sie mit Appetit? Alles muss in perfekter Harmonie sein - in dieser Hinsicht bleibt uns noch eine wichtige Aufgabe zu erfüllen.

Die Weltgesundheitsorganisation (WHO) definiert Gesundheit als Zustand eines völligen physischen, mentalen und sozialen Wohlgefühls. Diese Definition stimmt sehr genau mit den uralten ayurvedischen Geboten sowie den römischen und griechischen Philosophien überein. Körper und Geist eines Menschen bilden ein untrennbares Ganzes. Um gesund zu bleiben, muss man also darauf achten, beiden ausreichend Aufmerksamkeit zu widmen.

Gerade in diesem Punkt lässt der aktuelle Ansatz der westlichen Medizin stark zu wünschen übrig. Die Patienten werden fragmentweise behandelt. Wer über chronische Magenschmerzen klagt, wird sofort in die Schublade Magenkranker gesteckt, und alle Untersuchungen richten sich auf dieses Organ. Patienten mit Rückenschmerzen werden in den Formenkreis eingeordnet und einer entsprechenden Behandlung unterzogen. Wer unter Stress leidet wird nach fünf Minuten mit einem neuen Tranquilizer-Rezept wieder nach Hause geschickt. Es ist eine bedauerliche Feststellung, dass diese Vorgehensweise als „wissenschaftlich" deklariert wird. Dieselben „Wissenschaftler" blicken geringschätzig auf Therapeuten herab, die ihren Patienten ausreichend Zeit widmen. Natürliche Behandlungsmethoden werden heutzutage als unwissenschaftlich abgetan und Therapeuten, die sich paramedizinischer Methoden bedienen, als Scharlatane diffamiert.

Sensibilisierung

Die Sensibilisierung der Patienten leitet den Heilungsprozess ein. Einen Patienten mit einem Rückenleiden davon zu überzeugen, dass zuallererst er selbst sein Problem lösen kann, indem er jede schmerzhafte Überlastung vermeidet, markiert einen wichtigen Schritt zu seiner Heilung. Ist diese Methode etwa pseudo-wissenschaftlich? Sind Spritzen und Pillen wirklich besser? Dies ist bereits eine der Botschaften, die Ihnen dieses Buch vermitteln soll.

Ich habe in meinem Leben mehrere Stationen durchlaufen. Während meiner sportlichen Karriere erlitt ich eine ganze Reihe von Verletzungen und konnte an mir selbst eine gewisse Vielfalt von Therapien „testen". Ich verstand die Gefühle eines verletzten Fußballers, der dazu verdammt ist, seine Mannschaft von der Tribüne aus anzufeuern. Als Therapeut bin ich wiederholt an psychische Grenzen gestoßen. Es war nicht immer einfach, mit Enthusiasmus meine Forschungsarbeiten zu verfolgen, meine Kenntnisse auszubauen, praktische Erfahrungen zu sammeln, bei meinen zahlreichen Reisen auf fremde Kulturen zu treffen, Patienten in der ganzen Welt zu behandeln und zu beraten, Kurse für Ärzte und Therapeuten abzuhalten, die Totaltherapie zu propagieren, für die Verwirklichung meines Traumes zu kämpfen, in dem so viele Therapeuten als irgend möglich sich dieser neuen Vision anschließen. Das ist letztlich die Geschichte meines Lebens. Aber zur Realisierung dieses Traumes - verbunden mit der Eröffnung von Praxen in Belgien und Holland, der Entwicklung von Verbandstechniken, der Sportlerbetreuung, der eigenen Ausübung verschiedener Sportarten - hatte ich auch meinen Preis zu zahlen. Meine Familie forderte schließlich mit vollem Recht die ihr zustehende Aufmerksamkeit. Die Lebensweise, die ich propagiere und umzusetzen suche, ist sicherlich nicht immer ohne Fehlschlag verlaufen. Ja, auch ich habe Fehler einzugestehen, und gelegentlich lasse ich mich gehen oder verfalle in Überkompensation.

Aber diese Lebensweise war für mich schlichtweg ein „Muss" und nicht nur eine Einsicht, die ich künstlich aus irgendeinem Buch gezogen hatte. Sie war eine Notwendigkeit, ein innerer Impuls, der mich antrieb und ohne den ich schon längst ausgebrannt wäre. Ich lebte Tag und Nacht in einem unbändigen Rhythmus. Es war als rase ich mit 200 Stundenkilometern in einem Auto, das eigentlich nur für 120 KmH. konstruiert war, sodass ich ständig im roten Bereich drehte und mein Motor sich Stück für Stück verschliss. Es wurde höchste Zeit, das Steuer herumzureißen. Andernfalls hätte ich nie die notwendige Energie für mein heutiges Leben und für dieses Buch gefunden. Ich musste unbedingt wieder lernen auf die Zeichen meines eigenen Körpers zu hören...

Kapitel 1

Ich habe einen Traum ...

Die Geschichte der Totaltherapie

Autorität darf nicht blind sein.

Im Grunde war ich für die Welt der Medizin prädestiniert. Mein Vater war Arzt, meine Mutter Apothekerin. Aber ich hätte ebenso ein recht guter Fußballer oder Radfahrer werden können. Als Junge gab ich mir regelmäßig selbst Interviews und spielte die Rolle eines berühmten Sportlers. Ich gelangte sehr schnell in die Welt des Fußballs. Ich spielte nacheinander in den Mannschaften von Zelzate, Boelare-Eeklo, Lovendegem, Lokeren, RC Gent und Deinze, die alle in der ersten Regionalliga oder um den Aufstieg spielten. Die letzten fünf Jahre meiner aktiven Laufbahn verbrachte ich bei der holländischen Mannschaft Hock. Zwar nahm ich den Fußball immer ernst, aber mein Studium und meine Arbeit gingen vor. So konnte ich mich nie mit aller Energie dafür einsetzen. Ich interessierte mich für alles, was mit dem menschlichen Körper zusammenhing. Letztlich habe ich die Massage gewählt.

Nach Abschluss der Grundstufe der humanistischen griechisch-lateinischen Schule von Eeklo ging ich an die Sportschule von Meulebeke, dem einzigen belgischen Institut mit Schülerselbstverwaltung. Am Ende des zweiten Jahres wurde eine richtige Wahlkampagne nach dem Vorbild der amerikanischen Präsidentschaftswahlen auf die Beine gestellt. Die Schüler mussten einen Präsidenten und einen Vizepräsidenten wählen. Jede Woche wurde ein Klassensprecher gewählt, der das Abendkolleg überwachte. Zu dieser Zeit war Vater Vande Capelle der einzige Erwachsene, der in Ter Borgt wohnte. Der Dienst habende Kapitän bestimmte Regen und Sonnenschein und überwachte die Hausordnung. Wer gegen die Regeln verstieß, wurde bestraft. Dabei handelte es sich nicht um lächerliche Strafen wie etwa den einen oder anderen Satz hundertmal abzuschreiben. Nein, im Allgemeinen war die Strafe wesentlich subtiler und vor allem wirksamer, z.B. den Boden der Wäscherei zu putzen - eine sinnvolle Strafarbeit. Während meines Studiums musste ich diese Wäscherei mehrfach putzen. Ein perfektes Beispiel dafür, was „für das Leben zu lernen" bedeutet.

Ich hatte diese Schule nicht selbst ausgesucht. Roland Pieters, ein Masseur aus Eeklo, hatte sie meinem Vater empfohlen. „Ja", sagte Roland, „diese Schule paßt hervorragend zu Jacques, deinem fünfzehnjährigen Sohn". Viele von anderen Schulen verwiesene Schüler lebten sich hier sehr gut ein. Die meisten Jungs in Meulebeke hatten nicht wirklich Lernprobleme. Im Allgemeinen hatten sie Probleme, blind einer Autorität zu folgen, deren Sinn ihnen nicht einleuchtete. Zum Überleben in dieser Schule brauchte man eine gute Portion Selbstdisziplin. Das klassische System des morgendlichen Abfragens kannten wir nicht. Dreimal im Jahr fanden Prüfungen statt, und wir mussten den Stoff nach unserem eigenen Zeitplan gelernt haben.

Autonomie

Diese Autonomie gefiel mir. Heutzutage nimmt uns die Gesellschaft häufig die Entscheidungen ab und es bleibt wenig Raum für Eigeninitiative. Die Abrichtung der Kinder beginnt schon in der Wiege. In dieser Welt ist für wahre Revolutionäre kein Platz mehr. Und was ebenso schwer wiegt: Schon in der Kindheit wird die körperliche Erziehung vernachlässigt. Wenige Schulen lenken beispielsweise durch Sport, Ernährungsunterricht oder Yogaübungen die Aufmerksamkeit ihrer Schüler auf die Sorge um ihren eigenen Körper. Aber auch die Eltern erleichtern das Leben ihrer lieben Kleinen auf vielfach schon lächerliche Art und Weise. Sie setzen ihre Kinder mit dem Auto vor der Schule ab und diese müssen dann nur noch bis in den Hof laufen - eine „Anstrengung" von 50 Metern.

In einer Schule, die alle möglichen Frustrationen bereit hielt, fiel ich einfach völlig aus dem Rahmen. Mit 15 Jahren war ich bereits sehr selbständig. Soweit, dass ich per Anhalter nach Spanien fuhr. Eigentlich wollte ich nach Italien fahren. Aber in Paris erzählten mir einige Jugendliche, dass in einer kleinen Stadt Nähe Biarritz, in Saint-Jean-de-Luz, zweihundert amerikanische Mädchen zu einem Französischkurs angekommen wären. Diese Gelegenheit konnte ich mir nicht entgehen lassen. Mein Abenteuer als Anhalter dauerte neun Tage. Ich traf Schweden, Iren und Jugendliche anderer Nationalitäten. Ich erreichte mein Ziel schließlich völlig erschöpft, weil ich nur eine einzige Nacht in einem vernünftigen Bett geschlafen hatte. Freundliche Nonnen hatten mich in ihrem Bus mitgenommen und mich eingeladen, die Nacht in ihrem Kloster zu verbringen. Ich war ja eigentlich einem etwas verwerflichen Gedanken gefolgt. Ein junger stolzer Hahn inmitten einer großen Hühnerschar. In einer dunklen Nische in Bordeaux zu schlafen war nun allerdings die Kehrseite der Medaille. Um fünf Uhr morgens wachte ich mit geschwollenem Gesicht und Händen auf. Gierige Mücken hatten sich über mich hergemacht.

Homöopathie

Am folgenden Tag schlug ich mein Zelt auf einem Campingplatz auf. Danach ging ich an den Strand, wo ich mich völlig ausgepumpt auf den brennend heißen Sand fallen ließ. Ich blieb vier Stunden so liegen und schlief unter der sengenden Sonne. Für ein Bleichgesicht wie mich war ein deftiger Sonnenbrand die unvermeidliche Folge. Abends phantasierte ich im Fieber. Ein junger Deutscher machte mich mit der Homöopathie bekannt. Er gab mir eine kleine Schachtel mit weißen Kügelchen. Ich muste davon jede Stunde eines unter der Zunge zergehen lassen. An allopathische Methoden gewöhnt, fand ich es reichlich seltsam, so viele Kügelchen einnehmen zu müssen. Ich hatte keinerlei Vorstellung von Bedeutung und Funktion der stark verdünnten homöopathischen Mittel.
Besagter junger Mann hatte fünf Jahre lang Medizin studiert und sich dann an der Schule für Bildende Kunst eingeschrieben. Er harrte die ganze Nacht an meinem Lager aus und redete unaufhörlich. Er philosophierte über die See und erklärte mir, warum dieses Wort weiblich sei, während ich davon überzeugt war, bald sterben zu müssen. Am nächsten Morgen fühlte ich mich schon viel besser. Zwei Tage später beschloss ich mein Abenteuer zu beenden und nahm den Zug nach Hause. Diese Begegnung

ließ mich verstehen, dass Autorität nicht etwas ist, dem man sich blind unterwerfen darf. Autorität muss erklärt werden, um von anderen Menschen akzeptiert werden zu können. Ich habe so die Bedeutung dieses Begriffes verstanden und meine Erfahrung in die Praxis umgesetzt, als ich die Ausbildung von zehn Studenten übernahm, von denen einige deutlich älter waren als ich. Als ich mich eine Woche später wieder in der Schule einfand, war mein Respekt für den Schülervorstand gewachsen und ich konnte eine verdiente Strafe leichter akzeptieren. Die Schule von Meulebeke hat mich nachhaltig geprägt. Ich habe gelernt, wahre Autorität anzuerkennen. Es ist klar, dass eine solche Methode nicht für jeden geeignet ist. Die meisten Jungs in dieser Schule waren stark vorbelastet und hatten wie ich Probleme in ihrer alten Schule gehabt. Das einzige Nachsitzen, das an der Grundschule des Kollegs von Eeklo verhängt wurde, habe ich erhalten. Als ich elf Jahre alt war, kannten mich alle Lehrer...

Zufall

An der Sportschule traten Anatomie, Biologie und Physiologie an die Stelle von Latein. Drei Bereiche, die mich sehr begeisterten und eine wichtige Rolle in meinem Leben spielen sollten. Als ich mich entscheiden musste, welches weiterführende Studium ich ergreifen wollte, brauchte ich nicht viel Zeit zum Nachdenken. Übrigens war ich auch nicht daran gewöhnt, langfristige Pläne zu schmieden und sie dann um jeden Preis zu verfolgen. Es war der Zufall, der über meine Wahl entschied, eine Verkettung von Umständen wie man so schön sagt. Dieser Zufall, der mir meist gnädig war, hat mich immer in eine bestimmte Richtung geleitet. Ich glaube nicht an ein Schicksal, als ein jedem vorherbestimmtes Leben. Aber ich gebe viel auf den Zufall, der unsere Geschicke lenkt. Die Prinzipien, die man mir in Maulbeere eingetrichtert hatte, habe ich später als Trainer meinen Fußballern von Alost gelehrt. Das Dehnen beispielsweise ist ein notwendiges Übel. Ich musste daher den Profifußballern erklären, wozu diese wenig beliebten Übungen dienen. In der Tat geben

Stretch-Übungen den Muskeln ihre normale Länge wieder. Nach dem Training müssen die (verkürzten) Muskeln diese Länge wiedererlangen. Langfristig muss das Stretchen eine tägliche Gewohnheit, eine Routine wie Zähneputzen werden. Um dort hinzugelangen reicht es natürlich nicht strikten Anordnungen zu folgen. Nach jedem Training habe ich die Verantwortung für diese Übungen einem meiner Spieler übertragen. Das erlaubte ihm, im Team mit dem Programm betraut zu sein, ohne dass alles von außen vorgeschrieben wurde. Als ich noch zur Schule ging, war ich gegen Schuluniformen. Heute stelle ich mit Verwunderung fest, dass das JeeCee-Team die Gewohnheit hat, die gleichen Trainingsanzüge zu tragen.

Massage

Nach Beendigung meines Sportstudiums schrieb ich mich für das medizinische Grundstudium an der Universität Gent ein. Da ich das ganze Jahr über kein einziges Buch aufgeschlagen hatte, war das eine harte Umstellung. Ich wollte mich dem Fußball verschreiben, anstatt sieben Jahre mit meinen Büchern eingesperrt zu sein. Ich wurde Masseur, scheinbar einige Stufen tiefer auf der sozialen Leiter der „Heilberufe" - eine natürlich falsche Einstellung. Ärzte, Krankenschwestern und Masseure haben alle ihre speziellen Aufgaben. In diesem Bereich ist es unangebracht von wichtig oder weniger wichtig zu sprechen. Während des Studiums reizte mich vor allem die Praxis. In meinen Praktika am Zentrum für Rehabilitation der Universität Gent entwickelte ich bereits Konzepte zur Rehabilitation. Mit ausrangierten Materialien konstruierte ich sogar einen Parcours, auf dem die Patienten in der letzten Phase ihrer Rehabilitation arbeiteten. Eine der Übungen, an die ich mich erinnere, wurde „Affenrunde" genannt. Die Patienten mussten an Kletterschnüren von einer Übung zur anderen balancieren, ohne den Boden zu berühren. Lievesoens, der damalige Leiter des Zentrums, war derart begeistert, dass er nicht zögerte, die Affenrunde stolz einer Gruppe holländischer Besucher zu zeigen. Es reicht also etwas Kreativität, um die eintönigen Übungen attraktiv zu gestalten. Wir arbeiteten mit einem Team der

Abschlussklasse, und das gefiel mir. Der Esprit dieser Gruppe kam mir etwas später sehr zugute.

Meine Frau Jacqueline hatte ebenfalls ihre Massage-Ausbildung abgeschlossen, und wir ließen uns 1975 in Bassevelde nieder, einem Ort mit knapp dreitausend Einwohnern. Viele Personen fragten sich, ob wir in dieser ländlichen Gemeinde genug Arbeit haben würden. Ich persönlich hegte nie den geringsten Zweifel. Damals war es üblich, dass sich ein neu niedergelassener Therapeut bei den Ärzten des Ortes vorstellte. Kein Problem in Bezug auf meinen Vater und meinen Bruder, der gerade sein Medizinstudium abgeschlossen hatte. Bei anderen Ärzten lagen die Dinge nicht so einfach. Sie hatten nicht vor, mir ihre Patienten zu schicken und schoben vor, dass ich innerhalb der Familie ja ausreichende Möglichkeiten hätte. Das verdeutlicht die Einstellung einiger Leute. Ob man seine Arbeit gut macht oder nicht, ist in ihren Augen unerheblich.

Ich war entschlossen, ganz in meinem Beruf aufzugehen. Am Ende meines Studiums konnte ich gerade mal die einzelnen Wirbel im Körper lokalisieren. Aber ich war davon besessen, den Menschen zu helfen. Ich hatte es mir zur Regel gemacht, jedem Patienten mindestens eine halbe Stunde zu widmen. Selbst die Alten aus dem Hospiz, jahrelang vernachlässigte Menschen, genossen meine volle Aufmerksamkeit. Ich organisierte regelmäßige Arbeitssitzungen mit meinem Vater und meinem Bruder, um die erzielten Ergebnisse auszuwerten.

Eine fettleibige alte Frau namens Germaine war eine meiner ersten Patientinnen. Außer an ihrem Übergewicht litt sie an einem steifen Knie. Ich hätte mich einfach mit einigen leichten Massagen zufrieden geben können. Aber ich wollte mehr: Ich träumte davon, sie wieder auf ein Fahrrad steigen zu sehen. Ich tat alles, um sie zu motivieren. Und eines Tages fuhr Germaine Fahrrad. Grenzen zu überschreiten, neue Erfahrungen zu suchen, meinen Patienten die notwendige Motivation zur Weiterführung ihrer Übungen zu vermitteln, dies waren meine grundlegenden Prinzipien. Ich wurde von dem Wunsch angetrieben, den Menschen zu helfen. Wir sind uns kaum über die Wechselwirkungen bewusst, die auftreten, wenn eine 80-jährige Frau von jungen starken Händen massiert wird. Eine Vielzahl von Therapeuten bedienen sich hoch entwickelter Geräte, vernachlässigen aber die Energie, die von ihren Händen ausgeht. Das soll nicht heißen, dass einige Geräte nicht funktionell wären, sie haben unbestritten ihren Nutzen. Bei Arthrosepatienten habe ich neben manueller Massage und angepassten Übungen mit Erfolg auch Infrarotlicht eingesetzt. Ich verstand nicht den tieferen Grund für diesen Erfolg, da die Wärme einer Lampe nicht tief genug eindringt. Dies war jedenfalls das, was man mir in der Schule beigebracht hatte. Erst viel später entdeckte ich, worin der Irrtum bestand. Die Meridiane der Sehnen und Muskeln liegen unter der Haut, man muss daher nicht notwendigerweise in der Tiefe arbeiten.

Wartezimmer

Ich hasse es, die Leute unnötig warten zu lassen. Termine müssen eingehalten werden. In meiner Praxis bin ich bemüht, pünktlich zu sein. Ich verstehe nicht, mit welchem Recht einige Therapeuten ihre Patienten stundenlang in überfüllten Wartezimmern sitzen lassen. Wofür halten sie sich, so mit ihren Patienten umzugehen und zu erwarten, dass diese das einfach ohne böse Mine „schlucken". Die Patienten sind so an dieses Phänomen gewöhnt, dass sie es nicht mehr hinterfragen. Sie suchen weiter den selben Facharzt auf, ohne sich um die langen beklemmenden Wartezeiten zu kümmern. Ich verstehe sehr gut, wenn ein Arzt während der Sprechstunde zu einem Notfall gerufen werden muss. Es ist klar, dass ich nichts gegen diese Ärzte sagen will, aber sehr wohl gegen diejenigen, die vier Termine zur gleichen Zeit vergeben. Auch ich habe viel Arbeit, aber ich halte mich an meinen Zeitplan. Außerdem habe ich meine Praxen so organisiert, dass wir immer im Team arbeiten können.
Den Therapeuten im Allgemeinen möchte ich Folgendes vorschlagen: Nehmen Sie sich für jeden Patienten die erforderliche Zeit und organisieren Sie Ihre Arbeit so, dass jeder zu seinem Recht kommt. Unglücklicherweise fühlt sich der Mensch im weißen Kittel allzu oft allen Anderen überlegen. Wir verurteilen das System der Kasten in Indien als unmenschlich und nicht zeitgemäß, aber wir tolerieren solche Praktiken bei uns.

Ärzte und Therapeuten können selbstverständlich nicht immer auf alles eine Antwort haben. Heutzutage wird ein Therapeut komisch angesehen, wenn er im Beisein seines Patienten ein Nachschlagewerk konsultiert. Man wirft ihm ein solches Verhalten vor. Er ist dazu verdammt, ein vollendeter Akteur zu sein, der eine entschiedene Haltung einnimmt und absolute Weisheit ausstrahlt.

Ein Jahr später ballten sich die Frustrationen. Ich erkannte, dass ich in einigen Bereichen nicht optimal arbeitete. Und meistens durchkreuzte der Fußball meine Pläne. Um einen Fortbildungskurs zu besuchen, hätte ich ein Training oder mein sonntägliches Ausschlafen ausfallen lassen müssen. In diesen Konflikt geriet ich regelmäßig. Er zeigt den Automatismus unseres Handelns. Ohne uns dessen bewusst zu sein, geraten wir ganz leicht in ein System der Bequemlichkeit.

Verbände

Glücklicherweise kam ich damals in Kontakt mit „Johnson & Johnson" und „Cramer Products", zwei amerikanischen Herstellern von u.a. sporttherapeutischen Produkten. Was mich am meisten interessierte, war ein kleines Buch über Taping. Sein Titel war sehr schlicht: „Wie, wann und welche Sportverbände?" Mitte der 70er-Jahre reisten verletzte Fußballer regelmäßig nach Kerkade in Holland, um den damaligen Pionier Caumans, einen professionellen Bandagisten, aufzusuchen. Er arbeitete für die Mannschaft von Roda JC. Selbstklebende Bandagen und Verbände zu verwenden, galt seinerzeit als ziemlich revolutionäre Technik. Caumans vertrat die Meinung, dass Traumen des Knöchels und des Knies nicht unbedingt eingegipst werden müssten. Für die Fußballer stellte diese Behandlung einen wahren Glücksfall dar, weil eine Bandage ihnen ein partielles Training erlaubte und die Muskeln nicht atrophierten. Als mein Freund Jacques Trapmann sich nach Kerkade begab, um sich einer Kniebehandlung zu unterziehen, war ich besonders interessiert. Ich erhielt keine Erlaubnis, ihn ins Sprechzimmer zu begleiten. Der Therapeut wollte sein Wissen nicht teilen. Als mein Freund das Zimmer mit einem schönen

Verband verließ, war ich sehr neugierig. Einige Tage später entfernte ich den Verband minutiös von seinem Knie. Ich versuchte geduldig ihn nachzumachen. Nicht ohne Erfolg. Ich vertiefte ernsthaft diese Materie und begann, die verschiedenen Techniken zu studieren. Ich war vom Nutzen der Verbände für die Sporttraumatologie überzeugt.

1977 war es bei uns fast unmöglich, Materialien zum Verbinden von Gelenken zu erwerben. Eine holländische Firma importierte alles aus den U.S.A. Ich bewarb mich mit meiner zwischenzeitlich gegründeten Firma Prestasport um die Importrechte für Belgien. Schließlich erhielt ich die Exklusivrechte, war aber eben doch nicht so ganz alleine am Markt. Ziemlich stolz begab ich mich zum Betreuer des Klubs von Brügge und zeigte ihm mein Material. „Du bist schon der Dritte in dieser Woche, der mir diese Spezialität anbietet", stellte er lakonisch fest. Ich verstand also, dass man sich in Holland wenig um Exklusivrechte scherte. So kam es zu einer neuen Vereinbarung: Diejenige Firma, die innerhalb von sechs Monaten die besten Umsätze erzielte, würde die begehrten Rechte erhalten. Ich konnte es mir nicht erlauben, pausenlos herumzureisen und meine Produkte anzupreisen, da ich von meinen vielen Patienten sehr in Beschlag genommen wurde. Überzeugt vom Erfolg dieses Unternehmens suchte ich mir also Geschäftspartner. Später musste ich lernen, dass ich für die Geschäftswelt nicht ausgebufft genug war. Meine Naivität kostete mich mehrere Millionen, da ich mich von einer sog. Vertrauensperson abhängig gemacht hatte, mit der ich während all dieser Jahre zusammenarbeitete.

Die Brüder Bill und Chuck Cramer hatten einen Mitarbeiter in unser Land entsandt, um Taping-Kurse zu halten. Chuck war Pharmazeut und bereitete Salben für den Eigengebrauch und befreundete Sportler zu, die er immerhin zu den Olympischen Spielen begleitete. Als andere Betreuer von der Qualität seiner Produkte hörten, wollten sie diese kaufen. Was ganz schüchtern begonnen hatte, entwickelte sich zu einer kompletten Produktpalette für die Sportlerbehandlung. Die Cramer-Brüder hatten nicht nur wegen ihrer wirksamen Salben Erfolg, sondern auch durch ihre Firmen-Philosophie. Sie organisierten Kurse und trugen so zur Förderung der medizinischen Sportlerbetreuung bei. Und sie achteten auch darauf, einige ihrer Leute in den bestehenden Betreuerteams unterzubringen.

Sporttaping

Das Sporttaping wurde also meine erste Spezialisierung. Ich führte bei Masseuren im ganzen Land Demonstrationen durch. Ich wollte ihnen den Nutzen dieser Therapiemethode beweisen. Das Produkt zu bewerben, indem ich meine eigenen Fachkenntnisse weitergab, war meine dem amerikanischen Modell entlehnte Devise. Seinerzeit gipste man stark verstauchte Knöchel oftmals unnötig ein. Es galt daher, die Masseure um jeden Preis über die zahlreichen Einsatzmöglichkeiten von Bandagen zu informieren, - und zwar nicht nur als isolierte Methode bei bestimmten Beschwerden. Weil genau hier ein Fehler lag, den andere „Taping-Spezialisten" machten. Sie bezogen andere bewährte Therapiemethoden nicht mit ein.

Genau so läuft es heute zwischen Homöopathie und Allopathie. Ein Homöopath, der sich auf das Verschreiben von Kügelchen beschränkt und dabei versäumt über Ernährung zu sprechen, begeht einen schweren Irrtum. Wer einen Schulmediziner wegen Kopfschmerzen aufsucht und einige Tabletten verschrieben bekommt, ohne irgendeiner Untersuchung über bestehende Blockaden und über seine Ernährung unterzogen worden zu sein, kann keine langfristigen Ergebnisse erwarten. Das Gleiche gilt für die Akupunktur. Diese chinesische Therapie geht weit über das simple Stechen von Nadeln hinaus. Ist sie nicht eine mehr als fünftausend Jahre alte Kultur? Aber wir werden dies später genauer betrachten.

Die Außendienstbesuche nahmen einen großen Teil meiner Energie in Anspruch. Im Allgemeinen kam ich erst um zwei Uhr nachts nach Hause und trank ein paar Biere, um „meinen Kopf frei zu machen". So konnte ich meine Patienten am nächsten Morgen topfit und gut gelaunt empfangen. Es war nicht gerade die beste Methode, wie sich später herausstellen sollte. Aber ich vertraute auf mein Geschäft und behielt meinen jugendlichen Enthusiasmus.

Die Cramer-Brüder schafften es, mich zu einer U.S.A.-Reise zu überreden, um meine Kenntnisse in dieser neuartigen Technik zu verbessern. 1980 unternahm ich meine erste Reise ins „gelobte Land". In Wahrheit lernte ich dort nicht viel über therapeutische Techniken, aber ich besuchte riesige Zentren, wo man Sportverletzungen mit Eis, Sprudelbädern und Tapes behandelte. Die Mentalität dort war fabelhaft. Man legte keinen Wert auf Titel, sondern auf Fähigkeiten.

Die Sportlerbetreuung wurde ernst genommen. Man räumte ihr bedeutende Budgets ein. Insbesondere beschäftigte man Vollzeit-Therapeuten. Die westeuropäischen Teams erschienen winzig im Vergleich zu den Amerikanischen. Damals wurde die Betreuung unserer Athleten oftmals unqualifizierten Amateuren überlassen. Eine Ausnahme bildete der damals schon professionell strukturierte Fußballverein von Brügge mit einem hauptamtlichen Masseur.

In dieser Periode entwickelte ich einige persönliche Techniken. So konnte ich z.b. spezielle Leisten- und Fußbandagen anlegen. Ich kehrte ruhigen Herzens nach Bassevelde zurück. Wieder zu Hause, verwandelte ich meine Außendienstbesuche in mehrtägige Kurse. Ich war gerade einmal 27 Jahre alt, und ich frage mich noch immer, woher ich angesichts meiner Jugend die Kühnheit nahm, Kurse für erfahrene Therapeuten und Ärzte abzuhalten. Wenn ich meine heutigen Kenntnisse in diesen Spezialgebieten vergleiche, muss ich zugeben, dass ich wohl von meiner Begeisterung getrieben wurde. Denn glauben Sie mir, was ich über Taping wusste, beruhte auf einer zwar wahrlich sehr intensiven, aber dennoch sehr begrenzten Erfahrung. Aber das Tapen war eine Neuheit, und deshalb habe ich mich damit befasst.

Kurse

Dank der guten Mundpropaganda besuchten im Allgemeinen jeweils mehr als zwanzig Interessierte meine Kurse. Während dieser Sitzungen untersuchten wir alle Gelenke. In erster Linie ging es um Knie und Fußknöchel, aber wir behandelten auch verschiedene Muskelläsionen und übten das Bandagieren.

Ich musste damit beginnen, einige Fehler aus gängigen Büchern richtig zu stellen. Beispielsweise sprach man darin regelmäßig von partiell immobilisierenden Verbänden. Wenn man ernsthaft darüber nachdenkt wird klar, dass dies Nonsens ist. Nachdenken, meditieren und lernen. Drei Verben, die ich stets hochgehalten habe, und die mir immer folgendes Sprichwort in Erinnerung bringen:

LERNEN OHNE MEDITIEREN,
IST ESSEN OHNE VERDAUEN,
MEDITIEREN OHNE LERNEN,
IST VERDAUEN WOLLEN OHNE GEGESSEN ZU HABEN.

Kommen wir auf die partiell immobilisierenden Verbände zurück, von denen so viel geredet wurde. Wenn man Ansatz (Ort des Beginns) und Insertion (Halte-Apparat) eines Muskels näher zusammenbringt, lässt sich tatsächlich ein Teil der Bewegung unterbinden und von partieller Immobilisation sprechen. Diese Erkenntnis ist hervorragend auf den Fußknöchel anzuwenden: Eine Inversion (die Innenrotation des Knöchels) kann teilweise durch eine Bandage immobilisiert werden. Es ist ebenso möglich, den Muskel teilweise zu blockieren. Für den Quadrizeps allerdings müsste man eine Bandage von unterhalb des Knies bis über das Becken anlegen. „So kann keiner Fußball spielen", erklärte ich meinen Kursteilnehmern. „Schluckt also nicht alles, was man in Büchern schreibt," sagte ich ihnen mit Überzeugung, „denkt beim Lesen mit".

Diese ganze Tapingtechnik war weit davon entfernt, den Ärzten zu gefallen. Nicht nur, weil sie eben lieber gipsen wollten, sondern vor allem, weil ein Teil ihrer Arbeit von Masseuren übernommen wurde - den Leuten, denen man sonst keinerlei Initiative ließ.

Verantwortungsgefühl

Die selbstklebenden Verbände erlaubten uns, verschiedene Themen anzugehen und den Leuten einige Probleme bewusst zu machen. Ich wollte Patienten mit Rückenschmerzen verständlich machen, dass ihr Rücken ständig überlastet wurde, wenn sie für bestimmte Bewegungen nicht die adäquaten Muskeln einsetzten. „Um etwas aufzuheben, müsst Ihr in die Knie gehen." - empfahl ich ihnen lebhaft. „Andernfalls überlasten die falschen Bewegungen Euren Rücken. Denkt an die Putzfrau mit dem Staubsauger, die auch nicht immer die richtige Haltung einnimmt." Ich hatte die Idee, einen kleinen Klebestreifen zwischen Sakrum (am unteren Rücken) und dorsalem Wirbel (Hüftzone) zu platzieren. Mein Patient musste am anderen Tag wiederkommen und darauf achten, dass der Klebestreifen nicht verrutschte. Bei jeder falschen Bewegung störte ihn der Kleber. Dieses Signal wies ihn darauf hin, seine Haltung zu korrigieren.

Ich setzte diesen Trick auch bei Kindern ein. Wie lief das üblicherweise ab? Ein Kind mit Schulterproblemen machte eine halbe Stunde lang mit einem Krankengymnasten Übungen, ging danach zum Spielen nach Hause und vergaß völlig die Haltung, die man ihm gezeigt hatte. Ich brachte also einen kleinen Klebestreifen zwischen den Schulterblättern an, der das Kind an die Haltung erinnerte, die es einnehmen sollte.

Wozu soll auch all diese medizinische Betreuung gut sein, wenn wir die ganze Initiative den Therapeuten und Ärzten überlassen? Solange wir den Mann im weißen Kittel als „Deus ex Machina" betrachten, der all unsere Wehwehchen heilt, treten wir auf der Stelle. Eine ordentliche Portion Eigeninitiative und Selbstbewusstsein ist Grundbedingung. Wenn dem Arztbesuch (oft kurz genug) nicht therapeutische Mittel folgen, wenn der Patient die Dinge nicht selbst in die Hand nimmt, spielt er eine passive Rolle, die seine Heilung blockiert. Wenn ein Therapeut einige Dehnübungen für zu Hause erklärt, runzelt der Patient oft die Stirn. Lieber eine kleine Pille nehmen, möglichst während des Essens. Das Prinzip des geringsten Aufwandes. Dieser kleine Klebeverband war die erste Ausdehnung der Therapie auf den Alltag, noch immer auf begrenzten Kenntnissen basierend. Es ging noch nicht um Ernährung, wenngleich ich von jeher eine natürliche Abneigung gegen Fleisch hatte. Als Kind zwang man mich dazu, Fleisch zu essen. Ich war wirklich davon angewidert. In der Schule kontrollierte man minutiös den Inhalt meines Tellers. „Hat unser kleiner Jacques schön sein Fleisch aufgegessen?" Aber ich hatte unauffällig die Frikadelle in eine Plastikfolie gewickelt, die ich in meiner Hosentasche versteckte.

Neopren

In der Folge konzentrierte ich mich auf die Verbandstechnik und empfand das Wegwerfen eines Verbands nach jeder Behandlung als echte Verschwendung. Eine wiederverwendbare Bandage wäre die Lösung. So konzipierte ich meine eigenen Leisten- und Fußbandagen aus extrem elastischem Material. Später entwickelte ich meine eigenen Bandagen aus Neopren, einem Material, dessen Wert ich in den U.S.A. zu schätzen gelernt hatte. Neopren, das bekanntlich zur Herstellung von Taucheranzügen verwendet wird, kann gegen Kälte und Wärme isolieren. Wärme hat eine große Bedeutung bei der Behandlung einiger Verletzungen in der subaktiven Phase, d.h. 36 Stunden nach dem Trauma. Der Patient kann so zu Hause die Behandlung weiterführen, die in der Praxis begonnen wurde. Er muss eine möglichst große Unabhängigkeit erlangen.
Wer rastet, der rostet. Diese Bandagen erlaubten den Sportlern, sich unterhalb der Schmerzschwelle zu bewegen. Bewegung ist nämlich bei vielen Beschwerden - ob Sportverletzung oder nicht - die beste Lösung.
Ich importierte das Neopren aus den U.S.A. und brachte 1987 meine eigene JeeCee-Kollektion auf den Markt, die in Taiwan produziert wurde. Sportler bildeten sicher die größte Gruppe meiner Kundschaft.
Leistungssport kann ja irgendwie mit der Formel-1 verglichen werden, wo Testmotoren interessante Ergebnisse für die normale Produktion liefern. Im Sport geht es primär um Leistungsfähigkeit; man kann hier erfolgreich neue Therapien entwickeln. Letztlich hat der Normalsterbliche das Recht auf die gleiche Behandlung wie der Profisportler. Der einzige Unterschied

besteht in der Motivation und Zähigkeit beispielsweise eines Fußballers, der um jeden Preis seinen Platz in der Mannschaft wieder einnehmen will. Wenn man sich den Fuß verstaucht hat und keine Fraktur vorliegt, sondern höchsten eine partielle Ruptur, muss man mit Kältetherapie beginnen und wärmende Salben vermeiden, die früher reichlich verwendet wurden. Man legt das Bein hoch, vorzugsweise mit kalten Kompressen. Die meisten Leute folgen instinktiv diesem Szenario. Einen Druckverband anzulegen ist eine Art des Tapens. Zu beachten ist den Verband nicht zu eng zu machen, um einen Blutstau zu vermeiden.

Es ist sehr unwahrscheinlich, dass jemand einen Druckverband bei der geringsten Spannung wieder lockert. Das Gleiche gilt für einen Gips. Patienten mit Beschwerden durch einen zu engen Gips warten oft bis zur letzten Minute, bevor sie einen Arzt aufsuchen. Wie viele Läsionen sind das Ergebnis zu enger Gipsverbände: Vaskuläre Störungen, Nekrosen der Blutgefäße, Sudeck-Atrophie.

Unser Unterbewusstsein weist uns den richtigen Weg. Aber wir wählen den einfachsten Weg, indem wir die Entscheidungen anderen überlassen. Wenn ein krankes Kind seinem Instinkt folgt, isst es nicht. Die Erwachsenen beeilen sich dann, ihm vielfach falsche Ratschläge zu erteilen: „Du musst essen, wenn du gesund werden willst." Irrtum! Man muss nur einmal die Tiere beobachten. Ein kranker Hund wird sein Futter nicht anrühren.

Sensibilisierung

An einem verflixten Freitag (dem 13. für die Abergläubigen), fiel ein Maler von der Leiter. Dies führte zu einer komplizierten Knöchelfraktur und einer schwierigen Operation. Nach einem Jahr Aufbautraining war dieser selbständige Maler noch immer zur Untätigkeit verurteilt. Er konnte das Bein kaum belasten. Fuß und Unterschenkel waren noch immer geschwollen. Dieser lebenslustige Kerl, der bereits eine Magen- und eine Nierenoperation überstanden hatte, führte ein ungeregeltes Leben, aß und trank ohne Maß. Bis dahin hatte ihn niemand auf die Bedeutung einer richtigen Ernährung für den Heilungsprozess bei einer solchen Verletzung hingewiesen.

Jeden Tag kam ein Therapeut zu ihm und verabreichte ihm eine Eisbehandlung, gefolgt von einigen Übungen. Nach der Behandlung tranken sie dann oft ein Glas zusammen. „Aber mein Freund", sagte ich zu ihm, „Du kannst doch diese Eisbehandlung selbst durchführen. Musst Du dafür wirklich jemanden zu dir kommen lassen? Wie viel Zeit widmest du selbst jeden Tag deinen Füßen? Fünf Minuten?" Nach einer intensiven Reharmonisierungs-Behandlung, bei der auch die Knöchel und Gewebeverklebungen gelöst wurden, entließen wir den Patienten mit einem Hausaufgaben-Programm: Er musste ab und zu barfuß durch den Morgentau laufen und sich einem Intensivprogramm zum Muskelaufbau unterziehen. Wir ergänzten das Programm mit Ratschlägen für eine bessere Ernährung. Nach einiger Zeit stellten wir eine deutliche Verbesserung fest. Dies zeigt erneut die starke Abhängigkeit der Patienten und ihre mangelnde Eigeninitiative im Heilungsprozess. Aktuell bleibt die Sensibilisierung eine der wichtigsten Aufgaben eines Therapeuten.

Die Cyriax-Methode und die Osteopathie

Cyriax war ein britischer Orthopäde, der hauptsächlich am St. Thomas Hospital operierte und bald seine eigenen Grenzen erkannte. Er beherrschte die Anatomie perfekt und erstellte ein Untersuchungsschema aus aktiven und passiven Tests zur Bewertung der Muskeln mittels Leitfähigkeitswerten. Er setzte Querfriktionen, Mobilisierungtechniken und Infiltrationen auf der Basis von Hydrocorticoiden ein und entwickelte so seine eigene Untersuchungs- und Behandlungsmethode. Diese Methode bescherte mir einen enormen Fortschritt in meiner Therapie. Ich konnte endlich eine funktionelle Untersuchung des Kniegelenkes durchführen. Die Methode hatte sicher in Bezug auf den Rücken ihre Grenzen, weil Cyriax das Sakralgelenk als unbeweglich betrachtete. Aber diese Lücke konnte später durch meine Kenntnisse in Osteopathie und Akupunktur geschlossen werden.

Eines schönen Tages organisierte ich einen 4-tägigen Kurs zum Thema Sporttraumatologie in Brüssel. Damals begannen solche Veranstaltungen üblicherweise am Freitagnachmittag. Ein Großteil des Unterrichtsstoffes bestand in Taping- und Verbandstechniken, sowie funktionellen Untersuchungen. Ich habe mir zur Gewohnheit gemacht, zunächst alle Teilnehmer persönlich kennen zu lernen. Sie stellen sich nacheinander vor und geben einen kurzen Überblick ihrer beruflichen Tätigkeiten und Ihrer speziellen Kenntnisse. Dieses Vorgehen bietet mir eine gute Übersicht und erlaubt mir, die Kurse gegebenenfalls an das Niveau der Teilnehmer anzupassen. An diesem Tag hatte ich einen besonderen Grund für dieses persönliche Kennenlernen.

Kurz zuvor hatte ich beim Fußball einen Fußtritt in die Rippen erhalten. Wer das schon selbst erlebt hat, kann sicher nachvollziehen wie schmerzhaft eine Rippenprellung in den ersten Tagen sein kann. Atmen, bewegen, schlafen, eine Arbeit mit den Händen erledigen - alles, die kleinste Bewegung ist eine echte Qual. Die Querfriktionen der Rippenmuskulatur nach der Cyriax-Methode brachten nicht den geringsten Effekt. Ebenso wenig Lidocain-Injektionen (eine Substanz, die ich später in der Neuraltherapie zu schätzen lernte). Ein gut sitzender Verband ließ mir zwar eine gewisse Bewegungsfreiheit, war aber alles andere als bequem.

Und das nächste Fußballspiel stand bevor. Würde ich bis dahin wieder in Ordnung kommen? Unsere Mannschaft lag an der Tabellenspitze und ich hätte um keinen Preis ein Punktespiel auslassen wollen.

An diesem Tag war Willy Hostens einer meiner Schüler. Er stellte sich als Osteopath und Akupunkteur vor. Während der Kaffeepause bat ich ihn, meine Rippenprellung zu untersuchen. Willy mobilisierte - oder besser harmonisierte - meine Rippen und die entsprechenden Wirbel. Anschließend akupunktierte er mich. Als ich abends nach Hause ging, hatte der Schmerz um 40% nachgelassen. Ganz stolz wollte ich Jacqueline dieses spektakuläre Ergebnis zeigen. Überglücklich machte ich die berühmte Kopfbewegung mit so viel Schwung, dass ich mir erneut wehtat. Nach einer weiteren Behandlung stand ich am nächsten Tag wieder auf dem Platz. Man bandagierte mir den Brustkorb. Ich absolvierte ein gutes Spiel - wir gewannen 4:0. Eine wahre Kehrtwendung! Das bestätigte erneut, dass eine isolierte Therapiemethode (wie Cyriax) allein nicht immer nützlich ist. Tatsächlich bietet die Cyriax-Therapie keine Techniken zur Reharmonisierung von Rippentraumen. Dafür spielen Letztere eine Rolle in der Osteopathie. Das widerspricht den gängigen Vorstellungen klassischer Therapieansätze, wo man bei Rippentraumen ausschließlich Verbände einsetzt. In einigen Fällen werden diese Verbände schlecht angepasst, weil man die Biomechanik der Rippen nicht genau kennt. Eine schlechte Bandage verstärkt den Schmerz noch und ist ein Hinweis dafür, dass der spezifische Charakter der Verletzung beim Bandagieren nicht beachtet wurde. Es ist an der Zeit, einige Missverständnisse auszuräumen wie etwa das, anhaltende Schmerzen bei Rippenbrüchen als normal zu erachten und der Fraktur selbst zuzuordnen. Nach einigen Wochen (und erst recht Monaten) ist der Herd der Fraktur vollständig abgeheilt. Hier liegt eben nicht das Problem. Der Druck auf die Rippen während des Unfalls kann eine leichte Exartikulation zwischen Rippe und Wirbel verursachen. Die Weichteile wie die Zwischenrippen-Muskulatur behalten unvermeidlich diesen Zustand der Disharmonie bei.

Die gleiche Schlussfolgerung trifft auch für Wirbelsäulenfrakturen und Belastungsbrüche des Fußes zu. Die anhaltenden Schmerzen beruhen oft auf der ursprünglichen Fraktur, die bereits lange geheilt ist. Während der Reedukation ist eine Reharmonisierung also unverzichtbar. Die Osteopathie ließ mich eine neue Welt erschließen und in Willy einen Freund fürs Leben finden. Wir verbrachten viele Stunden mit gemeinsamen Studien und er lehrte mich geduldig die Techniken der Osteopathie. So lernte ich die direkten und indirekten Methoden zur Harmonisierung der Knochen mittels muskulärer Übungen. Er zeigte mir auch Atemtechniken, die unsere Körperfaszie beeinflussen und entspannen.

Man macht sich oft falsche Vorstellungen von der Osteopathie. Aufgrund des Wortteils „osteo" wird diese Wissenschaft fälschlicherweise gerne mit der Pathologie der Knochen in Verbindung gebracht. Dr. Andrew Taylor Still (1830-1917), einer ihrer Vertreter, strebte nach einer ganzheitlichen Methode, um Gesundheit nicht nur auf die Knochen zu begrenzen. Im Gegenteil werden hier eben auch die Organe und craniale Techniken sehr weit entwickelt. Die Verbindung von Organen, Bewegungsapparat und

Schädelknochen wird übrigens auch in der Akupunktur, im Ayurveda und im Yoga bestätigt.

Triggerpunkt-Technik

Die Totaltherapie nahm Schritt für Schritt Gestalt an. Im Januar 1983 schrieb ich meinen Basiskurs. Die Einleitung war bezeichnend: Ich habe einen Traum. Insgesamt beinhaltete er 30 intensive Kurstage. Für funktionelle Untersuchungen und Friktionstechniken setzen wir die Cyriax-Methode ein. Lumbale Beschwerden wurden mit Osteopathie behandelt. In einem anderen Kurs nahmen wir auch die cranialen und viszeralen Therapien durch. Der erste Basiskurs startete sechs Monate später in Wetter (Marburg) in Deutschland.

Einige Jahre später entdeckte ich die fabelhafte Triggerpunkt-Technik. Innerhalb von zwei Tagen brachte mir ein Holländer die Kniffe dieses Metiers bei und erleichterte mich um 72.000 Francs. Die Veranstaltung endete mit einer praktischen Demonstration an einem seiner Patienten. Er widmete sich eine volle Stunde für die Behandlung, gegen Ende wandte sich der Patient ganz verwundert an seinen Therapeuten: „Also Herr Doktor, heute haben Sie wirklich ihr Bestes gegeben". Dies brachte mich wieder einmal zur Feststellung der enormen Lücke, die zwischen Theorie und Praxis klafft. Der Mann, der ein Zentrum für Triggerpunkt-Therapie gründen wollte, behandelte seine Patienten nicht mit der Leidenschaft, wie er sie in den Kursen darstellte.

Die Neuraltherapie

Ich war nie ein Freund von Kortisonspritzen, die klingende Münze in der Sporttraumatologie einbrachten. Noch heute verwendet man gerne diese Injektionen. Als Fußballer wurde ich allzu oft damit konfrontiert. Die angeblich viel versprechende Spritze hat unheilvolle Nebenwirkungen. Es reicht, die Auswirkungen auf frühere Radrennfahrer zu sehen. Dies veranlasst mich dazu, die von Cyriax eingesetzten Hydrocortoide nach der Vorstellung meiner Totaltherapie durch ungefährliche Substanzen aus der Familie der Procaine zu ersetzen.

Cyriax hatte bereits die Vorteile dieser Substanz entdeckt. Um ein Ellbogentrauma exakt zu diagnostizieren, spritzte er Procain in einen charakteristischen Punkt. Es gibt vier Arten von Tennisellenbogen, für die er mit dieser Differential-Diagnostik die passende Therapie herausfinden wollte. Nach der Injektion wurde der Patient einem Test unterzogen. Wenn er bei gestrecktem Arm ohne Schmerzen die Hand heben konnte, war Cyriax sicher, die richtige Stelle gefunden zu haben. Einige Tage später bestätigte der Patient, dass die Schmerzen völlig verschwunden waren. Cyriax selbst konnte dieses Phänomen nicht erklären. Er hat dies übrigens auch so in seinem Buch festgehalten.

Cyriax wusste nicht, dass zwischenzeitlich (1929) in Düsseldorf ein gewisser Dr. Huneke bewiesen hatte, dass Procain die Zellen im Organismus stärken und regenerieren kann, ohne dabei selbst schädlich zu sein. Ferdinand Huneke hatte das Unmögliche geschafft, seine Schwester von ihrer Migräne zu erlösen. Eines Tages empfahl ihm ein Kollege die intravenöse Injektion eines Rheumamittels, und das Wunder geschah. Die heftigen Kopfschmerzen und die Übelkeit verschwanden noch während der Injektion. Er war perplex. Sein Bruder Walter und er wiederholten diese Erfahrung bei mehreren Patienten. Schließlich stellte sich heraus, dass er einen kapitalen Fehler begangen hatte... Ohne sich darüber im Klaren zu sein, hatte Huneke die Procain-Injektion intramuskulär statt intravenös verabreicht. Bis dahin hatte man geglaubt, dass ein solcher Missgriff eine cerebrale Paralyse hervorrufen würde. Aber das Gegenteil war der Fall. Nach dreijähriger Forschungsarbeit veröffentlichten die Brüder Huneke ihre Erfahrungen in „Unbekannte Fernwirkungen der Lokalanästhesie". Dieses Buch markierte die Geburt der Neuraltherapie.

Störfelder

Letztendlich kann man einen Teil der Totaltherapie als eine sanfte manuelle Therapie definieren. Die Betonung liegt bewusst auf dem Wort sanft, weil ich harte Manipulationen überhaupt nicht schätze. Chiropraktiker, die Sie sofort unter Spannung bringen und Ihre Gelenke ohne manuelle Vorbereitung der Weichteile (Muskeln, Sehnen, Ligamente) innerhalb von zehn Minuten mehrmals „krachen" lassen, können bei akuten Beschwerden sicher gute Resultate erzielen. Bei chronischen Erkrankungen muss der Patient oft mehrere Male wiederkommen. Denn diese Weichteile halten den Körper ebenso in Harmonie wie in Disharmonie. Wir dürfen daher die Sehnen, Muskeln, Sehnenscheiden und Ligamente bei der Therapie nicht vernachlässigen.

Unsere Methode besteht darin, den Körper zu reharmonisieren und anschließend zu stabilisieren. Vor allem für die Stabilisierung ist es ratsam sehr umsichtig zu sein. Sobald der Körper seine Harmonie wieder gefunden hat, gilt es die erreichten Ergebnisse mittels individueller Übungen zu stabilisieren. Es werden Programme mit entsprechenden Übungen zur Stabilisierung der Fuß- und Rückenmuskulatur für zu Hause aufgestellt. Die aktive Mitarbeit des Patienten bleibt immer unverzichtbar.

Ich bin regelmäßig mit der extremen Komplexität des menschlichen Körpers konfrontiert worden. Ich habe beispielsweise eine Frau mit einer resistenten Schulterverletzung behandelt. Nach einer gewissen Zeit besserte sich die Schulter zwar, aber die Beweglichkeit blieb auf 30% beschränkt. Ein Jahr später traf ich die besagte Dame im Schwimmbad von Maldegem. „Sehen Sie nur", sagte sie stolz, „meine Schulter ist geheilt. Ich habe keinerlei Beschwerden mehr." Ich traute meinen Augen nicht. „Haben Sie etwas Besonderes gemacht?", fragte ich sie neugierig. „Nein, gar nichts. Aber nach der Behandlung bei Ihnen hat mir mein Zahnarzt einen Weisheitszahn gezogen. Danach war das Problem gelöst."

So lernte ich, dass Entzündungsherde der Zähne wichtige Störfelder sind, die Entzündungen im Organismus auslösen können. Eine regelmäßige Kontrolle der Zähne erweist sich als unverzichtbar. Mandeln und Weisheitszähne sind für viele Probleme verantwortlich. Das Procain kann diese

Störfelder neutralisieren. Und das ist absolut notwendig, da sich sonst jede andere Behandlung als unwirksam erweist. Dies ist der Grund für unsere breite Zusammenarbeit mit Jan De Dobbeleer, einem „energetischen" Zahnarzt in Gent. Wir sind gute Freunde geworden und Jan ist übrigens ein glühender Anhänger unserer therapeutischen Prinzipien und unserer Lebensweise. Er bereichert unsere Möglichkeiten mit seinen Kenntnissen, sodass wir die Zahngesundheit stärker berücksichtigen. Es wäre ja nicht das erste Mal, dass jemand mit chronischen Kopfschmerzen seine Medikamente in den Müll werfen kann, nachdem er die Amalgamfüllungen aus seinen Zähnen entfernen ließ. Wir kennen auch Sportler, die regelmäßig Probleme mit Sehnen und Muskeln hatten, und die ihre wöchentlichen Besuche bei verschiedenen Therapeuten aufgeben konnten, nachdem sie sich einer gründlichen Zahnsanierung unterzogen hatten. Das klassische Füllungsmaterial Amalgam besteht aus Silber, Quecksilber und einigen anderen Metallen. Diese Füllungen sind sehr stabil und halten mindestens zwanzig Jahre. Aber Quecksilber ist ein Gift. Wenn jemand das Quecksilber aus zwanzig Füllungen schlucken würde, fiele er sofort tot um. Man sollte sich schon darüber im Klaren sein, dass innerhalb von drei Jahren die Hälfte des Quecksilbers aus der Füllung herausgelöst wird. Patienten mit einer diagnostizierten Quecksilber-Vergiftung müssen das Amalgam umgehend entfernen lassen und sich einer Entgiftungskur auf der Basis von Zink, Magnesium und hochdosiertem Vitamin C unterziehen. Nach einer gewissen Zeit werden sie feststellen, dass sie weniger anfällig für Erkältungen oder sonstige Atemwegserkrankungen geworden sind.

Geräte

Ich habe nie wirklich an die Wirksamkeit von Geräten zur Schmerzbehandlung geglaubt. Eine Ausnahme machten lediglich Ultraschall und „Hochvoltstimulatoren" zur Durchblutungsförderung der Muskeln mittels galvanischer Ströme. Ich lernte diese Stromform bei meinem ersten USA-Aufenthalt kennen. Der Wegbereiter der „Microcurrent"-Therapie arbeitete bereits mit Mikroampère. Die Geräte, die ich während der Ausbildung an der Schule kennen gelernt hatte, z.B. galvanische Ströme, diadynamische Ströme und Kurzwelle, setzte ich auch während der ersten Jahren in meiner eigenen Praxis ein. Ich konnte schnell feststellen, dass ihre Wirkung sehr begrenzt war und hatte begonnen ihren Sinn in Frage zu stellen.

Ich investierte immer mehr in meine Ausbildung über manuelle Techniken zur Reharmonisierung des Körpers. Dann kamen Lasergeräte in Mode. Die Verkäufer versprachen wahre Wunder. Sie schafften es jedoch nicht, mich zu überzeugen. Bevor ich eine halbe Million in eine Laserkanone investierte, musste ich zunächst überzeugt sein, dass diese den Heilungsprozess meiner Patienten beschleunigen konnte. Ich testete alle Geräte mit eher selten positiven Ergebnissen. Ich möchte mich absolut nicht mit den Therapeuten identifizieren, die ihr Gesicht hinter einer mehr und mehr beeinduckenden Gerätschaft verschleiern müssen.

Die Physiotherapie ist kein Spiel, in dem man nur auf Knopf 5 von Apparat X zu drücken braucht, um einen Tennisellenbogen zu behandeln, oder auf Knopf 3 von Gerät Y bei Ischiasbeschwerden. Lachen Sie nicht, lieber Leser, oftmals werden die Dinge in unserer kleinen Therapeutenwelt genau so dargestellt. Ich kannte sogar einen Therapeuten, der seine Patienten glauben machte, Laserstrahlen „suchten" den Schmerz. „Der Laser sucht gerade, meine Liebe", sagte er mit einem gewissen Stolz in der Stimme, während der Laserstrahl über den Rücken seiner Patientin lief.

Microcurrent

Einer meiner Bekannten zeigte mir ein kleines Gerät, das „Microcurrent Electro Neuromuscular Stimulation" (M.E.N.S.) genannt wurde und einen sehr schwachen Strom abgab. Hinter diesem Konzept stieß man auf einen gewissen Dr. Wing, der sich in der Gegend von Los Angeles niedergelassen hatte. Anfangs verfügte ich nur über spärliche Informationen. Aber man trug mir zu, dass dieses Gerät schlichtweg „phantastisch" sei. Da ich Maschinen und Geräten nun einmal eher skeptisch gegenüberstand, erwies man mir „die Ehre", ein Gerät testen zu dürfen. Einer der Ingenieure gab mir eine kurze Einweisung, aber das brachte mich kaum weiter. Ich nahm das Gerät und probierte etwas spielerisch alles Mögliche aus. Zu meinem großen Erstaunen erzielte ich unglaubliche Ergebnisse. Ich stellte plötzlich fest, dass sich meine Halsrotation deutlich verbessert hatte, nachdem ich das Kiefergelenk eine bestimmte Zeit lang behandelt hatte. Mehr brauchte es nicht, um meine Neugierde zu wecken. Ich wollte unbedingt mehr über M.E.N.S. wissen. Dies führte mich in die Staaten zurück. Es waren zehn Jahre vergangen, seit ich das letzte Mal meinen Fuß in dieses Land gesetzt hatte.

Ohne weitere Angaben als die Adresse des Herstellers brach ich nach Los Angeles auf. In meinem Leben waren es häufig Zufälle, die große Veränderungen bewirkten. Und auch hier war es vor allem Zufall (oder war es Bestimmung?), dass ich Don Stragier traf. Man versuchte dort um jeden Preis, dieses Treffen zu verhindern, weil Don, einer der Pioniere des Microcurrent, einen Vertrag mit einer Konkurrenzfirma unterzeichnet hatte. Stragier litt an einer angeborenen Muskelkrankheit, die ihn zwang auf Krücken zu gehen. Er konnte kaum noch seine Hände benutzen, um Patienten zu behandeln. Er verfügte aber über perfekte Kenntnisse der Ursache und konnte so die motorischen Probleme und die Grenzen seiner Bewegungen erkennen. Mit dem Microcurrent konnte er die Spasmen rasch lösen und die Amplitude seiner Bewegungen vergrößern. Die Möglichkeiten des Microcurrent waren so erstaunlich, dass ich meine vorherige Einstellung zu Geräten überdenken musste. Ich erinnere mich, dass mir zu dieser Zeit eine Zerrung der rechten Schulter Schwierigkeiten machte - das Ergebnis eines Fahrradsturzes kurz vor meiner Abreise nach Los Angeles. Nach zwei Wochen konnte ich bestimmte Push-ups noch immer nicht machen. Don fragte mich, ob ich auf den Ellbogen gefallen sei. Dann behandelte er einen Muskel auf Schulterhöhe, den M coracobrachialis. Er bat mich einige Push-ups zu machen, was mir ohne jede Schwierigkeit gelang. Ich traute meinen Augen nicht. Ich war wieder zu Etwas in der Lage, was doch noch eine Minute zuvor völlig unmöglich gewesen war. Innerhalb von 30 Sekunden. Don hatte eine Struktur behandelt, die ich nie mit der schmerzhaften Schulter in Verbindung gebracht hätte. So lernte ich das subtile System der Reflexmuskeln kennen. Eine Kette im Körper, die auf verschiedene Reize reagiert, wie eben auch auf Schmerz. Ich entdeckte die Bedeutung des Zwerchfells für fast alle Behandlungen. Die mit dem Microcurrent erzielten Erfolge beeindruckten auch meine Kursteilnehmer. Sie konnten sich das exakte Funktionsytem des menschlichen Körpers bewusst machen. Ich werde nie den Tag vergessen, an dem ein Asthmatiker zu uns kam. Selbst Corticoide erleichterten seine Krisen nicht mehr, die er in den letzten Tagen hatte durchleben müssen. Nachdem ich das Zwerchfell, die Schädelknochen und das Kiefergelenk für acht Minuten behandelt hatte, normalisierte sich seine Atmung und die Krise war überstanden. Am nächsten Tag schenkte er mir einen wunderschönen Blumenstrauß. Ich empfand Freude aber auch Verwunderung. Er war ein neuer Beweis dafür, welche Kraft der Körper entwickeln kann, sodass es manchmal nur einer Kleinigkeit zur Heilung bedarf. Und dies ohne Rückgriff auf all die starken Mittel, die so oft nicht richtig eingesetzt werden - wie die in Massen verkauften Antibiotika, Kortisone und stärkeren Stromformen der Physikalischen Therapie.

Das Microcurrent verwendet eine Stromform, eine schwach erhöhte Pulsspannung, die einem Tausendstel Milliampère entspricht. Dieser Strom stimuliert die Energie in unserem Organismus und stärkt die Zelle, um sich gegen Angreifer zu wehren, die Schmerzen oder eine Verletzung hervorrufen. Wir beobachten die gleichen Phänomene bei den Pflanzen im Ayurveda, in der Phytotherapie und der Homöopathie, wo man den Widerstand der Zelle erhöht und den Körper dazu anregt, den Kampf aufzunehmen. Ein Vorgang, der sich stark von der Allopathie unterscheidet, bei der Medikamente ganz einfach an die Stelle bestimmter Zellen treten, das diese vorübergehend paralysiert und langfristig schwächt.

Stromformen

Analog dazu lässt sich der Vergleich von Microcurrent und den stärkeren Stromformen ziehen. Der Microcurrent fördert und beschleunigt den Heilungsprozess. In verschiedenen Forschungszentren in den USA hat man seine heilende Wirkung dargelegt. Zahlreiche Forscher wie Wolcott (1969), Gault und Gatenas (1976), Stanisch (1984), Nessler und Mass (1985) und Wainapel (1985) haben in diesem Bereich Pionierarbeit geleistet. Dieser heilende Effekt steht im regen Gegensatz zu „den stärkeren anästhetischen Stromformen", die nur auf die Symptome einwirken und den Heilungsprozess verlangsamen. „Sanfte Stimuli begünstigen die physiologische Aktivität, während starke Stimuli diese Aktivität eher verlangsamen", verkündet das Gesetz von Arndt-Schulz (Dorland, 1885). Kann die Theorie von Rudolf Arndt (1835-1900) und Hugo Schulz (1853-1932) auf die moderne Elektrotherapie angewendet werden?

Haben wir unseren Körper immer mit einer zu hohen Milliampère-Dosis „angebrüllt", obwohl wir besser daran getan hätten, mit der Microcurrent-Stimulation „zu flüstern"? Letztere ist den natürlichen bio-elektrischen Erholungssystemen unseres Körpers ähnlicher. Meine zahlreichen Erlebnisse und die spektakulären Ergebnisse, die ich erzielt habe, lassen mich obige Frage mit ja beantworten. Der Microcurrent, so wie wir ihn einsetzen, unterstützt durch unsere Kenntnisse der Totaltherapie und der Reharmonisierungstechniken, durch Akupunktur, Ayurveda, craniale und viszerale Techniken sowie die Reflexmuskeltechnik. Er hat schon bei einer Vielzahl von Patienten unerwartete Ergebnisse erzielt. Dies hat auch vielen Therapeuten die Möglichkeit gegeben, sich eine exakte Vorstellung der Funktionsweise dieses Wunders, unseres Körpers, zu verschaffen. Nach den Kursen mussten einige von ihnen ihre Sichtweise vollständig überdenken. Sie hatten zum Beispiel die Tatsache zu akzeptieren, dass sich die Außenrotation der Schulter nach einer Behandlung des Zwerchfells deutlich verbesserte, ohne dass die verletzten Stellen direkt berührt wurden.

Ich bin täglich aufs Neue erstaunt über die Wirksamkeit dieser sanften Therapie, die meine Arbeit erheblich vereinfacht. Mir ist natürlich klar, dass wir nicht alles heilen können. Aber, seien Sie sich bei hartnäckigen Leiden darüber bewusst, dass ihr Körper über wesentlich mehr Trümpfe zur Heilung verfügt, als Sie sich vorstellen können, sofern Sie ihm die Möglichkeit zur positiven Reaktion lassen.

Das Gerät arbeitet auf dem Gewebe mittels Elektroden. Die interzelluläre Membran wird wieder durchlässig, sodass Abfallstoffe die Zelle verlassen und Nährstoffe eindringen können. Das A.T.P. (Adenosin-Triphosphat), das eine bedeutende Rolle im Energiestoffwechsel spielt, wird deutlich erhöht. Versuche an Ratten haben gezeigt, dass durch Microcurrent eine Steigerung um 500% erzielt werden kann.

Da sich das A.T.P. auch erhöht wenn wir Obst essen, zeigt dass die Behandlung selbstredend noch bessere Ergebnisse erzielt, wenn der Patient unseren Ernährungsratschlägen und unserer Lebensweise folgt. Negative Stimuli (durch verkehrte Ernährung) rufen neue Unruhe hervor, und die Reflexmuskelkette beschränkt die Möglichkeiten unseres Körpers. Therapeut und Patient müssen daher immer das Gesamtsystem im Kopf haben. Die erzielten Fortschritte müssen durch Dehn- und geeignete Stabilisierungsübungen sowie durch richtige Ernährungsgewohnheiten unterstützt werden. Die Indikationen für Microcurrent sind sehr zahlreich. Dies wird in einem detaillierteren technischen Buch breiter ausgeführt.

Podologie

Von Stragier lernte ich auch die Anwendung von Foot-straps, kleinen Tapeverbänden um den Vorfuß, die der Patient selbst anbringen und so seinen Fuß stabilisieren kann. Stragier hat zeitlebens die Bewegungen des menschlichen Körpers aufmerksam studiert. Jeder mit einer akuten Verletzung sollte derartige Straps anlegen, um die Schockabsorption beim Gehen und Laufen zu maximieren. Der ganze Körper ist von Muskelketten durchsetzt, die reflexartig zusammenarbeiten. Wir müssen diesen Mechanismus aufrecht erhalten. Mit diesen Straps erhält der Fuß eine bessere Dorsalflexion und auch eine bessere Schockabsorption.

Damit befinden wir uns schon im Reich der Podologie. Die Füße sind letztlich enorm wichtig, insbesondere als Fundament des ganzen Körpers. Wussten Sie, dass 92% unserer Bevölkerung Rückenleiden haben? Dennoch wird die Bedeutung der Füße völlig unterschätzt. Durch das gewöhnliche Anbringen eines ein Millimeter dicken Korkstückchens unter der Fußsohle kann man korrigierende Verbesserungen in einer Reihe von wichtigen Bereichen erzielen: Lenden-, Brust- und Halswirbelsäule. Die ganze Wirbelsäule wird durch diesen einen kleinen Millimeter beeinflusst. Mit Hilfe eines Lots kann man das selbst schwarz auf weiß sehen. Dieses Phänomen wird darüber hinaus durch moderne Computermessungen im Labor bestätigt. Dennoch dringen solche Dinge nicht bis zu unseren Ohren vor. Die Rolle der Füße wird in der Medizin gewöhnlich unterschätzt, während jeder zustimmt, dass mit einer passiven Unterstützung (dem Tragen eines Korsetts beispielsweise) die Bauchmuskeln wegschmelzen wie Schnee in der Sonne.

Auch die Fußmuskeln spielen eine wesentliche Rolle. Von klein auf müssen wir Schuhe tragen. Das Barfußlaufen ist heutzutage verpönt. Keine einzige Mutter wird ihrem Kind raten, regelmäßig barfuß im Sand oder im Gras zu laufen, geschweige denn über Kieselsteine. Schauen sie doch einmal was ein Baby alles mit seinen Füßen anfangen kann. Aber viele Mütter ziehen ihren Kindern, die noch nicht laufen können, schon in der Wiege Schuhe an, damit sie hübsch Aussehen. Wenn das Kind dann laufen kann, geht die Mutter auf die Suche nach „solidem" Schuhwerk mit vorgeformten Sohlen. Die Fußmuskeln, die sowieso schon schwach und schlecht trainiert sind, werden so noch passiver.

Wir denken nicht an die später auftretenden Rücken- oder Nackenbeschwerden. Jeder Eingriff im Bereich der Füße findet immer seinen Niederschlag im Bereich des Rückens. Wer ein Haus auf einem schwachen Fundament baut, kann davon nicht viel Gutes erwarten. Wir sollten uns besser die kenianischen Athleten zum Vorbild nehmen. Von klein auf laufen sie bei jedem Wetter und auf jedem Untergrund barfuß.

Ich habe die podologischen Systeme des französischen Neurologen Dr. Bourdiol weiterentwickelt. Bourdiol's Lehre besagt, dass Platt- und Hohlfüße keine isolierten Beschwerden sind, sondern Teile einer globalen Erkrankung, die mit dem Kleinhirn in Verbindung steht. In der Schulmedizin wird ein Plattfuß als lokale orthopädische Abweichung angesehen. Nein, der Plattfuß steht in Verbindung mit dem Spannungszustand des ganzen Körpers, der von den Fußsohlen ausgeht. Wird nun dieser hypotonische Plattfuß, der ein zu schwaches Spannungsfeld im ganzen

Körper erzeugt, auch noch passiv mit Einlagen unterstützt, arbeitet man genau in die verkehrte Richtung. Wie viele Kinder laufen mit passiven orthopädischen Einlagen herum? Da müssen wir uns nicht darüber wundern, dass die physischen Fähigkeiten unserer Kinder verkümmern und Rückenleiden zur Volkskrankheit werden.

Ernährung

1985 wurde ich erstmals mit dem Thema einer gesunden Ernährung konfrontiert. Einer meiner Patienten, ein Tennisspieler, litt unter einer Sehnenentzündung am Knie. Die Schmerzen waren so stark, dass er seinen geliebten Sport nicht mehr ausüben konnte. Schlimmer noch, er konnte nicht einmal mehr normal laufen. Nach zwölf Behandlungen wurden die Schmerzen erträglich, aber von Laufen oder Tennisspielen konnte noch keine Rede sein. An einem Montagmorgen kam er zu mir zur Kontrolle. Als ich ihn ansah bemerkte ich, dass seine Augen rot unterlaufen waren, wahrscheinlich von einer nächtlichen Sauftour. Ich stellte fest, dass dieser Mann regelmäßig Alkohol trank.
Einer seiner Freunde riet ihm deshalb zu einer Reinigungskur mit Zitronensaft und Ahornsirup. Sirup des kanadischen Ahorns besitzt alle notwendigen Nährstoffe. Wenn man diese Kur konsequent durchhält, kann man den Körper entschlacken. Man nimmt auf eine Tasse Wasser ein bis zwei Löffel Ahornsirup, gemischt mit frisch gepresstem Zitronensaft ein. Man darf dann einige Tage auch nichts essen und nur stilles Mineralwasser (ohne Kohlensäure) oder Kräuteraufgüsse trinken.
Der Mann begann unverzüglich mit dieser Kur und verreiste für einige Tage mit seinem Sohn an die See, als er plötzlich bemerkte, wie das kleine Boot mit seinem spielenden Kind, ins Meer abtrieb. Voller Panik rannte er hinterher und konnte das Boot gerade noch auf den Strand zurückziehen. Als er sich von der Aufregung erholt hatte, wurde ihm bewusst, dass er einen Spurt eingelegt hatte, ohne Schmerzen im Knie zu verspüren. Eine Woche später berichtete er mir überglücklich von seiner Erfahrung. Sofort besorgte ich mir diesen tollen Ahornsirup C. Diese Kur musste ich

gleich selbst ausprobieren. Am ersten Tag fühlte ich mich etwas unwohl, eine natürliche Reaktion auf die Ansammlung von Giftstoffen im Blut. Am zweiten Tag fühlte ich mich topfit. Hunger hatte ich keinen, nur Appetit. Aber ich konnte mich zusammenreißen. Fünf Tage lang belastete ich mein Verdauungssystem nicht. Beim Training fühlte ich mich federleicht, und selbst das langweilige Stretchen war nun ein Kinderspiel. Am Ende hatte ich zu meinem besten Wettkampfgewicht zurückgefunden - 76 Kilogramm. Und auch mental fühlte ich mich in diesen Tagen enorm stark. Fortan warb ich auch in meinen Kursen für die Zitronensaftkur. Trotz meiner guten Erfahrungen, kehrte ich wieder zu meiner bisherigen Lebensweise zurück, einem Leben bei 200 Stundenkilometern, mit Studium, Kursen, Fußballspielen, den ganzen Tag Patienten behandeln, abends spät Essen und Trinken und vor allem mich zu amüsieren. Ab und zu legte ich für einige Tage die Zitronensaftkur ein. Glücklicherweise trieb ich weiter Sport, wodurch ich einige Schadstoffe doch bei Zeiten abbauen konnte. Aber einige kleine Probleme traten wieder auf. Ich hatte Achillessehnen-Beschwerden, litt gelegentlich unter einer Pubalgie und hatte Ärger mit meinen Knöcheln. Schon als Junge hatte ich mit den gleichen Beschwerden zu kämpfen. Kein Grund zur Sorge, hieß es damals: „Eine kleine Kortisonspritze beim Arzt und eine Elektrotherapie beim Krankengymnasten, und du bist wieder startklar". Der selbe Krankengymnast war dann sehr genervt, als ich ihn bat, zwei Verletzungen gleichzeitig zu behandeln. Weder seine Arbeitsgeräte noch die Zeit, die er mir widmen konnte, reichten dafür aus. Heute weiß ich, dass Sehnenprobleme in engem Zusammenhang mit der Leber stehen. Die Leber wurde bei den jungen Fußballern von Zelzate nicht gerade geschont. Im Gegenteil war es für mich als 13-jährigem völlig normal, nach dem Spiel einen Gutschein für ein Glas Bier zu bekommen. Einmal gab mir der Betreuer sogar eine Zigarre, weil ich zwei Tore geschossen hatte. Nie wurden wir auf die Gefahren von Rauchen und Alkohol hingewiesen.
Ab einem bestimmten Zeitpunkt bekam ich auch lästige Hautprobleme. Zwischen den Fingern bildeten sich regelmäßig schmerzende Bläschen. In Wahrheit war es eine allergische Reaktion auf den Stress (schon wieder die Leber!). Als ich in Urlaub fuhr, verschwanden die Bläschen vollständig

innerhalb von nur zwei Tagen. Auch wenn ich es noch nicht ganz begreifen konnte, das Fass war, wie man so schön sagt, am Überlaufen.

Der Tropfen

Zutreffend ist das Bild ist das Fass, das sich Tropfen um Tropfen füllt. Arthrose, Herzinfarkt oder Lungenkrebs sind keine Erkrankungen, die zufällig von einem Tag auf den anderen auftreten. Nein, das Fass füllt sich Tropfen um Tropfen, bis es schließlich überläuft. Die Menschen fragen sich dann: „Warum passiert mir das plötzlich? Was habe ich nur falsch gemacht? Habe ich etwas gegessen, was ich nicht vertragen habe? Habe ich heute zu hart trainiert"? Mit all diesen Fragen rennen sie dann zum Therapeuten und erwarten eine prompte Lösung. Und die möglich schnell. Die Verletzung von heute sollte gestern schon geheilt sein.
Alles dreht sich also um diesen einen Tropfen zu viel. So sieht nun einmal leider die Realität aus. Die Rolle des Therapeuten ist klar. Er gibt sein Bestes, das Fass mit seinen Mitteln so weit als möglich zu entleeren. Wenn er es schafft, das Fass ganz auszuleeren, kann er sich über seinen Erfolg einer vollständigen Heilung freuen. Aber in vielen Fällen reichen seine Möglichkeiten nicht aus.
Während eines Urlaubs in Tunesien fühlte ich mich seit langer Zeit wieder in Form. Über Weihnachten hatten wir uns eine Woche Ferien mit den Kindern gegönnt. Ich litt an einer Überlastung der Fußsohle und konnte nur schlecht laufen. Ich wusste nicht, dass derartige Probleme mit dem Nierenmeridian zusammenhängen. Das Wetter war nicht berauschend, das Hotel widerlich, das Essen verdorben, der Kaffee ungenießbar. Es blieb uns nichts anders übrig, als den ganzen Tag Obst zu essen und mit den Hühnern schlafen zu gehen. Nach drei Tagen konnte ich problemlos dreimal am Tag am Strand laufen. Die Schmerzen an der Fußsohle waren ohne jede Behandlung verschwunden. Ich hatte zwar eine gewisse Ahnung, begriff aber noch nicht ganz, was da geschehen war.
Zurück in Europa nahm ich wieder meinen höllischen Lebensrhythmus auf. Ich glaubte wirklich, ein Leben mit 200 Stundenkilometern führen zu

müssen. So erinnere ich mich an einen Abend in Holland. Nach einem Kurs ging ich mit einigen meiner Schüler in ein indonesisches Restaurant in Apeldoorn. Wir amüsierten uns prächtig und die Kellner hatten alle Mühe, ernst zu bleiben. Da ich an diesem Abend das ganze Restaurant unterhalten hatte, fragte mich der Chef am Ende, was ich auf Kosten des Hauses trinken wollte. Meine Antwort brachte ihn aus der Fassung. „Sieben Whiskys", sagte ich. „Sie spaßen?" antwortete der Mann. „Ganz und gar nicht, sie haben mich gefragt was ich trinken möchte. Gut, bringen Sie mir sieben Whiskys und für meine Freunde zwei Flaschen Wein." Der Mann stellte verdutzt sieben Whiskys vor mir auf. Ich kippte sie runter, ohne mit der Wimper zu zucken. Danach machten wir noch die zwei Flaschen Wein nieder. Das Fest ging noch bis in die frühen Morgenstunden in der Innenstadt von Apeldoorn weiter. Ich war außer Rand und Band.

Nach drei Stunden Schlaf fuhr ich am nächsten Morgen nach Hoek, eine Strecke von 350 Kilometern. Als ich auf dem Fußballfeld stand, raste mein Herz. Aber ich machte mir darüber keine Gedanken, zumal abends schon wieder eine Geburtstagsfeier in Apeldoorn auf dem Programm stand. Dieses Leben konnte nicht ungestraft so weitergehen. Ich erkannte mich nicht wieder. Jahrelang litt ich unter Schlaflosigkeit. Ich wachte pünktlich um drei Uhr nachts auf und schaffte es nicht, wieder einzuschlafen. Ich lag die ganze Nacht wach und schlief erst ein, kurz bevor der Wecker klingelte. Ich wagte nicht mehr, für morgens Termine zu vereinbaren. Ich bekam zunehmend Schwierigkeiten beim Lernen und verlor jede Kontrolle über mich. Und dazu wog ich auch noch 86 Kilogramm.

Meine schon bestehenden Hautprobleme wurden immer schlimmer und entwickelten sich zu richtigen Rissen. Jeden Morgen musste ich meine Finger kräftig strecken, bis es blutete, um meine Hände überhaupt benutzen zu können. Glücklicherweise entdeckte ich nach einiger Zeit die Propolis-Salbe, die von Bienen produziert wird, und mit der ich meine Hände einrieb. Ohne Antibiotika oder Corticoide, sondern mit einem ganz natürlichen Mittel, verbesserte ich meine Haut zusehends.

Am 3. April 1988 - ich erinnere mich genau an das Datum, weil Jacqueline gerade Geburtstag hatte - nahm ich mich selbst gründlich in die Mangel. Ich sagte zu mir: „Jacques, wenn du als Therapeut nach oben kommen und noch einige Zeit Fußball spielen willst, musst du dich völlig verändern, weil du sonst in eine Katastrophe rennst, in deinen physischen und beruflichen Untergang". Ich machte eine völlige Kehrtwendung. Drei Monate lang rührte ich keinen Schluck Alkohol an. Ich fand meine Lebensfreude wieder und engagierte mich. Ich konnte wieder klar denken. Ich hatte eine neue Firma gegründet: JeeCee International und hatte meine JeeCee Neoprenbandagen selbst weiterentwickelt, aber den Vertrieb einem Partner überlassen. Bis dahin hatte ich der schlechten Geschäftsentwicklung tatenlos zugesehen. Die unternehmerische Ethik meines Partners stimmte ganz und gar nicht mit meinen Vorstellungen überein. Nun hatte ich endlich wieder die notwendige Energie und den Mut gefunden, das Geschäft selbst in die Hand zu nehmen.

Ich traf wieder die Entscheidungen. Ich setzte meine Worte in die Tat um und reiste nach Taiwan, um meine Geschäfte dort zu regeln. Tagsüber aß ich Obst, abends genoss ich die gesunde chinesische Küche. Als ich aus dem Fernen Osten zurück kam, hätte ich Berge versetzen können.

Das war nicht mehr derselbe Jacques Caluwé, der jetzt die Kurse abhielt. Einige Leute fanden mich sogar ziemlich unausstehlich. Jemand, der um neun Uhr ins Bett geht und nicht trinkt, gilt nicht gerade als bevorzugter Geselle. Ich hatte alle meine früheren Werte über den Haufen geworfen. Um sieben Uhr morgens machte ich einen Strandlauf in Domburg, danach schwamm ich im Meer. Ich erschien frisch und ausgeruht am Frühstücksbüffet, wo ich einen mitleidigen Blick auf die anderen warf, die noch völlig verschlafen und mit einem Brummschädel ihr Brot mit Kaffee herunterspülten. Jetzt war ich überzeugt, die Rolle der Ernährung darf nicht ignoriert werden. In unserer Gesellschaft sind Alkohol und Süßigkeiten überflüssige Naschereien. Die Ernährung sollte eine immer bedeutendere Rolle in meiner Therapie spielen.

So kam eine ältere Dame in meine Sprechstunde. Sie konnte nur mit viel Mühe gehen und hatte vergeblich mehrere Rheumatologen konsultiert. In einem langen Gespräch stellte sich heraus, dass sie seit Jahren Verdauungsbeschwerden hatte. Danach hatte sie noch kein Arzt gefragt. Es war klar, dass zunächst ihre Ernährung umgestellt werden musste. Nach drei

Behandlungen in einem Zeitraum von zwei Wochen und drastischen Veränderungen ihrer Ernährung, fühlte sie sich schon deutlich besser. Es liegt mir fern, den Eindruck erwecken zu wollen, dass alle Leiden im Handumdrehen nur durch eine Änderung der Essgewohnheiten geheilt werden können. Allerdings fühlt man sich in jedem Fall wohler, wenn man sich gesünder ernährt.

Unlängst blätterte ich in einem Frauenjournal, in dem eine gut aussehende schlanke Frau Yoga machte. Der Text zu diesem Foto lautete: „...nach einer Stunde brauchen Sie nur noch das". Meine Neugierde wurde erst auf der nächsten Seite befriedigt. Was könnte es sein, das diese junge Frau braucht? Es handelte sich schließlich um eine Anzeige für Schweinefleisch. Wenn man weiß, dass ein richtiger Yogi weder Fleisch noch Fisch isst und den Geist von körperlichen Zwängen befreien will, dann begreift man meine Verwunderung. Das Bild von Yoga als Lockmittel für Schweinefleisch ist wirklich unfassbar!

Letztendlich scheint es nicht nur wichtig, was man isst, sondern auch, wie man die Lebensmittel kombiniert. In Amsterdam erzählte mir Hans van Zutphen das erste Mal von der Shelton-Methode, der Trennkost. So lernte ich, dass man die Kombination von Proteinen und Kohlehydraten vermeiden sollte. Auch Marilyn und Harvey Diamond legten ihrem Buch diese Methode zugrunde.

Krankengymnastik

Die Totaltherapie soll in erster Linie die Lebensqualität verbessern. Es ist Zeit, die energetischen Werte des Körpers zu erkennen. Leider haben Krankengymnasten nicht immer die Möglichkeiten einer optimalen Behandlung. Der Ursprung des Begriffes Krankengymnastik macht deutlich, dass es sich um eine Bewegungstherapie handelt. Ein Physiotherapeut hat sich nicht mit der Ursache zu befassen oder eine Diagnose zu stellen. Er arbeitet ausschließlich nach ärztlicher Anweisung. Wenn der Arzt die Verletzungsart und die entsprechende Behandlung genau erklären würde, könnte man glauben, dass dieses System perfekt funktioniert. Der

Arzt verschreibt also die durchzuführende Therapie.

Aber wie sieht die Praxis aus? Ein Patient mit Rückenschmerzen geht zum Arzt. „Nun ja", sagt der Arzt, ein Mann der immerhin einige Worte Griechisch und Lateinisch beherrscht, „...die Diagnose in Ihrem Fall ist klar: Lumbalgie". Lumbal bezeichnet immer den unteren Rücken, „algie" steht für Schmerz. Der Arzt stellt dann ein Rezept aus, in der Art: Behandlung bei Lumbalgie. Therapievorschlag: Wärme, Massage, Krankengymnastik. Der Krankengymnast verfügt dann lediglich über diese groben Angaben für seinen Versuch, die „Lumbalgie" zu heilen.

Aber was ist wirklich mit dem Patienten los? Was ist die genaue Ursache seiner Rückenschmerzen? Ist der Wirbel L5 posterior gedreht? Sind die Rückenmuskeln verkürzt? Ist das Hüftgelenk in Innenrotation (nach innen verdreht)? Besteht eine Einschränkung der Dorsalflexion der Füße? Gibt es ein Problem mit dem Zwerchfell? Außerdem gibt es noch alle möglichen Positionen des Sakrums. Nein, der Arzt hat sich das alles nicht gefragt. Und der Krankengymnast dürfte nicht Mitdenken und sagen: „Ich denke, dass sie ein Problem mit dem Sakrum haben." Er darf keine Diagnose stellen. Okay, aber wer stellt denn dann eigentlich diese Diagnose?

Krankengymnasten sind Bewegungstherapeuten in allen Bedeutungen dieses Begriffes. Auch die Organe bilden ein großes System in permanenter Bewegung. Allein das Zwerchfell zum Beispiel führt täglich über 27.000 kleine Bewegungen aus, während die Niere im gleichen Zeitraum lauter allerkleinste Ortswechsel durchführt, die zusammengenommen nicht weniger als 600 Meter betragen. Das erscheint unvorstellbar. Und von diesen Bewegungen sollen wir nicht reden? Organe sollten nicht in unser Fachgebiet gehören? Die Reflexmuskeln reagieren auf verschiedene Stimuli wie übermäßige Wärme, Kälte, Druck oder Schmerz. Das Zwerchfell wird ebenfalls durch den Magen und die Speiseröhre beeinflusst. Der Bezug zur Ernährung ist offensichtlich. Muss man denn ein diplomierter Ernährungsberater sein, um darüber reden zu können? Wenn ein Therapeut sagt, dass Ernährung nicht zu seinem Fach gehört, dann kann er genauso gut sagen, dass er sich nicht für ein gesundes Gleichgewicht interessiert.

Naso-sympathico

Als ich noch in Holland Fußball spielte, kamen auch einige Holländer in meine Praxis. Ich räumte akuten Sportverletzungen immer Priorität ein. Solche Verletzungen zu behandeln, ist am interessantesten. Chronische Probleme sind ganz klar viel schwieriger zu lösen.

Eines abends klingelte ein Patient an der Tür. Meine Mitarbeiter ließen ihn herein, trotz fortgeschrittener Stunde und der Tatsache, dass er keinen Termin hatte. Der junge Mann konnte das rechte Bein nicht bewegen und musste zu mir getragen werden. Ich fand das ganz und gar nicht lustig. Hier ging es um mehr als eine akute Verletzung, die dringend behandelt werden musste. Und ich fühlte mich nicht als Wunder von Lourdes. Der junge Mann hatte vor einem Monat bei einem Fußballspiel einen schweren Tritt in die Wade bekommen. Man brachte ihn damals ins Krankenhaus, wo sein schmerzendes Bein verbunden wurde. Nach zwei Wochen wurde er entlassen, ohne dass irgendeine Besserung eingetreten war.

Daraufhin hatten seine Eltern mit ihm einen Iris-Diagnostiker aus Guis, Mike Vandenberghe, konsultiert. Alles was sich im Körper abspielt kann in einer Iris-Untersuchung festgestellt werden. Die Iris-Diagnose zeigte ein Rückenproblem auf und man schickte den Patient zu mir. Das war wie die Suche nach einer Nadel im Heuhaufen. Der junge Mann sah mich voller Erwartung an. Hier ist der Druck zu erkennen, der auf einem Therapeuten liegen kann. Durch Deduktion und mit den Hinweisen meines Kollegen ging ich alle Möglichkeiten explizit durch. Es war möglich, dass der Patient als Folge des heftigen Tritts in die Wade das Sakrum verdreht hatte. Die Wade ist immerhin die zum Sakrum gehörige Hautregion (Dermatom). Ich führte verschiedenste Untersuchungen durch und war fast zwei Stunden mit Erik beschäftigt. Ich wusste nicht, wie ich ihm helfen konnte, wollte ihn aber unbedingt von seinem Elend befreien. Ich untersuchte das Sakrum, den Rücken, die verschiedenen Meridiane, und ging die Triggerpunkte des Beins durch. Eine meiner bewährten Therapien ist die Naso-sympathico-Therapie. Sie stammt von den alten Indianervölkern und basiert auf den Reflexzonen der Organe und des

Bewegungsapparats, die sich in der Nase befinden. Diese Zonen werden in drei Muscheln unterteilt, die von zwei Zwischenwänden in jeder Nasenhöhle gebildet werden. Sie werden mit einer langen Metallpinzette mit stumpfem Kopf gereizt. Früher benutzten die Indianer hierfür in Pech getränkte Federn. Man kann diese Pinzetten falls erforderlich und je nach Erkrankung mit einem Aroma-Öl tränken. Diese Therapie ist bei allen Erkrankungen der Nebenhöhlen und der Nasenschleimhäute sehr wirkungsvoll. Zudem befinden wir uns hier in der Nähe des Hypothalamus, der auch Ortho- und Parasympathikus beeinflussen kann (die beiden Regulationssysteme, die harmonisch funktionieren müssen, und mit denen wir uns im Kapitel über die Uhr ausführlicher beschäftigen werden).

Ich versuchte die Rückenregionen zu aktivieren um die Leitungen ins Bein hinein zu stimulieren. Ich bestand darauf, dass der junge Mann sich während der Behandlung völlig auf sein krankes Bein konzentrierte. Am Ende der Behandlung konnte er die Zehen leicht bewegen und das Bein einige Millimeter anheben. Nach der vierten Behandlung fuhr er selbst wieder mit dem Auto zu unseren Terminen.

Mit dieser Geschichte möchte ich lediglich aufzeigen, dass wir die Grenzen des Möglichen noch nicht kennen. Auch ich entdecke jeden Tag neue Zusammenhänge. Selbst bei scheinbar hoffnungslosen Fällen sollte man nie aufgeben. Jedes Mal, wenn ein neuer Patient zu mir kommt, betone ich: „Nie den Kopf hängen lassen, immer weitersuchen. Irgendwo gibt es jemanden, der Ihnen helfen kann. Nur weil ich es nicht kann, heißt das nicht, dass alle Hoffnung verloren ist. Es wird immer jemanden auf dieser Erde geben, der weiter ist als ich.“

Es gibt auch noch die Geschichte eines Patienten mit Inkontinenz nach einer doppelten Leistenbruchoperation, bei der ein Nerv geschädigt wurde. Selbst die Kontrolle über seinen Stuhlgang hatte er verloren. Der Fall dieses 60-jährigen Mannes schien hoffnungslos. Ich weigerte mich, einfach zu resignieren und begann mit meinen Untersuchungen und einigen Behandlungsversuchen. Zumindest in diesem Punkt kann man mir nie etwas vorwerfen. Nachdem sein Körper die Harmonie wieder gefunden hatte, gewann mein Patient alle seine Funktionen zurück. Natürlich bin ich weit davon entfernt zu behaupten, ich könnte jeden Patienten heilen.

Ich bin immer sehr pragmatisch. Ein Beinbruch muss bedingungslos eingegipst werden. Aber der Wille zum Erfolg ist tonangebend. Mein Bestes zu geben und andere dazu zubringen, das Gleiche zu tun, ist einer meiner wichtigsten Ansprüche. Dies ist übrigens auch eines der Prinzipien in der buddhistischen Philosophie.

Schaufensterkrankheit

Eine der häufigsten Krankheiten, an der Männer ab eines gewissen Alters leiden, ist die „Claudicatio intermittens", auch Schaufensterkrankheit genannt. Kreislaufstörungen zwingen diese Patienten beim Gehen dazu, immer wieder stehen zu bleiben, weil sie schlicht nicht weiter gehen können. Für diese Funktionen muss das Blut der Muskulatur den notwendigen Sauerstoff liefern. Wenn, durch welchen Grund auch immer, der benötigte Sauerstoff nicht im Muskel ankommt, verkrampft sich dieser und macht das Gehen unmöglich. Nach einer kurzen Pause wird der Muskel erneut mit Sauerstoff versorgt und man kann wieder weitergehen. Um zu verhindern, dass das Umfeld sein Problem wahrnimmt, gibt der Patient vor, sich für die Schaufenster zu interessieren, daher der Name.
Wenn ein solcher Patient zu mir kommt, gehe ich eine Reihe von Möglichkeiten durch. Wodurch kann der lokale Blutkreislauf (beispielsweise in der Wade) verbessert werden? Wechselbäder können sicherlich eine Erleichterung bringen, mit Eisbehandlungen und Wärme kann sich der Patient zu Hause selbst behelfen. Bleibt noch die (aktive) Podologie um die Wadenpumpe zu aktivieren. Passive Einlagen verbieten sich hier. Zu berücksichtigen sind auch die Dermatome des Körpers. So wie die Schulter von der Halswirbelsäule gesteuert wird, so wird die Wade über den Bereich Sakrum-L5 innerviert. Deshalb muss der Rücken mitbehandelt werden. Dann greife ich auf die Akupunktur, eventuell Homöopathie und Phytotherapie zurück. Ferner werde ich sämtliche Spasmen mit Microcurrent behandeln. Und schließlich darf man nicht vergessen, Ernährung anzupassen. Auch ein Auto ist vom Brennstoff abhängig. So läuft die Totaltherapie ab.

Ein 72-jähriger Patient, der schon seit Jahren an der Schaufensterkrankheit litt, war nicht mehr in der Lage, auch nur wenige Schritte problemlos zu gehen. Nach vier Behandlungen haben wir ihn auf unserer finnischen Laufbahn getestet. Er konnte schon drei kurze Runden gehen, bis sich die Symptome wieder einstellten. Ich erzählte einem befreundeten Phlebologen von dieser Erfahrung, der seine Skepsis nicht unterdrücken konnte. „Wenn es sich um eine vegetative Störung (der Weichteile) handelt, kann ich das noch akzeptieren. Wenn es dagegen um ein arterielles oder venöses Problem geht, kann ich mir kaum vorstellen, dass dieses System irgendein Ergebnis bringt", antwortete er mir. Wir haben dann eine Doppler-Untersuchung durchgeführt, um das umstrittene Ergebnis zu objektivieren. Was stellten wir fest? Der Mann wies eine eindeutige arterielle Insuffizienz auf. Trotz der Tatsache, dass die Gefäße selbst betroffen waren, konnte die Totaltherapie den Zustand des Patienten verbessern.

Antibiotika

Als Jacques jun. sieben Jahre alt war, bekam er ohne erkennbaren Grund einen Fieberanfall. Der Arzt verschrieb ihm Antibiotika, ohne sich über die Ursache Gedanken zu machen. Das Fieber sank und stieg ständig wieder. Nach drei Wochen war das Kind noch immer in diesem Zustand. Was nutzten mir nun all meiner Kenntnisse über Totaltherapie, die ich meinen Patienten und Kursteilnehmern mit Nachdruck predigte? Aber für mein eigenes Kind nahm ich mir keine Zeit. Eine Oskar-Nominierung für den besten Vater der Welt werde ich sicher nie bekommen. Als der Junior mich anflehte, an seinem ersten Fußballturnier teilnehmen zu dürfen, war das Maß voll. Für Freitagabend annullierte ich alle Termine, um mich auf sein Problem zu konzentrieren. Ich wusste, dass die Körpertemperatur vom Hypothalamus reguliert wird. Dieser wiederum wird vom Ortho- und Para-Sympathikus beherrscht. Ich setzte cranio-sacrale und nasosympathico-Techniken ein und applizierte Aromate auf einige Akupunkturpunkte. Zwei Stunden später war das Fieber gesunken. Tags darauf war es regnerisch und kühl. Doch das hinderte den Junior nicht daran, mit seinen

Kameraden sein erstes Fußballturnier zu absolvieren. Seit dieser Zeit haben wir nie mehr Antibiotika genommen.

Voriges Jahr bekam Julie Laure, gerade als wir in Urlaub fahren wollten, einen heftigen Fieberanfall. Die elterliche Verantwortung in dieser Situation zu übernehmen und dennoch zu verreisen, erforderte ein hohes Maß an Vertrauen in die eigenen Fähigkeiten. Aber ich zögerte nicht. Ich behandelte sie cranial, während sie selbst die Akupunkturpunkte mit Aromaten einrieb. Sie kannte ihren Körper schon sehr gut. Sie trank nur Fruchtsaft. Zwei Tage später spielte sie mit anderen Kindern in der Provence.

Die kleine Tochter eines Freundes hatte während ihrer ersten beiden Lebensjahre mehr Zeit im Krankenhaus verbracht, als draußen gespielt. Ich zeigte dem Vater die Akupunkturpunkte, die er mit Aromaten behandeln musste. Ein Zerstäuber mit Eucalyptus radiata wurde im Kinderzimmer aufgestellt. Ich gab ihm einige Ernährungshinweise wie z.B. den Verzicht auf Milch. In diesem Fall konnte ich beweisen, dass Antibiotika nicht unverzichtbar waren. Ich möchte nicht so weit gehen zu behaupten, dass Antibiotika nie wirksam wären. Aber ich erlaube mir die Feststellung, dass sie heutzutage irrtümlich und falsch eingesetzt werden. Antibiotika unterdrücken unmittelbar die Immunabwehr. Leider machen sich die Menschen keine Gedanken darüber, wenn sie mehrmals im Jahr Antibiotika gegen eine Halsentzündung einnehmen. Sie realisieren nicht, dass sie vor zehn Jahren nur einmal im Jahr eine Angina oder Bronchitis bekamen. Nein, Antibiotika sind aus einer Hausapotheke nicht mehr wegzudenken, ganz zu schweigen von der für Kinder. Natürlich wollen wir für unsere Kinder nur das Allerbeste, nicht wahr?

Die Aufmerksamkeit, die man seinen Kindern in den ersten Lebensjahren schenkt, ist von grundlegender Bedeutung. Das habe ich selbst erleben können. Als Jacques jun. einige Monate alt war, stellten wir ein Kindermädchen ein. Meine Frau und ich waren damals bereits stark in unsere Arbeit eingespannt und wählten diesen Weg, um das Kind nicht in einen Hort geben zu müssen. Mit einem Jahr konnte Junior noch nicht laufen. Meine Eltern fanden dies eigenartig, aber ich sah keinen Grund zur Besorgnis. Jacques war ein ruhiges und zufriedenes Baby.

Eines Tages fühlte ich mich nicht gut und musste das Bett hüten. Da gab mir Gelegenheit, mir darüber klar zu werden, was wirklich vor sich ging. Vom Schlafzimmer aus hörte ich, wie das Kindermädchen ins Wohnzimmer ging, das Kind in den Laufstall setzte und das Radio voll aufdrehte. Das Mädchen sang lauthals. Sie kümmerte sich kaum um das Kind, das ich gut umsorgt und geliebt geglaubt hatte. Die Realität sah anders aus.

Wir haben das Mädchen sofort entlassen und den Kleinen zu einer Tagesmutter gebracht, wo er mit anderen Kindern spielen konnte. In wenigen Wochen machte der kleine Jacques spektakuläre Fortschritte.

Eines abends spielte er in unserer Gesellschaft auf dem Teppichboden. Es war genau sein erster Geburtstag. Die Arbeit war getan, wir hatten gut gegessen, und ich genoss zufrieden ein Glas Champagner. Ich sagte mir: „Warum sollte der Kleine an seinem Geburtstag nicht ein paar Tropfen Champagner bekommen"? Was ich dann auch gleich in die Tat umsetzte. Wir plauderten ruhig weiter. Plötzlich bewegte sich dieses Kind, das noch nie gelaufen war, in Rekordgeschwindigkeit auf die andere Seite des Zimmers. Handelte es sich um einen unerklärlichen Impuls, weil er die heitere familiäre Atmosphäre genossen hatte? Das sind Augenblicke, die ein Leben lang in der Erinnerung haften bleiben. Aber glauben Sie nicht etwa, dass ich jedem einjährigen Kind ein Glas Champagner empfehle. Im Gegenteil, würde ich sagen.

Kirlian-Fotografie

Vor fünf Jahren lernte ich die Kirlian-Fotografie kennen. Das Prinzip dieser Form der Elektrospektrographie besteht darin, dass der Körper ein elektrostatisches Feld darstellt, das man fotografieren kann. Mit diesem Foto kann die gewählte Therapie überprüft werden. Der Patient legt seine Finger- und Zehenspitzen auf eine kleine Platte und man macht ein Foto, das sofort entwickelt werden kann. Auf diese Weise erhalten wir ein Energiebild des aktuellen Zustandes des Patienten, anhand dessen sonst unbemerkte energetische Mängel entdeckt werden können. Aber auch der Patient kann sich der energetischen Mängel mit Hilfe des Fotos bewusst werden. Wir sprechen also über Dreierlei: Den Patienten, den Therapeuten und das Foto. Wenn ich dann zum Beispiel von einer energetischen Leere der Niere erzähle (das bedeutet praktisch, dass der Nierenmeridian energetisch leer ist), kann ich es zumindest beweisen. Für mich selbst ist diese Fotografie ein hervorragendes Mittel um mich zu vergewissern, dass ich auf dem richtigen Weg bin. Der deutsche Spezialist Peter Mandell lehrte mich die Feinheiten dieses Metiers. Mit Hilfe dieses Fotos muss eine Bilanz erstellt werden. So kann man ableiten, ob energetische Störungen in den Meridianen vorliegen, ob sich Ansammlungen nicht ausgeschiedener Abfallstoffe finden, ob Stress eine dominante Rolle spielt, oder auch der Nierenmeridian insuffizient ist. Die Niere ist immer der Kelch des Lebens. Die Niere lagert die überlieferte (vererbte) Energie des Körpers ein.

Von Geburt an verfügt jedes Individuum über eine bestimmte Menge dieser vererbten Energie. Sie hängt von der Größe des Reservoirs ab und wird nach und nach während unseres Lebens verbraucht. So müssen wir darauf achten, dieses Reservoir möglichst voll zu halten, insbesondere durch unsere Ernährung, unsere Lebensweise und unser positives Denken. Der Mensch ist in Wahrheit für ein Leben von 120 bis 130 Jahren bestimmt: Eine Tatsache, die wohlgemerkt nicht nur für einige Ausnahmefälle zutrifft.

Wir haben in all den Jahren so viel Mist angesammelt. Nehmen wir beispielsweise den Kaffee, der früher ein Luxusartikel war. Kaffee gehört heute so sehr zu unserem Leben, dass das Pictogramm der Kaffeetasse Raststätten auf Autobahnen signalisiert. Kaffee zur Erholung, was für ein Unsinn! Wir achten überhaupt nicht auf unsere Nieren: Schokolade, Fleisch, Alkohol usw., alles Nahrungsmittel, welche die Eliminationsphase, mit der wir uns später ausführlich beschäftigen werden, nicht einhalten. Auf den Kirlian-Fotos sind diese Gifte deutlich zu sehen.

Eine junge Frau mit heftiger Migräne kam in meine Praxis. Auf den Fotos war das toxische Bild deutlich erkennbar. Sie konnte die Abfallstoffe nur unvollständig eliminieren. Die Lösung schien auf der Hand zu liegen. Eine Reinigungskur auf Pflanzenbasis, um den Stoffwechsel zu stimulieren und die Abfallstoffe auszuscheiden. Sechs Wochen lang hielt sie sich exakt an die Kur. Was kam bei den neuen Fotos heraus? Die Ergebnisse waren noch schlechter als zuvor! Die Frau war zutiefst enttäuscht und verstand die

Welt nicht mehr. Wir stellten ihr ganz ruhig einige Fragen. „Wie hatte sie bisher gelebt? Mochte sie ihre Arbeit? Wie war das Verhältnis zu ihrem Lebensgefährten?" So erfuhr ich, dass ihr die Arbeit nicht gefiel und sie keinen Tag in der Woche frei hatte. Darüber hinaus war die Beziehung zu ihrem sehr dominanten Partner nicht ideal.

Die junge Frau gestand mir ein: „Ja, im Grunde lebe ich in vergifteten Verhältnissen". Besser hätte sie es nicht ausdrücken können: Vergiftet. Genau das war es. Man kann brav das frischeste Gemüse essen, das herrlichste Obst, das beste Brot, wenn man aber falsch isst, z.B. zu schnell und sich obendrein in einer Stress-Situation befindet, blockiert man das gesamte System, und es werden Toxine gebildet. Die Ernährung ist tatsächlich wichtig, aber genauso wichtig sind die Lebensumstände. Eine isolierte Behandlung bringt dann auch keine Verbesserung. Die junge Frau musste ihre Lebensumstände ändern, sonst konnte ich ihr nicht helfen.

Zweifellos hätte ich sie weiterhin dreimal wöchentlich behandeln können, falls nötig bis ans Ende ihrer Tage. Aber ich fühlte mich verpflichtet, in dieser konkreten Situation ehrlich zu ihr zu sein. Dieses Beispiel zeigt deutlich, wie die Kirlian-Fotografie einen großen Schritt nach vorne markieren und den Patienten auf seine eigene Situation aufmerksam machen kann. Ohne die Fotos hätte ich es sicher viel schwerer gehabt, sie zu überzeugen. Besagte Fotos decken übrigens oftmals die gleichen Probleme auf: Darmverstopfungen, defizitäre Meridiane (vor allem der Nierenmeridian), Lymphprobleme, jahrelangen Stress. Das ist in unserer heutigen Umwelt nicht verwunderlich. Einige Probleme lassen sich am besten zusammen behandeln. Das Dreigespann Niere-Leber-Herz ist dafür ein Beispiel.

Wenn man täglich ungesund isst, wird zuerst die Leber belastet. Die Leber hat die Aufgabe, das Blut zu filtern. Wenn die Abfallstoffe an einem Tag noch nicht eliminiert worden sind, stellt dies nicht gleich ein Problem für den Organismus dar. Der Körper ist ziemlich robust. Wenn man aber jahrelang zu viel und falsch gegessen hat, wird man mit dem Bild des Fasses und des verhängnisvollen Tropfens konfrontiert. Um die dreißig Jahre herum fangen viele Menschen an, zuzunehmen. Nach der Heirat werden sie „häuslich", haben ein geringeres Bedürfnis nach Bewegung, essen mehr, essen schlecht - und der Stoffwechsel wird träger. Wie viele alte

Abenteuergeschichten muss man sich an der Theke eines Cafés anhören? Geschichten zum Einschlafen, vom Wehrdienst. Eben diese Leute müssen wohl feststellen, dass ihr Körper nicht mehr in der Lage zu solchen Anstrengungen ist.

Nieren, Blase und Därme wurden jahrelang so schlecht behandelt, dass sie letztendlich kapitulieren. „Ihr respektiert unsere Abfallbeseitigung nicht", könnten sie sagen. „Wir heben den Müll jetzt nicht mehr auf". Das Bild einer mit Müllsäcken verstopften Straße. Das Herz, für eine leichte 2CV-Karosserie gebaut, muss nun wegen unserer unangepassten Lebensweise einen schweren Lastwagen ziehen. Die Herzpumpe muss einen übermäßigen Eifer an den Tag legen, nicht nur wegen des erhöhten Körpergewichtes, sondern auch wegen der verstopften Leitungen. Ein Gesundheitsratgeber, der das Herz nur als Einzelteil behandelt und die eigentlichen Ursachen vernachlässigt, begeht einen riesigen Irrtum.

Indien

1992 verbrachte ich einige Wochen in Indien. In Varanasi, dem früheren Benares, der heiligen Stadt über dem Ganges, wo die Hindus zum Sterben hingehen und ihre Leichen verbrannt werden. An einem Ort in allergrößter Armut, kam ich zu der Feststellung, dass man hier seit 6.000 Jahren die selben Ideen vertritt. Aus therapeutischer Sicht kann man den Körper nicht in seine einzelnen Bestandteile aufteilen, da er eine Art Kette bildet, deren Glieder alle ineinander greifen. Bei jeder Beeinträchtigung muss stets der Organismus in seiner Gesamtheit in Betracht gezogen werden. Auch das ist Totaltherapie.

Varanasi ist eine lebhafte Stadt, voller Menschen und Bewegung. Menschen, Schweine, Hunde und Kühe, die ganze kleine Gesellschaft bahnt sich ihren Weg durch das allgemeine Gedränge. Ein penetranter Uringeruch steigt in den Straßen auf. Dort, am anderen Ende der Welt, lernte ich Professor R.H. Singh kennen.

Fünf Wochen lang nahm ich Privatunterricht an der Benares Hindu University. Prof. Singh, eine renommierte Persönlichkeit im Ayurveda, hielt persönlich zusammen mit seinem Team den Unterricht für mich ab. Als eine Art Einführung musste ich schon am ersten Tag vor versammelter Klasse einen Vortrag halten. Er handelte von der Totaltherapie in Bezug auf Rückenprobleme. Die Zuhörer zeigten sich enthusiastisch: „Alles was sie uns da erzählen, gibt exakt die Theorien des sechs Millionen alten Ayurveda wieder."

Ihre Worte klangen wie Musik in meinen Ohren. Zuhause war ich mit einigen Ereignissen konfrontiert worden, die nichts mit Gesundheit zu tun hatten, aber mir doch große Sorgen machten. Umwelt und Arbeitsklima waren alles andere als angenehm. Vor allem brauche ich eine heitere und positive Atmosphäre, um optimal arbeiten zu können. Aber einige Aasgeier warteten ungeduldig darauf, sich über ihre Beute herzumachen.

Drei Allgemeinmediziner in Bassevelde, darunter mein eigener Bruder, hatten Klage gegen mich eingereicht wegen unerlaubter medizinischer Tätigkeit. Sie schickten einen Boykottaufruf gegen Jacques Caluwé an die niedergelassenen Ärzte und Krankengymnasten der Gemeinde. Sie erließen sogar einen Zeugenaufruf. Der Brief war völliger Unsinn, diktiert von Hass und Neid. Pech für diese drei „Inquisitoren" - alle ihre Versuche scheiterten. In dieser vergifteten Stimmung war ich nach Indien gereist, und fragte mich, womit ich dies alles nach so vielen Jahren der Hingabe verdient hatte, in denen ich stets bestrebt war, jedem so gut als irgend möglich zu helfen.

Das JeeCee-Team - mit Frank, Frans, Mike, Johan, Nicole, Hans, Danny, Christophe und Geert sowie meiner Frau Jacqueline und mir selbst - in dem wir alle den ganzen Tag arbeiteten, und die verschiedenen JeeCee-Zentren in Belgien und den Niederlanden waren der lebende Beweis für den Sinn meiner Tätigkeiten,

In Indien erhielt ich die Bestätigung, dass das, was ich in all den Jahren aufgebaut hatte, kein lächerliches Unterfangen war. Nach unseren gängigen Normen darf ein Therapeut niemals seine Schwächen zeigen. „Werden Sie selbst auch mal krank, Doktor?" Natürlich nicht, Ärzte und Therapeuten bleiben von solchen Dingen verschont.

Was ist das für eine Medizin, die einen Bäckergesellen mit Lumbago (eine schmerzhafte Erkrankung des unteren Rückens, die den Rücken blockiert, sog. Hexenschuss) für zwei Wochen krankschreibt und dabei lakonisch feststellt: „Chiropraktiker sind fabelhaft für Selbständige, der wieder schnell auf die Beinen kommen müssen"? Niemand wird mich davon abhalten, nach weiteren Möglichkeiten zur Förderung und Rückgewinnung der Gesundheit zu forschen.

Ich werde weiterhin meine Ergebnisse mit allen Mitteln - Wort, Schrift und Tat - propagieren. Deswegen war ich auch in Indien. Ich studierte das Ayurveda und lernte zum Beispiel, warum einige Obstsorten besser zu der einen als zu der anderen Person passen. Ayurveda lehrt uns, dass wir zuerst ein klares Verständnis der drei doshas entwickeln müssen, um uns selbst oder andere heilen zu können. Das Konzept von vata, pitta, kapha ist einzigartig. Es könnte die traditionelle westliche Medizin vollständig revolutionieren - wohlgemerkt unter der Voraussetzung des Zuhörens und des Verstehens, ohne der Versuchung zu erliegen, kleine Details zu behandeln und den komplexen Ansatz zu vernachlässigen.

Die drei Körpersäfte vata, kapha, pitta sind in jedem Individuum vorhanden, wenn auch in unterschiedlichen Dosierungen.

So gibt es pitta-Typen, die zu besonderen Krankheitsbildern neigen. Betrachten wir nun kurz diese drei Haupttypen.

VATA ist der Katabolismus und steht für trocken, kalt, leicht, kaum wahrnehmbar. Er ist die Quelle jeder menschlichen Aktivität. Alle Bewegung ist vata. Die Lokalisation ist die Bauchhöhle. Lumbale Beschwerden sind daher auch typische vata-Störungen.

PITTA ist der Metabolismus. Er steht für feucht, gelblich, ölig, Feuer, Verstand, Intellekt. Pitta produziert Wärme und Farbe im Körper und sorgt dafür, dass der Mensch essen kann. Alles, was mit der Verdauung zu tun hat, ist pitta.

KAPHA ist der Anabolismus. Er steht für träge, stabil, schwer. Er ist weiß und bewegt sich langsam. Kapha gibt dem Körper Energie. Korpulente Menschen sind kapha-Typen.

Eine gute Kombination der drei doshas ist die Garantie für einen gesunden Körper. Als ich mich an der Benares Hindu University untersuchen ließ, stellte man ein fast perfektes Gleichgewicht (sama) der drei doshas fest, mit einer leichten pitta-Dominanz. Dies bedeutet, dass ich die pitta-Säfte in meinem Körper nicht noch durch meine Ernährung stimulieren sollte. Alles, was scharf ist (schwarzer Pfeffer beispielsweise) stimuliert pitta. Auch beim Obst gibt es Unterschiede. So lernte ich, dass Äpfel pitta vermindern und vata erhöhen. Orangen wiederum erhöhen pitta, was in meinem Fall nicht ratsam ist. Seit dieser Zeit esse ich vorzugsweise Äpfel, und ich fühle mich gut dabei. Aber auch die Lebensweise spielt eine wichtige Rolle.

So erhöht sich pitta wenn man oft der Sonne ausgesetzt ist. Ich hatte tatsächlich festgestellt, dass ich nach einem ganzen Tag in der Sonne Fieberbläschen an den Lippen bekam. Übergewichtige sind eher kapha-Typen und sollten auf schwere Essen verzichten. Sie sollten möglichst keine Bananen essen.

Das Verständnis des vata-pitta-kapha Konzeptes und seiner gemilderten Formen bestätigte meine Vorstellungen, die ich bereits von der Bedeutung einer gesunden Lebensweise hinsichtlich Ernährung und Bewegung hatte. Je älter man wird, desto mehr wird man kapha. Kapha ist Ausdruck eines verlangsamten Stoffwechsels, wodurch der Körper mehr Bewegung benötigt. Die riesige Maschine muss am Laufen gehalten werden. Unser Körper ist letzlich eine Fabrik mit Milliarden von Zellen. Eine Fabrik, die keine Sekunde stillsteht. Jede große Fabrik verfügt über einen gut organisierten Wartungsservice. Aber wie viel Zeit widmen wir unserem Körper? Behandeln wir den Körper so, wie wir müssten? Im Gegenteil, wir stopfen ihn jeden Tag mit Giften voll. Jeder erachtet es normal, sein Auto jede Woche zu reinigen, innen und außen, wenn Sie wollen. Aber wir vergessen nur allzu leicht, dass auch der eigene Organismus von außen und von innen gereinigt werden muss!

Kapitel 2

Die Organuhr

Im Laufe der Jahre habe ich die Organe unseres Körpers besser kennen und wertschätzen gelernt. Sie sind viel mehr als nur „ein Organ", wie uns die Schulmedizin Glauben macht. Ich betrachte sie eher als Männer und Frauen, die in einer Gemeinschaft - dem Körper - zusammenleben. Jedes Organ kennt seine eigenen Gesetze, Jedes führt sein eigenes Leben. Manchmal arbeiten sie hart, manchmal ruhen sie sich aus - es sei denn, „ihr Chef" (und das sind natürlich wir) beschließt etwas anderes.

Das Tao (in der traditionellen chinesischen Medizin) und das Ayurveda waren sehr hilfreich. Durch sie verstand ich, dass unsere Organe sehr hart arbeiten können. Aber ebenso wie wir, Wesen aus Fleisch und Blut, haben sie ihre Grenzen. Sie können völlig erschöpft sein und kapitulieren. Deshalb, lieber Leser, möchte ich ihnen dieses Kapitel sehr ans Herz legen. Viele von Ihnen werden hier neue Erkenntnisse gewinnen, die unglaublich erscheinen mögen. Aber die Logik, die dahintersteckt, ist glasklar. Mit guten Kenntnissen über die Organuhr werden Sie die Arbeiter in der Fabrik „dem Körper" besser verstehen.

Ein Kreis ist rund und ebenso das Ziffernblatt der Uhr unserer Organe. In der traditionellen chinesischen Medizin entspricht jedes Organ einer bestimmten Zeitspanne - sowohl bezogen auf 24 Stunden, als auch auf die verschiedenen Jahreszeiten - in der es am aktivsten ist. Dies bedeutet wiederum nicht, dass besagtes Organ den Rest des Tages etwa untätig wäre und nur zusehen würde, was die anderen Organe tun. Im Gegenteil. Wenn wir einmal nur den 24-Stunden Rhythmus betrachten, stellen wir fest, dass jedes Organ nach zwei Stunden harter Arbeit seine Energie an das nächste Organ weitergibt, wie in einem endlosen, perfekten Kreislauf. So funktioniert unser Organismus rund um die Uhr wie eine Fabrik im Schichtbetrieb.

Man kann die Interaktion der Organe mit einer gut organisierten Fußballmannschaft vergleichen. Während des Spieles wechselt der Ball vielleicht vom linken Verteidiger zum Mittelstürmer und landet dann vor den Füßen des rechten Mittelfeldspielers. Im Moment des Ballbesitzes zieht der betreffende Akteur den Schwerpunkt des Spieles auf sich. Seine Mitspieler können aber trotzdem nicht auf der Tribüne Platz nehmen und ihm einfach nur zusehen. Selbst der Torwart muss aufmerksam bleiben, auch wenn er gerade nicht direkt gefordert ist. Träumt er, kann er von einem Weitschuss überrascht werden.

Yin und Yang

Um mein Anliegen vorzutragen, muss ich ihnen einige Begriffe aus der Akupunktur erklären. Früher schien mir die Bedeutung von Yin und Yang befremdlich. Heute sind sie in meiner täglichen Gedankenwelt vollständig integriert.

Nach dem Tao basiert alles Leben auf der Harmonie von Yin und Yang. Keines von beiden ist für sich genommen gut oder schlecht. Sie sind komplementär in jedem Individuum vorhanden, allerdings immer in unterschiedlichen Proportionen, was uns letztlich alle so verschieden voneinander macht. Die Symbolik dieser beiden Begriffe findet sich im Tai Chi.

Yin symbolisiert die Erde, die Kälte, die Nacht, das Weibliche, das Innere, die Tiefe. Yin steht gleichermaßen für Ruhe. Wenn es den beruhigenden Einfluss von Yin nicht gäbe, würde der Dampfkessel unseres Körpers ständig einheizen, alles zerstören und schlussendlich explodieren.

Yang symbolisiert die Sonne, den Himmel, das Männliche, das Äußere, die Oberfläche. Yang steht für Aktivität und Dynamik - ohne würde der Heizkessel niemals richtig glühen. Die Organe, welche ihre Energie aus der Nahrung ziehen (Magen, Eingeweide) sind Yang-Typen. Leber, Herz, Lunge, Niere und Milz sind dagegen Yin-Organe. Der Körper befindet sich in perfektem Gleichgewicht, wenn Yin und Yang in Harmonie leben. Organe und Eingeweide werden fünf Elementen zugeordnet: Erde, Metall, Wasser, Feuer und Holz. So bilden Leber und Gallenblase das Element Holz, während Magen und Milz das Element Erde bilden. Niere und Blase finden sich im Element Wasser wieder. Metall steht für Lunge und Dickdarm. Das Element Feuer setzt sich aus den übrigen vier Meridianen zusammen: Herz und Dünndarm, Perikard und Dreifacher Erwärmer.

Letztere sind in der klassischen Medizin besser bekannt als Orthosympa-thikus und Parasympathikus, oder als stimulierende und der inhibierende Teil unseres Nervensystems.

Mit dieser kurzen Einführung werden Sie die Persönlichkeit Ihrer Mitmenschen besser erkennen können.

2.1 Die Lunge: Herrin der Energie

Beginnen wir mit dem Kennenlernen des Vergasers, der Lunge, die um drei Uhr morgens die Leber ablöst. Die Lungen arbeiten zwischen drei und fünf Uhr am intensivsten. Akupunkturkurse beginnen übrigens immer mit der Lunge. Dahinter steckt eine gewisse Logik. Das Aufstehen im Morgengrauen ist eine gute alte Sitte der Bauern, die einst aus ländlichem Instinkt die Yogis nachahmten. Denn auch die Yogis stehen sehr früh auf, um Atemübungen zu machen.

Die wichtigste Funktion der Lunge ist das Austauschen von Gasen. Um vier Uhr morgens hat die Lunge ihre höchste Energiestufe erreicht. In einer Akupunkturbehandlung ist es manchmal notwendig einen Meridian zu stimulieren oder zu sedieren (das Ausleiten von überschüssiger Energie). Vier Uhr ist der ideale Zeitpunkt, um die Lunge auszuleiten. Kein Akupunkteur steht um vier Uhr auf, um einen Patient zu behandeln. Glücklicherweise gibt es hier eine Alternative nach dem Gesetz des Gegenteils. Wir können in der Tat ähnlich optimale Ergebnisse um vier Uhr nachmittags erzielen.

Um die Lunge zu stimulieren, sollte man noch zwei Stunden warten. Ein Organ lässt sich am besten zwei Stunden nach seiner Maximalfunktion stimulieren. Ich sehe schon, wie einige von Ihnen die Stirne runzeln. Natürlich kann man diesen Empfehlungen nicht immer stoisch folgen. Wir müssen uns auch nach den üblichen Arbeitszeiten unserer Patienten rich-ten. Aber wir versuchen, soweit als möglich die optimalen Behandlungszeiten zu beachten.

Hustenanfälle hat man meistens sehr früh morgens. Jeder Raucher kann das bestätigen. Die Lunge ist immer intelligent und will Ausscheiden. All diese Gegebenheiten sollten uns dazu anregen, möglichst früh aufzustehen und den Tag mit Atem- und Dehnübungen zu beginnen. Die Dehnübungen stimulieren das Zwerchfell, wodurch wir tiefer atmen können. Ein blockiertes Zwerchfell verhindert eine gute Atmung. Es ist also, als ob man die Energie für den ganzen Tag auftankt.

Selbst wenn man bis spät in die Nacht ausgegangen war, sollte man nicht bis mittags im Bett bleiben. Das Schlafdefizit kann auch durch einen kurzen Mittagsschlaf oder frühes Schlafengehen wieder ausgeglichen werden. Da ich selbst gewöhnlich spät ins Bett gehe, spreche ich aus Erfahrung. Auch mir fällt es nicht immer leicht, aus dem Nest zu kommen, obwohl ich weiß, dass es das Beste ist.

Die Lunge ist die Herrin aller Energie. Wer den Tag nicht zum richtigen Zeitpunkt beginnt, setzt man sich schon beim Aufstehen Grenzen für den Rest des Tages.

Vor dem Frühstück sollte man einige Dehnübungen machen. Der Magen ist zu diesem Zeitpunkt noch nicht belastet. Die Energie kann dann vollständig dazu benutzt werden, das Blut mit Sauerstoff anzureichern. Nach dem Frühstück wird sehr viel Blut für die Verdauung gebraucht, sodass der Organismus nicht mehr optimal mit Sauerstoff versorgt werden kann.

Die Lunge kontrolliert die Energie der Organe, so wie das Herz das Blut kontrolliert. Das Herz pumpt das Blut durch den ganzen Körper, unter der Voraussetzung, dass die Lunge ausreichend Energie zur Versorgung der anderen Organe ansammeln kann. Man kann das mit einem Automotor vergleichen, der genug Treibstoff braucht und bei dem die Batterie die Kerze zünden muss. Auch hier muss das System perfekt funktionieren. Was nutzt Ihnen sonst der stärkste Motor? In der gleichen Weise bildet der Körper eine Einheit aus kleinen Einzelteilen, die perfekt ineinander greifen. Daher ist es logisch, dass man eine Krankheit nicht behandeln kann, indem man sich ausschließlich auf ein einzelnes Glied der Kette konzentriert.

Wenn man die Lunge stiefmütterlich behandelt, kann man diesen Rückstand nicht mehr aufholen. Man beginnt den Tag (oder den Wettkampf) mit einem gewissen Handicap. Die aufgenommene Energie führt die Flüssigkeiten und andere Abfallstoffe nach unten und sorgt damit für eine Eliminierung oder Evakuierung der Körpersäfte. Wenn man den Tag damit beginnt, ordentlich Luft zu schnappen und sich etwas Bewegung zu verschaffen, wird die Evakuierung des Abfalls (Urin und/oder Stuhlgang) leichter gehen. Diese Gewohnheit tut grundsätzlich jedem gut, besonders aber Menschen, die zu Verstopfung neigen. Nehmen Sie daher diesen guten Rat an: Verzichten Sie nie auf die täglichen Atem- und Dehnübungen für das Zwerchfell.

2.2 Der Dickdarm

„Wer seine Gedärme beherrscht, ist ein weiser Mann" (Buddha)

Um fünf Uhr hat die Lunge ihre schwerste Arbeitszeit erledigt und übergibt gerne an ihren Freund, den Dickdarm. Beide wohnen zusammen in einem Doppelhaus, dem Element Metall. Der Dickdarm bestimmt die Energie von fünf bis sieben Uhr. Wer gesund ist, geht morgens sehr früh zur Toilette. Auch junge Mütter wissen, dass um diese Zeit die Windel ihres Babys voll ist.

Wenn die Lunge nicht imstande ist ihre Aufgabe optimal zu erfüllen, weil sie jahrelang von ihrem Chef (uns selbst) schlecht behandelt wurde, ist es wahrscheinlich, dass auch der Dickdarm nicht richtig funktioniert. Die Lunge muss erst die Körpersäfte nach unten bringen, sonst kann der Dickdarm seiner Aufgabe nicht gerecht werden. Bei einem Feuchtigkeitsmangel wird der Transport, also seine Energiequelle, enorm erschwert. Der Kot wird hart und ist schwer auszuscheiden. Wir können also festhalten, dass alle Aktivitäten des Körpers das Resultat einer klar festgelegten, minutiösen Vorbereitung sind.

Ein großes Glas lauwarmes Wasser kann die Darmaktivität anregen. Trockenheit ist der größte Feind des Dickdarms. Das Trinken eines großen Glases lauwarmen Wassers auf Körpertemperatur (37°C) löst im Organismus den Magen-Zwölffingerdarm-Reflex aus. Diese Flüssigkeitszufuhr in den Dickdarm aktiviert die Peristaltik (die Bewegung des Darms und die Eliminierung von Abfallstoffen). Ich sehe Sie schon das Gesicht verziehen: „Lauwarmes Wasser trinken, was für eine merkwürdige Idee"! Darauf kann ich Ihnen Folgendes entgegnen: Ihr wascht euren Körper morgens doch von außen, warum also nicht auch von innen? Im Übrigen habe ich noch nie Fische in Kaffee schwimmen sehen, wohl aber in lauwarmem Wasser.

Wenn man schon morgens eine schwere Mahlzeit zu sich nimmt, wie z.B. Eier mit Speck, Müsli, Milch, vielleicht Kaffee und ein Marmeladenbrötchen, wird das ganze System ernsthaft gestört. Wenn die Ausscheidung nicht wie erforderlich morgens passiert, verliert die Lunge ihre Kontrollfunktion. Dadurch werden unweigerlich Gase gebildet. Diese können dann ebenso wenig wie Flüssigkeiten und Feststoffe nach unten gelangen. Da der normale Weg blockiert ist, steigen sie wieder auf und verursachen Aufstoßen und schlechten Atem. Zahnpasta reicht da nicht. Man muss schon die Ursache anpacken.

2.3 Der Magen, Vater von Flüssigkeiten und Getreide (TAO)

Wenn ich an den Magen denke, habe ich spontan das Bild einer Kuh vor Augen. Wahrscheinlich, weil mich dieses Organ bei der Kuh während des Biologieunterrichts in der Grundschule sehr beeindruckt hat. Scherz beiseite, der Magen zieht seine Energie aus dem Dickdarm, sofern die Organuhr richtig funktioniert. Zusammen mit seiner Schwester, der Milz, bildet er das Element Erde. Er entfaltet seine größte Aktivität zwischen sieben und neun Uhr.

Der Magen hat die Aufgabe, die flüssigen und festen Stoffe zu zerteilen, sie anschließend aufzuweichen und schlussendlich zu absorbieren. Diese kleinen Teilchen bilden die Wurzel der Energie (yang) und des Blutes (yin). Die fünf Geschmacksrichtungen (salzig, süß, sauer, bitter, pikant) werden im Magen synthetisiert. In einer ausgewogenen Ernährung sind sie sehr wichtig und entsprechen darüber hinaus unseren Organen und Eingeweiden. Ayurveda und Tao schenken diesem Umstand übrigens große Aufmerksamkeit.

Die maximale Arbeit des Magens findet während der klassischen Zeit des Frühstücks statt. Ich höre Sie schon triumphieren: „Siehst du wohl, das Frühstück ist die wichtigste Mahlzeit des Tages. Darum müssen wir morgens eine üppige Mahlzeit zu uns nehmen." Eine Frage der Interpretation. Das Frühstück ist in der Tat die wichtigste Mahlzeit, jedoch nicht hinsichtlich der Quantität, sondern der Qualität!

In unserem eigenen Interesse sollten wir die richtigen Lebensmittel auswählen. Einerseits müssen wir darauf achten, den Magen während der Verdauung so wenig als möglich zu belasten, andererseits müssen wir dafür sorgen, dass er die Eingeweide und Organe mit einem Maximum an Energie versorgen kann. Wir müssen also Lebensmittel auswählen, die nur wenig Energie zu ihrer Verdauung verbrauchen.

Aus diesem Grund raten wir, morgens Obst zu essen. Diese Lösung erfüllt alle o.g. Ansprüche. Frisches Obst bietet alles, was der Organismus so sehr benötigt. Vitamine, Mineralien, Ballaststoffe, Kohlenhydrate, Amino- und Fettsäuren. Verdauung, Absorption und Assimilation von Obst fordert dem Organismus weit weniger Energie ab als jedes andere Lebensmittel einschließlich Getreide. Die Kunst besteht in allen Bereichen immer darin, die beste Rendite mit einem Minimum an Arbeit zu erzielen. Vergessen wir dabei nicht, dass unser Gehirn, unser Intellekt, ausschließlich Glucose, also Zucker, verbraucht. Nun ja, Obst ist unraffinierter Einfachzucker. Das setzt Obst wie Fructose an die erste Stelle als Quelle von Glucose, dem Hauptlieferanten unseres Denkvermögens. Richten wir unsere Aufmerksamkeit nochmals auf den Zusammenhang zwischen Magen und Denkvermögen. Die Verbindung zwischen dem, was wir essen, und unserer geistigen Aktivität und Kapazität, ist eine Tatsache.

Eine Welt ohne Denken wäre heute kaum vorstellbar; ob es nun Kinder in der Schule sind, Lehrkräfte, Mediziner, Führungskräfte, Angestellte, Arbeiter. Selbst in Berufen, die auf den ersten Blick nur aus körperlicher Arbeit bestehen, ist geistige Aktivität unentbehrlich. Nehmen wir das Beispiel eines Spitzensportlers. Auch er muss sich auf eine gewisse Anzahl von Dingen konzentrieren. Organisation und Konzentration während des Trainings, die richtige Trainingseinstellung, die Zusammenstellung seiner Mahlzeiten, die Vermeidung und/oder Behandlung von Verletzungen und anderen Beschwerden. Kurzum, das Gehirn ist ständig in Betrieb und muss entsprechend gut gefüttert werden.

Schenken wir also unserem Magen die größtmögliche Aufmerksamkeit und respektieren wir ihn, wie er es verdient. Wir können feststellen, dass die Nahrung umso schneller den Magen verlässt, desto weniger konzentriert sie ist, sofern man die Lebensmittel richtig kombiniert. Je konzentrierter (mit geringem Wassergehalt) die Nahrung und je schlechter ihre Kombination ist, desto länger wird sie im Magen liegen. Wollen Sie Ihren Magen wirklich unnötig lange arbeiten lassen und ihn konstant überbelasten?

Der große Vorteil von Früchten (mit Ausnahme von Bananen) ist, dass sie nicht im Magen verdaut werden. Wenn man Obst zum richtigen Zeitpunkt verzehrt, bleiben sie nur für eine ganz kurze Zeit im Magen. Lediglich die konzentrierteren Sorten wie Trockenfrüchte und Datteln sowie die bereits erwähnten Bananen, verbleiben etwas länger im Magen. Diese Regel gilt nur dann, wenn das Obst auf nüchternen Magen gegessen und nicht mit anderen Nahrungsmitteln kombiniert wird. Obst sollte man übrigens nie unmittelbar nach einer Mahlzeit essen.

Normalerweise benötigen Früchte 20 bis 40 Minuten, bis sie den Magen wieder verlassen. Sie werden im Dünndarm zersetzt und geben ihre Energie und die lebensnotwendigen Nährstoffe an die Eingeweide ab. Da Obst nur aus unraffiniertem Einfachzucker besteht, bedarf es keiner Amylase oder Ptyaline (Enzyme im Speichel, die für eine Vorverdauung sorgen). Einfachzucker brauchen keine komplizierten organischen Prozesse, um vom Blut aufgenommen zu werden.

Ich erfahre das übrigens jeden Morgen selbst. Wenn ich mein Glas frisch gepressten Fruchtsaft „genossen" (und nicht „hinuntergestürzt") habe, fühle ich fast unmittelbar darauf eine Energiewelle durch meinen Körper strömen. Der letzte Funke von Müdigkeit verschwindet und ich fühle mich frisch und bereit für die Aufgaben, die an diesem Tag erledigt werden müssen. Vergessen Sie nicht, dass Sie auch andere Säfte als die von Zitrusfrüchten trinken können. Ein Entsafter ist also ein unentbehrliches Haushaltsgerät für „gesunde" Familien.

Es gab eine Zeit, in der ich mein Frühstück mit einer Scheibe frischer

Ananas begann (um meine Leber zu reinigen, wie ich dachte). Ich mag nicht mehr daran denken, was ich danach immer alles herunterschluckte. Eine Tasse Kaffee mit einem Schuss Milch und einem Stück Rohrzucker, zusammen mit vier Scheiben Vollkornbrot, belegt mit Salami oder Marmelade, manchmal noch mit einem Stück alten Käse. Ich dachte wirklich, man müsse auf nüchternen Magen eine üppige Mahlzeit zu sich nehmen. Nur wenige Leute sind fähig, nach einem solchen Festmahl einen 10-km-Lauf zu absolvieren. Und ich meine wirklich Joggen. Nach so einer Fressorgie ist es eher unmöglich, sich sofort einer körperlichen Aktivität zu widmen.

Obst bewahrt man am besten nicht im Kühlschrank auf, sondern bei Zimmertemperatur. Es sollte möglichst frisch und heimischer Herkunft sein. Exotische Früchte, die eine weite Reise hinter sich haben, bis sie auf unserem Tisch landen, können nie so frisch sein.

Weizen und Reis

Viele werden sich fragen: „Was mache ich nun mit meinem Müsli, das ich gerne mit Milch anrühre, und den gesunden Cornflakes?" Ich bin selbst ein glühender Liebhaber aller Getreidearten und finde eine Portion Basmati-Vollreis herrlich.

Das Stärkemehl in Getreide, Brot und Gebäck ist schlechter verdaulich als Obst. Um Getreide verdaulich zu machen, sollte es vorher gekocht oder gebacken werden. Diese Behandlung verändert aber ihre Struktur. Wie bereits erwähnt, spielen bei der Verdauung die Ptyaline oder die Amylase eine wichtige Rolle. Schlechtes Kauen oder eine falsche Kombination von Nahrungsmitteln (beispielsweise Vollkornbrot mit Marmelade) verhindert eine gute Aufspaltung der Stärke. Diese ungespaltenen Produkte belasten dann den Magen unnötig, und auch die Bauchspeicheldrüse muss die leidigen Konsequenzen tragen.

In ihrer ursprünglichen Form, ganz ohne Zubereitung, sind Weizen und Reis für den Organismus unverdaulich. Andererseits sind sie Naturprodukte und daher empfehlenswert. Aber zum Frühstück sollte Obst vorgezogen werden, da es 70 bis 90 % Wasser enthält.

Das Kochen von Reis ist in Wahrheit eine Vorverarbeitung, also weniger natürlich. Beim Kochen bricht die Reisstruktur auf, wodurch die Reiskörner Wasser aufnehmen können und aufquellen, also an Konzentration verlieren. Das macht Reis dem Obst etwas ähnlicher. Der Anteil des Stärkemehls verringert sich um ein Drittel. Reis, und damit meine ich Vollreis, ist daher sicher mindestens zwei- bis dreimal pro Woche mittags oder abends zu empfehlen. Während der Entgiftungsphase bestehen wir weiter auf Obst, das keinerlei Zubereitung bedarf und eine einfache Energiequelle für den ganzen Organismus darstellt.

Was auf Reis zutrifft, gilt genauso für andere Getreidesorten, wie z.B. Weizen, die durch Kochen aufweichen. Um Mehl herzustellen werden die Körner zerquetscht und Wasser hinzugefügt. Die zerquetschten Körner saugen das Wasser auf und verlieren dadurch an Konzentration. Nur in dieser Form können die Körner verdaut werden. Aber wir müssen dabei berücksichtigen, dass Stärkemehl durch Amylase vorverdaut werden muss. Wir müssen unser Brot also gut kauen (aber wer kaut schon richtig?), ansonsten kann das Stärkemehl im Magen nicht optimal gespalten werden. Das ist wahrscheinlich genau der richtige Zeitpunkt, um über das Kauen zu sprechen. In meinen Totaltherapie-Kursen frage ich ab und zu die Teilnehmer: „Erinnert Ihr euch noch an den Geschmack eines reinen Salatblattes ohne Dressing oder Mayonnaise? Wie lange ist es her, dass ihr ein Stück Brot ohne Butter oder Nutella, oder ohne eine dicke Scheibe Roastbeef gekaut habt?" Viele müssen dann kopfschüttelnd zugeben, dass sie sich nicht mehr daran erinnern. Yogis kauen einen Bissen Reis 30 mal. Nun werde ich niemandem mit dem Lineal auf die Finger klopfen (wie es mein Lehrer im ersten Schuljahr gerne tat), wenn er es nicht schafft, sein Brot 30 mal zu kauen. Aber geduldiges Kauen ist Teil eines Sensibilisierungs-Prozesses und garantiert eine gute Vorverdauung.

Wenn ich zusammen mit meinen Kindern am Tisch sitze - ganz in meiner Vaterrolle - versuche ich ihnen klar zu machen, dass es eine „richtige" Art des Essens gibt. Julie Laure runzelt dann meist die Stirn, wendet sich ab und verzieht die Mundwinkel nach unten. Ich sehe sie förmlich denken: „Du alter Nörgler. Ich esse doch langsam und kaue genug!"

Dann schlage ich gelegentlich vor, unser Essen mit der Videokamera zu filmen. Das Video kann uns leicht beweisen, dass wir in Wahrheit zu schnell essen. Leider können wir uns beim Essen nicht zusehen.

Ich muss dabei unwillkürlich an ein Bild aus meiner Kindheit denken, auf dem Bauernhof der Familie De Coninck. Eine Gruppe Schweine stürzte sich auf den Futtertrog in ihrem Stall. Die armen Tiere mögen noch einen Grund gehabt haben, ihr Futter herunterzuschlingen. Wenn sie sich nicht beeilten, würde ein anderes Schwein ihnen das Futter weg-schnappen. Glücklicherweise sind diese bestialischen Zustände in unse-ren Esszimmern doch eher selten. Und doch muss Jacqueline mich gele-gentlich ermahnen: „Iss langsamer, Liebling". Trotz all meiner guten Vorsätze muss sie mich regelmäßig zur Ordnung rufen.

Wir müssen uns ein Leben lang korrigieren, uns und unsere Kinder, für deren Wohl und Gesundheit wir verantwortlich sind. Sicher wird nie-mand seinen Kindern bewusst falsche Regeln beibringen. Wie auch immer. Wenn wir diese Theorie auf die Ernährung anwenden, sind die Menschen schon weniger konsequent. So gab ich einer meiner Patientinnen den Rat, ihrer dreijährigen Tochter keine Bonbons oder andere Süßigkeiten mehr zu geben. „Ja, aber", antwortete sie, „das Kind geht in den Kindergarten und da kann ich ihr nur schwer das Naschen verbieten". Ich antwortete ihr, dass das in der Tat nicht einfach ist. „Aber", fügte ich gleich hinzu, „Sie werden ihr sicher nicht in Allem nachgeben wollen? Was machen Sie dann, wenn sie Sie eines Tages um ein Messer als Geschenk bittet?"

So wünschte sich Jacques Jun. zu seinem 14. Geburtstag von seiner Mutter eine Packung Smacks. Jacqueline erklärte ihm, dies seien gesüß-te Cornflakes. Er aber antwortete: „Wenn ich keine Smacks kriege, will ich auch kein anderes Geschenk." Der arme Junge hat es wirklich nicht leicht mit solchen Eltern wie uns. Süßigkeiten sind in unserem Haushalt eine Seltenheit. Ich habe ihm trotz allem eine Packung Smacks geschenkt und folgende Karte beigelegt: „Herzlichen Glückwunsch zum Geburtstag, Junior. Du bist nun vierzehn und wie du siehst, bekommst du das gewünschte Geschenk. Als Vater muss ich dich vor einigen Naschereien warnen, die deiner Gesundheit schaden können. Aber ich muss zugeben, dass auch ich nicht immer konsequent bin. Du kannst nun selbst entscheiden. Nochmals, Herzlichen Glückwunsch". Natürlich wurden die Smacks nicht wieder nachgefüllt.

2.4 Milz/Pankreas

Regulatoren der Flüssigkeiten

Das folgende Doppelhaus, das Element Erde, wird von dem Duo Milz/Pankreas und dem Magen bewohnt. Ihr Haus ist sorgfältig gelb gestrichen. Jedes Element hat nämlich seine eigene Farbe. Lunge und Dickdarm wohnen in dem weißen Nachbarhaus (dem Element Metall).

Gegen neun Uhr geht die Energie des Magens auf den Meridian Milz/Pankreas über. Das Tao kennt keine Trennung zwischen diesen beiden Organe und vereint sie in einem einzigen Meridian. Seine Aktivität ist zwischen neun und elf Uhr am größten. Wenn es einen Punkt gibt, in dem sich die westliche und die chinesische Heilkunst voneinander unterscheiden, dann ist das vor allem die Sicht der Funktion von Milz/Pankreas. In der westlichen Medizin werden der Milz nur sehr wenige Funktionen zugeordnet, beispielsweise die Beteiligung an der Blutproduktion. Dieses Organ wird oft als untergeordnet betrachtet. Das geht so weit, dass man annimmt, ganz auf die Milz verzichten zu können. In der Chirurgie macht man oftmals kurzen Prozess mit ihr. Chirurgen entfernen oft systematisch die Milz bei einer inneren Blutung mit ungeklärter Ursache. „Aus Sicherheitsgründen", heißt es dann, um weitere Blutungen zu verhindern. Wie wir weiter unten sehen werden, ist eine der Funktionen der Milz, die „Regulierung von Flüssigkeiten" - das Blut eingeschlossen.

Ich möchte daher noch etwas bei diesem Organ verweilen, das fälschlicherweise als untergeordnet betrachtet wird. Sie werden den wahren Wert des Duos Milz/Pankreas schätzen lernen und erkennen, dass dieses Organ in unserer Gesellschaft immer als Aschenputtel behandelt wurde.

Die Milz produziert das Blut und gewinnt aus den abgestorbenen roten Blutkörperchen Hämoglobin und Eisen. Ein Leben lang widmet sich die Milz diesem Recycling. Eisen bindet den Sauerstoff an die roten Blutkörperchen. Die Milz hält die Organe an ihrem Platz und verhindert ihr Absacken (Ptose). Eine Ptose wird oftmals irrtümlicherweise als kleines „Bäuchlein" unterhalb des Nabels betrachtet. Menschen mit einer schwachen Milz haben durch die Bildung von Gasen oft Beschwerden mit einem aufgedunsenem Bauch.

Die Milz reguliert die Körperflüssigkeiten: Das Blut, die Lymphe, die extra-zelluläre Flüssigkeit. Ein Therapeut muss das wissen. Wenn z.B. eine Schwellung des Knies nicht zurückgeht, muss er daran denken, den Milz/Pankreas-Meridian zu aktivieren. Eine überlastete und daher träge Milz kann die Flüssigkeiten nicht regulieren, sodass sie sich Organen ansammeln. Die Organe werden schwerer und drohen abzusinken.

Milz und Pankreas sind mit der Umwandlung und dem Transport von Nährstoffen beschäftigt. Aber auch die Muskeln, das Unterhautbindege-webe und die vier Gliedmaßen gehören zu ihrem Arbeitsgebiet. Gelenkprobleme haben ihren Ursprung daher oft in einer schwachen Milz. Der Verlust von Muskelmasse oder eine langsame Rückgewinnung der Muskelkraft sind oft-mals ein Hinweis auf eine schwache Milz. Bei dicken Menschen mit Problemen der Achillessehne muss man an die Milz denken und nicht an die Leber, was zwar logisch erscheinen mag, da Letztere Meister von Sehnen und Muskeln ist. Die Überlegung ist Folgende: Da die Muskelkraft von der Milz abhängt, führt eine schwache Milz auch zu einer Muskelschwäche. Dies führt wiederum dazu, dass die dazugehörige Sehne die Arbeit übernehmen muss und ihrerseits überlastet wird.

Eine andere Aufgabe der Milz ist die Eliminierung von Verunreinigungen aus den Nährstoffen. Diese werden über die Därme ausgeschieden, während die rei-nen Bestandteile zur Lunge (Energie) und zum Herz (Blut) aufsteigen. Wir haben bereits darauf hingewiesen, dass die Milz die Flüssigkeiten - auch das Blut - reguliert, um es in den Gefäßen zu halten. Bei einer schwachen Milz können spontane Blutungen auftreten, wie beispielsweise Nasenbluten (Epistaxis), rote Flecken auf der Haut und Couperose (geplatzte Äderchen in der Haut).

Sitz des Gedächtnisses

Im Tao ist die Milz auch der Sitz des Gedächtnisses. Ärzte mit einer schulmedizinischen Ausbildung tun sich schwer mit dieser These.

Das Duo Milz/Pankreas ist sowohl physisch, als auch psychisch der große Assimilator. Das soll heißen, dass die Milz nicht nur entscheidet was sie mit der Nahrung anfängt (erinnern Sie sich an die Trennung von reinen Substanzen und Verunreinigungen), sondern auch mit unseren Kenntnissen. So können wir von einer Assimilation auf physischer, psychischer, als auch metabolischer Ebene sprechen. Über die Assimilation hinaus regelt die Milz gleichsam Transformation und Mutation. Kenntnisse müssen über den Weg der Meditation transformiert werden. Danach folgt die Mutation der erworbenen Kenntnisse. Was fängt man mit seinem Wissen an? Werden Sie es weitergeben oder sich in eine Ecke verkriechen? Was werden Sie beispielsweise mit den Kenntnissen anfangen, die Sie aus der Lektüre dieses Buches gewinnen? Behandeln Sie Ihre Milz also gut, und treffen Sie die richtige Entscheidung. Wir kommen in der Praxis darauf zurück. Um die richtigen Entscheidungen treffen zu können, brauchen wir eine starke Milz. Wie bereits erwähnt entspricht jedes Organ einem typischen Geschmack. Und genau hier liegt die Gefahr für die Milz. Der Geschmack der Milz ist süß. Die süßen Naschereien gelangen direkt in die Milz. Anfangs zieht die Milz daraus ihren Vorteil und funktioniert besser. Aber raffinierter Zucker ist derart konzentriert, dass er die Milz langfristig zum Explodieren bringt statt sie zu stimulieren - wie etwa die weniger konzentrierten, natürlichen süßen Geschmacksstoffe. Letzteres findet man in Obst, Gemüse und Getreide. Die schnell raffinierten Zucker schwächen die Milz, wodurch die Energie- und die Blutbildung verlangsamt werden. Wenn die Milz stark genug ist, kann der Mund die fünf Geschmacksrichtungen perfekt unterscheiden und die richtigen Entscheidungen zur Nahrungsaufnahme treffen. Eine Milzschwäche macht dies unmöglich. Der Geschmackssinn ist dann völlig verwirrt, und Sie werden sich an Zucker und andere künstliche Süßstoffe halten.

Um den Zustand Ihrer Milz festzustellen, brauchen Sie nur Ihre Lippen ansehen. Die Lippen sind das Sinnesorgan der Milz, so wie das Auge das Sinnesorgan der Leber ist. Zu rote oder zu volle Lippen können ein Zeichen für die Anhäufung von Energie in der Milz sein. Ein Schwäche von Pankreas oder Milz äußert sich eher in blassen und trockenen Lippen. Rote und feuchte Lippen sind ein Zeichen von glänzender Gesundheit, wie auch in der Werbung von jeher dargestellt. Schöne Frauen auf riesigen Plakaten haben immer rote und feuchte Lippen. Ein Mannequin wird nie trockene und aufgesprungene Lippen haben. Das deutet immer auf einen Energie-Überschuss in Milz und Magen hin (beide bilden das selbe Element: Erde).

Es gibt also eine Menge Gründe, die Milz gut zu pflegen. Vermeiden Sie Saccharose und andere konzentrierte Zucker, sogar Honig und Sirup. Diese Produkte drohen die Milz „explodieren" zu lassen, was zu einer heftigen Reaktion der Körperflüssigkeiten, und einem Überschuss an Flüssig-keit führt. Und das ist gar nichts für die Milz. In Sachen Alkohol sowie schnellem und flüssigem Zucker ist jeder weitere Kommentar überflüssig.

Es gibt eine Reihe von Mitteln zur Bewältigung um der Zuckersucht. Ein Tropfen Stevia-Muttertinktur auf der Zunge reduziert das Verlangen nach Zucker. Das Gleiche gilt für einige Spurenelemente (wie Zink, Nickel, Kobalt und Chrom) und bestimmte homöopathische Medikamente. Kräuter können hier ebenfalls helfen. Die meisten Kräuter (Gewürze) sind eher von erwärmender oder brennender Art. In kleinen Mengen fördern sie die Verdauung. Bei zu häufigem Gebrauch erzeugen sie jedoch einen Überschuss an Energie in Magen und Leber. Seien Sie also vorsichtig, insbesondere mit Salz, das wir in zu großen Mengen zu uns nehmen. Salz ist die Substanz, die am meisten Flüssigkeit anzieht! Wir werden uns damit näher im nächsten Kapitel befassen.

Personen mit einer Milzschwäche sollten (müssen sogar) mehrere kleine Portionen essen. Mit leicht gewürztem Essen kann man nichts falsch machen. Da die Milz den Flüssigkeitshaushalt beherrscht und hilft den Stoffwechsel zu regulieren, müssen Menschen, die abnehmen wollen, darauf besonders achten. Sie essen am besten warme, leicht gewürzte Speisen. Gedämpftes Gemüse beispielsweise, und nicht nur kalte Salate, wie man meist glaubt. Wenn Sie die Milz zufrieden stellen wollen, müssen Sie Kälte und Nässe vermeiden. Außerdem verträgt die Milz keine großen Mengen an Speisen. In unserem gemäßigten Klima (weder sehr warm, noch sehr kalt) decken neben dem unverzichtbaren Obst vor allem gekochtes Getreide und Gemüse bestens unseren täglichen Haushalt.

Noch ein Rat für alle Ausdauersportler, die sich Austrocknung ersparen möchten. Dehydrierte Menschen müssen schnellstmöglich gesüßte Produkte zu sich nehmen, am besten in Form von flüssiger Fruktose. Wenn man viel Obst isst, kann die Milz die Feuchtigkeit zurückgewinnen und ihr Lager auffüllen. Ein Marathonläufer, der während seines 42 Km. Rennens viel Wasser verloren hat, sollte frisch gepresste Fruchtsäfte bevorzugen. Nach jeder sportlichen Antrengung, ob Training oder Wettkampf, sollte man frisch gepressten Saft trinken, eventuell mit Wasser verdünnt.

Nun kann man sich die Frage stellen: „Was geschieht, wenn ein Organ wie die Milz entfernt wird?" In der östlichen Heilkunst wird jedes Organ als eine Einheit aus Materie und Energie angesehen, vergleichbar mit der ganzheitlichen Sicht von Körper und Seele (im katholischen Glauben, wie auch im Ayurveda). Wenn man ein Organ entfernt, wird seine physische und chemische Funktion angegriffen, aber seine energetische und immaterielle Funktion bleibt bestehen.

Kälte und Nässe

Was können wir also tun, um die Milz zufrieden zu stellen und sie nicht zu überbelasten? Die Milz hasst wie gesagt Kälte und Nässe. Wärme und Trockenheit dagegen stärken sie. Einige praktische Beispiele sollen die Verbindung zwischen Ernährung und Klima verdeutlichen. Wenn die Sonne scheint, ist unsere Energie fast automatisch höher und unser Stoffwechsel arbeitet besser, als wenn es tagelang nur regnet.

Das hat natürlich auch seinen Einfluss auf unser Körpergewicht. Wer in kaltem und feuchten Klima wohnt, wird eher an Gewicht zunehmen. Ganz einfach deshalb, weil wir dann eher Lust auf zucker- und fettreiches Essen haben, das unseren Stoffwechsel verlangsamt.

Ebenso sollte man nach dem Sport nicht das nasse T-Shirt anbehalten. Denn so schaffen wir uns, als Folge der Abkühlung nach der Belastung, selbst ein „nasses" und „kaltes" Mikroklima. Bei Abkühlung wird die Milz noch mehr von ihrer dringend notwendigen Energie ausschütten. Auch sollte man nach der Belastung kalte Getränke und Speisen aus dem Kühlschrank möglichst vermeiden. Anderenfalls muss die Milz Zusatzarbeit verrichten und wird zur Kompensation nach Süßigkeiten verlangen. Der Geschmack der Milz ist nun einmal süß!

Eine der wichtigsten Aufgaben der Milz ist die Transformation der Nahrung und die Aufrechterhaltung des Flüssigkeitstransportes. Alles was wir essen, muss von der Milz umgesetzt werden. Wenn sie durch zusätzliche Arbeit überlastet wird, kann sie ihrer Aufgabe nicht mehr gerecht werden. Ein aufgedunsener Bauch ist ein Zeichen für eine Unterfunktion der Milz. Bei Inkontinenz-Problemen denkt man in der klassischen Medizin nicht direkt an die Milz, sondern gibt eher Niere und Blase die Schuld. Andere Anzeichen für eine Unterfunktion der Milz, die man auch nicht sofort erkennt, sind unter anderem: Aphten auf der Zunge, verklebte Augen beim Aufwachen, schwere Beine bei Sportlern, ein schweres Gefühl in Kopf oder Gliedmaßen sowie eine träge Verdauung.

Ein prächtiges Mittel zur Anregung der Milz ist das Essen von vollwertigem Basmati-Reis. Dieser Reis, der in Indien am Fuß des Himalaya angebaut wird, ist der Beste, den ich kenne. Jeder sollte mehrmals pro Woche Vollreis essen. Folgen Sie dem Beispiel der Asiaten, deren Hauptnahrungsmittel Reis ist. Sie sind im Allgemeinen nicht dick. Man kann etwas Gewürznelke dazugeben, die eine wichtige Rolle bei der Elimination verschiedenster Gifte spielt.

2.5 Das Herz: Wohnung des Geistes (Tao)

Milz/Pankreas übergeben den Staffelstab ans Herz, das zusammen mit dem Dünndarm das nächste Haus bewohnt. Sein Haus ist rot gestrichen (wir befinden uns im Element Feuer). Wir nähern uns der Mittagszeit, genauer gesagt der Zeit zwischen elf und dreizehn Uhr. Es ist kein Zufall, dass sich die meisten Herzinfarkte nach dem Mittagessen ereignen.

Rufen wir uns die folgenden Gegebenheiten in Erinnerung. Wenn alles perfekt funktioniert, bringen Milz/Pankreas die ausgesuchten „Reinstoffe" aus unserer Nahrung nach oben, wo sie von Lunge und Herz aufgenommen werden. Das Herz wählt die Stoffe aus, die notwendig sind, um das Blut zu ernähren. Es ist das Herz, das unser Blut kontrolliert, es zirkulieren lässt und über die Blutgefäße herrscht.

Die Energie von Herz und Blut ist eng miteinander verbunden. Der Zustand der Blutgefäße ist deshalb von grundlegender Bedeutung, um eine gute Harmonie zwischen Herz und Blut zu sichern. Wenn die Gefäße zu eng sind, kann das Herz nicht richtig funktionieren. Es muss dann schneller pumpen, damit das Blut durch die verengten „Pipelines" zirkulieren kann.

Hier sehen wir erneut die Verbindung zu den anderen Organen unseres Körpers. Peter Mandell, ein deutscher Spezialist auf dem Gebiet der Kirlian-Fotografie, hat Recht mit seiner Aussage, dass fast alle Herzleiden sekundärer Natur sind und andere Ursachen haben, die behandelt werden müssen. Nehmen wir das Beispiel der Leber. Wenn sie durch schlechte Fette in unserer Nahrung überlastet wird, hat das schlimme Folgen. Es sind nicht allein die tierischen Fette, die unsere Leber überlasten! Raffinierte Zucker und Stress sind ebenso schädlich. Darauf kommen wir später noch zurück. Wenn die Leber, aus welchem Grund auch immer, ihre Aufgabe nicht mehr voll erfüllen kann und ermüdet, dann kann sie das überschüssige Cholesterin nicht mehr speichern. Auf diese Weise gelangt zu viel Fett ins Blut und verstopft unmerklich die Arterien. Weil diese Arterien Endgefäße sind, sorgen sie in der Folge für Herzbeschwerden, die möglicherweise zu einem Herzinfarkt führen können.

Ich möchte nochmals ausdrücklich betonen, dass wir jede Überlastung der Leber, auch die durch Stress, vermeiden müssen. Wenn man bedenkt, dass cardio-vaskuläre Krankheiten in unserer westlichen Welt an erster Stelle stehen, gewinnt die Beziehung Herz-Leber (und daher auch die Ernährung) noch mehr an Bedeutung. Technisch gesehen spielt das Herz jedoch keine Rolle bei der Verdauung der Nahrung. Das westliche Pflegepersonal wird die Rolle des Herzens bis hierhin ausnahmslos anerkennen. Aber erweitern wir unseren Horizont und reisen in den Fernen Osten. Im Tao ist das Herz außerdem der Beschützer des Hauses des Geistes, dem shenn. Das Herz ist die Wohnung des Geistes. Folgt man Tao weiter, so ist das Herz der Sitz des Bewusstseins, und nicht das Gehirn, wie uns die klassische Medizin lehrt. Es muss ausreichend Blut von guter Qualität im Herzen vorhanden sein. Das Herz ist ein Yin, andernfalls wird sich der Gast im roten Haus nicht wohl fühlen. Sein Verstand wird getrübt sein. Die Rolle der Leber und der Ernährung wird erneut unterstrichen. Wenn man sich von schlechten Ernährungsgewohnheiten trennt, werden weniger Gifte gebildet, die die Leber belasten. Folglich geraten weniger Verunreinigungen zum Herzen. Wenn der „shenn" im Gleichgewicht ist, wird der Verstand gelassen und erhaben sein. Das Bewusstsein und die geistige Aktivität sind dann klar und deutlich. Wenn der „shenn" dagegen „schlecht untergebracht" ist, wird der menschliche Geist beunruhigt sein. Dann kommt es zu Schlafstörungen, wirren Gedanken und einem schlechten Gedächtnis bis hin zu Bewusstseinsstörungen. Im Grunde können wir feststellen, dass viele Menschen in unserer westlichen Welt bereits unter „Bewusstseinsverlust" leiden (im weitesten Sinne des Wortes).

Geistige Nahrung

Leber und Herz sind zwei durch das emotionale Gleichgewicht sehr eng miteinander verbundene Organe. Beide sorgen dafür, dass wir ruhig und angemessen auf die verschiedenen Reize aus unserer Umwelt reagieren. Wer emotional in Disharmonie lebt und unter Depressionen leidet, muss unbedingt seine Ernährung umstellen. Die Leber muss ihre Aufgabe als Energiequelle für das Herz erfüllen können. Eine schlechte Ernährung erschwert diese Aufgabe.
Wenn der Gast „shenn" im Haus des Herzens nicht ausreichend und richtig ernährt wird, fühlt er sich schwach und leer. Im Tao spricht man von einer „Leere des Herzens". Der Mensch wird sich dann traurig fühlen, ohne jede Lebensfreude, apathisch und deprimiert. Der Prozess kann aber umgekehrt sein. Ein Ungleichgewicht in unserem affektiven und emotionalen Leben kann eine Disharmonie des Herzens hervorrufen. Das Herz ist nämlich „die Lebensfreude". Lachen ist sicher gut für die Gesundheit!

Wenn glückliche Momente selten sind, wird in der Leber ein Ungleichgewicht entstehen. Die Leber muss sich dann übermäßig anstrengen, um Energie, also Blut, zum Herzen zu führen. Die Verbindung Herz-Leber erklärt vieles. Wenn man diese Kenntnisse über ursächliche Zusammenhänge in unserer westlichen Medizin einsetzen würde, wäre eine ganze Reihe komplizierter Fälle automatisch gelöst. Diese Materie zu vertiefen und sich ihrer bewusst zu sein, erhöht die Erfolgsaussichten. Depressive Patienten noch mehr mit Beruhigungs-mitteln und Schlaftabletten zu vergiften, löst das Problem nicht. Im Gegenteil, die Leber wird noch stärker überlastet und kann ihre Aufgabe als Lieferant gesunder Nährstoffe (gesundes Blut) nicht erfüllen.

Man kann die Ernährung auch von verschiedenen Seiten aus betrachten. Die materielle Seite des Lebens kann nie von seiner spirituellen Seite getrennt werden. Es gibt Nahrung, die direkt zum „shenn" geht, ohne vorher die Organe Magen und Leber zu passieren. Diese Nahrung muss unseren Geist stimulieren und flexibel halten. Gefühle, Ideen, Gedanken und Lektüre zwingen den Geist zu ständiger Geschäftigkeit. Andernfalls wären wir wie Pflanzen. Liebe, Zuneigung, Schönheit genießen und sich austauschen sind genauso wichtig wie die materielle Nahrung. Ein Mangel an Zuneigung kann den selben Schaden anrichten, wie eine falsche Ernährung. Denken sie an die alten Menschen, die abgeschieden in ihren kleinen Wohnungen leben und um die sich niemand mehr kümmert. Deren Leben sich nur zwischen Sessel und Bett abspielt. Gerade in diesen Fällen können Therapeuten und Ärzte eine wertvolle Aufgabe erfüllen, wenn sie sich einfach Zeit nehmen und nicht nur Blutdruck messen.

Abschließend noch ein paar Worte zur engen Verbindung zwischen dem Herzen und der Farbe, der Form, der Beweglichkeit und der Fähigkeit der Zunge, die verschiedenen Geschmacksrichtungen zu erkennen. Im Tao öffnet sich das Herz zur Zunge, die daher als Spiegel des Herzens betrachtet wird. Wenn Herz und Blut über ausreichende Energie verfügen, ist die Zunge normalerweise rot. Auch das Gesicht kann mit Herz und Blut in Zusammenhang gebracht werden. Ein grauer und ungesunder Teint ist ein Anzeichen für eine Herzinsuffizienz.

2.6 Der Dünndarm

Dünndarm und Herz sind Teile des Elementes Feuer. Später werden wir sehen, dass auch das Perikard und der Dreifacher Erwärmer zu dieser „Gemeinschaft" gehören. Der Dünndarm übernimmt den Staffelstab vom Herzen und arbeitet am stärksten zwischen 13 und 15 Uhr.

Seine bio-chemische Funktion verleiht ihm eine wichtige Rolle in der Verdauung. Der Dünndarm ist für das Trennen und Umwandeln von Nahrungsbestandteilen (Proteine, Fette und Kohlenhydrate) zuständig. Er kann das nur, wenn die Vorverdauung gut ist, oder anders ausgedrückt, wenn die Nahrungsmittel richtig kombiniert wurden. Genau im Dünndarm wird die Maltose der Stärke mit Hilfe der Enzyme aus dem Zwölffingerdarm in Glukose umgewandelt.

Die Fette werden in Fettsäuren umgewandelt, während die Proteine in die verwertbaren Aminosäuren gespalten werden. Wenn im Dünndarm alles richtig funktioniert, werden diese Nahrungsmoleküle direkt vom Organismus absorbiert. Die Glukose (ehemals Kohlenhydrate), die Aminosäuren (ehemals Eiweiße) und die Fettsäuren (ehemals Fette) gelangen ins Blut. Der Dünndarm hat zugleich eine besondere Verteilungsfunktion. Während der Verdauung steigt, die der Nahrung vom Dünndarm entzogene, reine Energie in die Milz, um von dort auf andere Organe verteilt zu werden. Die unreinen Bestandteile werden in den Dickdarm und die Blase geleitet. Die letzte Trennung erfolgt dann im Dickdarm. Darum bezeichnet man den Dickdarm als das größte Labor. Er enthält nicht weniger als eine Billion Bakterien.

Die Arbeit dieser Bakterien richtet sich hauptsächlich auf die Fermentierung von Stärke- und Zelluloseresten, sowie die Zersetzung der übrig gebliebenen Proteine. Die verdaulichen Bestandteile werden aufbereitet und absorbiert. Was übrig bleibt, sind die fäkalen Abfälle, die hoffentlich rasch ausgeschieden werden.

Es besteht ein deutlicher Zusammenhang zwischen dem Dünndarm und der Blase. Alle Flüssigkeiten durchlaufen nämlich zuerst den Dünndarm, bevor sie in der Blase landen. Die mangelhafte Resorption (durch einen schlecht funktionierenden Darm kann Zysten, Blasenentzündungen und urinäre Infarkte hervorrufen. Um diese Beschwerden zu heilen, müssen die Ursachen geklärt werden.

Die Funktion des Dünndarms ist stark von einem guten Verhältnis zur Gallenblase abhängig. Das Tao geht so weit zu sagen, dass die Gallenblase die Mutter des Dünndarms ist. Die Gallenblase leitet die Gallenflüssigkeit ins Duodenum, den ersten Teil des Dünndarms. Die Verdauung im Dünndarm ist also von der guten Qualität und Menge der Galle abhängig.

Wer unter anhaltendem Stress leidet, wird unvermeidlich eine überlastete Leber bekommen. Die Leber ist der Produzent der Galle. Eine schlechte Qualität und Quantität der Galle wird automatisch Auswirkungen auf den Dünndarm haben. Die Nahrungsbestandteile, die aus dem Magen kommen, werden unzureichend gespalten, synthetisiert und verdünnt, was zu Gärung und Bildung von Giften führt. Dies gilt insbesondere für den Konsum von Fleisch. Der Mensch bekommt die Konsequenzen sofort zu spüren. Gase im Magen und ein geblähter Bauch. Aber das ist noch nicht alles! Nach dem Tao hat der Dünndarm selbst einen „Sohn", den Dreifacher Erwärmer, der Teil des hormonregulierenden Systems ist, über das wir später noch sprechen werden. Der Teil der Energie, den unser Organismus nicht unmittelbaren verbraucht, wird im Dreifacher Erwärmer gelagert und später je nach Bedarf ausgeschüttet. Ein „starker" Dünndarm sorgt auch für eine schnelle allgemeine Erholung, vorausgesetzt dass er nicht von einer schlechten Ernährung überlastet ist. Wer einen gut funktionierenden Darm hat, ist stark und fröhlich. Er ist gegen allerlei Schockerlebnisse gut gewappnet und unternehmungslustig. Eine Schwäche des Dünndarms verlangsamt den Erholungsprozess nach einer Anstrengung. Der Stuhlgang ist hell und enthält Teilchen schlecht verdauter Nahrung. Die Person ist blass und hypotonisch. Alle Formen von Stuhlgangsproblemen weisen auf eine Pathologie des Dünndarms hin. Ein aufgeblähter Bauch rund um den Nabel ist ebenfalls das Zeichen für eine Insuffizienz des Dünndarms. Dies kann Folgen für die Blase haben und zu Infektionen der Harnwege führen.

2.7 Die Blase

Die Blase übernimmt das Ruder nach dem Dünndarm und hat ihren energetischen Höhepunkt zwischen 15 und 17 Uhr. Die Nieren leiten die Flüssigkeit in die Blase. Diese Flüssigkeit enthält noch einige Verunreinigungen, welche die Niere ihrerseits vom Dünndarm, von der Lunge und vom Dickdarm erhalten hat.

Die Niere ist die Partnerin der Blase. Sie wohnen zusammen im schwarzen Haus, Element Wasser genannt. An erster Stelle muss die Blase die Flüssigkeiten aufnehmen und umwandeln, um sie anschließend ausscheiden zu können. Deshalb ist die Blase so sehr von der Energie ihrer Mitbewohnerin, der Niere, abhängig. Eine andere Aufgabe der Blase ist es, den Flüssigkeitshaushalt des gesamten Organismus zu regulieren und zu verwalten. Eine schwere Aufgabe, wenn man bedenkt, dass der Mensch zu 70% aus Wasser besteht. Dieses „Wasser", ist Ausscheidungsflüssigkeit und Blut. Daraus erklärt sich das weite Verbindungsnetz zu einigen anderen Organen, als deren Koordinator die Blase gerne bezeichnet wird. Eine gute Funktion des Dickdarms kann eine Vielzahl von Problemen mit dem Blasen-Meridian verhindern. Gärung als Folge einer schlecht zusammengestellten Ernährung, oder einer schlechten Darmflora, kann einen Blähbauch verursachen. Wenn dieser Zustand anhält, kann dieser auf den Ischiasnerv drücken, oder Schmerzen des unteren Rückens ausgelösen.

Als ich diesen Abschnitt in Indien niederschrieb, wurde ich Zeuge einer Begebenheit, die diese Theorie bestätigt. Jacqueline, die Kinder und ich hatten in Kumily (Kerala) im Peryar-Tal Halt gemacht. Bei einem kurzen Spaziergang durch den Ort, sah ich zum ersten Mal seit drei Wochen ein kleines Restaurant mit einem Schild: Graubrot. Außerdem standen u.a. vegetarische Spaghetti mit frischen Zutaten auf der Speisekarte. Ich reservierte für uns sofort einen Tisch zum Abendessen. Die Suppe war hervorragend. Es folgte ein Salat, der mit übermäßig viel Käse garniert war. Die Spaghetti, die auf einer großen Platte serviert wurden, waren mehlig, genau das Gegenteil von „al dente". Sie waren mit reichlich Tomatensoße und Käse übergossen, einer kaum empfehlenswerten Kombination. Hungrig wie wir waren, schlangen wir alles herunter und gingen danach mit aufgeblähten Mägen ins Bett.

Am folgenden Tag stand eine sechsstündige Autofahrt auf dem Programm. Abends erzählte mir Jacqueline, dass sie den ganzen Tag lang Ischias-Beschwerden mit Ausstrahlungen bis ins linke Bein hatte. Nach einer vernünftigen Mahlzeit aus gekochten Kartoffeln, mit etwas Knoblauchbutter und gedämpftem Gemüse, und einem guten Stuhlgang am darauf folgenden Morgen, waren die Schmerzen verschwunden. Ein Therapeut muss bei diesen Symptomen sehr aufpassen. Was nutzt es, ständig an einem schmerzenden Rücken herumzumanipulieren, wenn die Ursache in den Därmen gesucht werden muss?

Wie wir später sehen werden, müssen viele Rückenprobleme in Verbindung mit dem Blasen- und dem Nierenmeridian betrachtet werden. Wenn der Dickdarm schlecht funktioniert, müssen Niere und Blase ein Übermaß an Giften eliminieren und deshalb Mehrarbeit verrichten. Als braver Vater hat der Dickdarm die Pflicht, „seine Tochter", die Blase zu schützen. Je besser die Blase ihre Aufgabe erfüllt (hier das Eliminieren der Abfallstoffe), desto weniger muss die Leber die verbliebenen Gifte neutralisieren.

Wir stellen erneut fest, wie wichtig es ist, genügend Wasser aufzunehmen. Zuallererst kann man das durch viel feuchtigkeitshaltige Nahrung erreichen. Die Leber wird so Hundert Jahre lang ihre Aufgabe als gute Galleproduzentin erfüllen. Eine bessere Qualität der Galle wird die Funktion des Dünndarms fördern. Auf diese Weise wird das Risiko von Gallensteinen deutlich verringert.

Die Gallenblase kann auch als Tochter der Blase angesehen werden. Wenn der Blasenmeridian einen Energieüberschuss hat, wird man nervös, was sich wiederum auf die Funktion der Gallenblase niederschlägt. Harnwegs-Probleme sind deutliche Symptome für ein schlechtes Funktionieren der Blase. Lokale und allgemeine Schwellungen sind die Folge einer schlechten Verfassung, besser gesagt, einer schlechten Verteilung und Elimination der Flüssigkeit. Folgende Symptome sollte ein Therapeut direkt mit der Blase in Verbindung bringen: Schmerzen und/oder Schwellung im Bereich des kleinen Zehs und Krämpfe/Ziehen in der Kniekehle. In der Mitte der Kniekehle befindet sich tatsächlich ein wichtiger Akupunkturpunkt (Blase

40), den wir bei allen Rückenbehandlungen auf keinen Fall vergessen dürfen. Aber auch Sie, lieber Leser, können die Kniekehle selbst massieren und auf den Punkt drücken. Und das wird sicher besonders die Männer interessieren, da es sich um typische Männerprobleme handelt. Alle Prostata-Beschwerden (wie Entzündungen) deuten auf einen Energieüberschuss der Blase hin.

2.8 Die Niere

Die Niere übernimmt nach der Blase und erreicht ihr höchstes Energieniveau zwischen 17 und 19 Uhr. Zusammen bilden sie das Element Wasser. Eine der wichtigsten Funktionen der Niere ist die Entgiftung. Dank der Niere können die Säuren in unserem Organismus vernichtet werden. Kein westlicher Wissenschaftler wird dem widersprechen. Ein intaktes Gleichgewicht zwischen Säuren und Basen in unserem Organismus ist eine der Voraussetzungen für ein harmonisches Leben. Wenn wir bedenken, dass ungefähr 70% unserer Nahrung aus Säuren besteht, begreifen wir, welche immense Arbeit die Niere leisten muss. In einem Ernährungsplan, der die Entgiftungsphase nicht berücksichtigt, steht die Niere ständig unter Druck. Man kann das mit einem Fabrikdirektor vergleichen, der seine Arbeiter dauernd zu einer Erhöhung der Produktion antreibt, ohne auf jegliche Zeitplanung oder die Arbeit der Wartungsmannschaft zu achten. Letztere muss es irgendwie bewerkstelligen, die Maschinen auf Hochtouren laufen zu lassen und sie möglichst wenig anzuhalten. Die Direktion duldet keinerlei Unterbrechung und erwartet dabei ein hohes Produktionsniveau.

Die Akupunktur kennt keinen Unterschied zwischen Nebennieren und Nieren. Alles, was mit Hormonen zu tun hat, fällt unter den Nierenmeridian. Dies bedeutet konkret, dass sowohl der situationsbedingte Stress als auch der Stress als Folge der Ernährung die Niere beeinträchtigt (siehe Kapitel 7). Es ist also nicht verwunderlich, dass viele Menschen unter einer Nieren-Insuffizienz leiden.

Als ich zum ersten Mal in Taiwan, dem ehemaligen Reich von Chiang Kai-

Shek, arbeitete, war meine Verwunderung groß, als ich die ersten chinesischen Patienten praktisch behandeln musste. Auf die Frage nach seinen Beschwerden antwortete mir ein Patient: „Meine Niere ist leer". Die einzige Leere, die ich bis dahin kannte, war die in meinem Geldbeutel, aber von einer leeren Niere hatte ich noch nie gehört. Mit „leere Niere" wollte mir der Mann gemäß seiner Kultur einfach nur ausdrücken, dass er Schmerzen im unteren Rücken hatte. Lumbale Verspannungen stehen nämlich mit der Blase, den Geschlechtsorganen und der Niere in Verbindung. Schwache Nieren als Folge unserer Ernährungsgewohnheiten sind die Ursache für Rückenbeschwerden. Salzüberschuss, Alkoholkonsum, Angst und anhaltender Stress sind einige Phänomene, die unsere Nieren erschöpfen.

Traditionell betrachten wir die Nieren als Speichertanks des Körpers, in denen überschüssige Energie zwischengelagert werden kann. Bei Bedarf fordert der Körper diese Energie wieder an. Auch die Abwehrkräfte fallen unter die Verantwortung der Niere, ein interessanter Aspekt für Sportler. Aber die Nieren beherbergen auch die ancestrale (vererbte) Energie. Hier spielen die Gene der Eltern eine wichtige Rolle. Wir müssen diese Energie mit Bedacht einsetzen und die Nieren nicht unnötig überlasten. Es ist durchaus vorstellbar, dass jemand, der bei seiner Geburt beispielsweise 80 Einheiten oder Prozente mitbekommen hat, bei einer harmonischen Lebensweise seine Vitalität sehr viel länger erhalten kann, als jemand, der 100 Einheiten mitbekommen hat. Es reicht schon, sich einfach umzusehen. Aus dem tollen 20-jährigen Athleten, auf den alle mal neidisch waren, ist inzwischen vielleicht ein ausgelaugter Fünfziger mit tiefen Rändern unter den Augen geworden (übrigens ein Zeichen einer leeren Niere). Und der lange Lulatsch, der von seinen Schulkameraden immer gehänselt wurde, ist inzwischen ein vitaler, gut aussehender Mann. Glauben Sie bitte nicht, dass ich hier für die „grauen Mäuse" eintrete, die völlig unauffällig durchs Leben gehen. Ich will einfach deutlich machen, dass der Körper zu viele aufeinander folgende Exzesse ohne jede Erholung gnadenlos bestraft.

Auch die sexuelle Vitalität wird direkt von den Nieren beeinflusst. Mangelnde oder übermäßige sexuelle Begierde muss immer mit diesen Organen in Verbindung gebracht werden. Sie wären erstaunt, wie viele Paare gegen Mitte 30 nur noch sporadisch miteinander schlafen. Das zeigt sich in den Gesprächen mit Menschen, die meinen Rat suchen. Von einem harmonischen Leben kann keine Rede sein. Die Nieren beherrschen außerdem alles, was mit den Knochen zu tun hat. Denken sie an Arthrose. Schmerzen im unteren Rücken, die Ärzte der sichtbaren Arthrose der lumbalen Gelenke zuordnen, assoziiere ich eher mit einer schlechten Funktion des Nieren-Meridians. Ein Ungleichgewicht der Niere äußert sich auch in einer Überempfindlichkeit gegen Kälte, in einer zu geringen Sperma-Menge oder einer unregelmäßigen Menstruation. Wenn man die Nieren stimulieren will, muss man auf eisgekühlte Getränke verzichten. Auch von gezuckerter Eiscreme ist abzuraten.

Gefährliche Basstöne

Das „Sinnesorgan" der Niere ist das Ohr. Ohrensausen und alles, was mit dem Gehör zu tun hat, kommt von der Niere. Diese Sichtweise erlaubt es mir, den folgenden Fall richtig einzuschätzen, was einige Jahre zuvor nicht möglich gewesen wäre.

Das siebenjährige Mädchen Helga suchte mich zusammen mit seiner Mutter auf. Seit fünf Jahren war das Kind wegen Rückenschmerzen bei einem Spezialisten in Behandlung. Als zweijährige war sie gestürzt und hatte sich einen Wirbel im Bereich L4-L5 gebrochen.

Nach einer Phase der Ruhestellung erfolgten mehrere Krankengymnastik-Behandlungen. Während der letzten fünf Jahre hatte Helga regelmäßig einen blockierten Rücken, der jedes Mal eine Ruhepause erforderte. Sie musste sogar regelmäßig ins Krankenhaus, manchmal in ein Gipsbett. Zwischenzeitlich wechselten sich Massageanwendungen und Übungen ab. Bis dahin hatten sich die Eltern keine ernsthaften Sorgen gemacht, obwohl das Wachstum der Kleinen gestört war und dies zu einigen Spannungen in der Familie führte, die noch drei andere Kinder umfasste. Eines abends bei den Genter Festspielen fiel Helga während des Feuerwerks in Ohnmacht. Später verschlimmerten sich die Symptome und sie fiel in Ohnmacht, wenn sie Basstöne von Musik hörte. Der übliche Spezialist wurde um Rat gefragt, hatte aber keinerlei Erklärung für dieses

Phänomen. Schließlich verwies er sie an einen Psychiater! Dies führte die Eltern endlich zu dem Entschluss, ihm den Rücken zu kehren.

Bei einer Hochzeitsfeier erzählten die Eltern die Geschichte über Helgas Angst vor tiefen Tönen einem Familienmitglied. Der Mann war Basketballtrainer in unserem Zentrum. Eine Woche später kam Helga mit ihren zunächst befremdlichen Symptomen zu mir. Vor mir sah ich ein recht rundliches Mädchen, das offensichtlich Probleme mit Übergewicht hatte. Das war nicht verwunderlich. Dieses einst so lebenslustige Kind, das Sport liebte, vegetierte in den letzten Jahren wie eine Zimmerpflanze vor sich hin. Der enge Zusammenhang von Rücken, Ohr und Niere sowie die Bestätigung meiner Annahme durch eine Kirlian-Fotografie, auf der eine deutliche Blockade des Nierenmeridians zu sehen war, veranlassten mich zu radikalen Maßnahmen.

Wir begannen mit einer drastischen Umstellung ihrer Ernährung, was für ein Schulkind keine leichte Aufgabe ist. Wir setzten umgehend Behandlungstermine zur Reharmonisierung und Stabilisierung des Rückens an. Zusätzlich stimulierte ich den Nierenmeridian mit einfachen Techniken wie einer Wärmflasche und Moxa (Beifußstäbchen, die in der fernöstlichen Medizin eingesetzt werden). Diese Übungen konnte Helga bequem zuhause ausführen.

Zwei Monate später stand ein strahlendes und lächelndes Mädchen vor mir, dessen Bericht mich wirklich glücklich machte. Die Schmerzen waren um 60% zurückgegangen, obwohl sie unser Zentrum nur zweimal pro Woche aufsuchte. Das Mädchen erledigte den Rest selbst. Das war wirklich nicht einfach, weil sie schon um sieben Uhr morgens aus dem Haus ging und erst um sechs Uhr abends aus der Schule zurückkam. Sie bekam auch Schwierigkeiten in der Schule, weil man ihr nicht immer erlaubte, das Klassenzimmer zu verlassen und auf die Toilette zu gehen. Die Lehrer hatten sicher keine Ahnung davon, wie viel Wasser man ausscheiden muss, wenn man morgens nur Obst isst. Eine letzte Kontrolle mittels Kirlian-Fotografie bestätigte mir, dass der Nierenmeridian weiterhin besondere Aufmerksamkeit verdiente. Also ermutigte ich Helga so gut ich konnte, trotz ihres bewegten Schulalltags mit ihren täglichen Übungen fortzufahren, um ihre Nierenfunktionen ins Gleichgewicht zu bringen.

Stimmverlust

Ein anderer nicht alltäglicher Fall ist der von Irma, einer 44-jährigen Lehrerin. Sie war bei einem Kollegen in Behandlung, der an den Totaltherapie-Kursen teilnahm und mich um Rat fragte. Neben allerlei kleineren Beschwerden litt Irma seit zwei Jahren unter zeitweisem Stimmverlust, was in ihrem Beruf äußerst unangenehm war. Sie hatte vergeblich mehrere Therapeuten aufgesucht. Ihr Problem war so groß, dass sie sich bei der ersten Behandlung kaum verständlich machen konnte. Auf die Frage nach ihren Lebensgewohnheiten erfuhr ich, dass sie ein schwieriges Leben führte, sowohl auf beruflicher, als auch auf familiärer Ebene. Zudem war sie Kettenraucherin und trank extrem viel Kaffee. Ferner vertraute sie mir an, dass sie sich trotz der Einnahme von Vitamintabletten seit längerer Zeit sehr müde und erschöpft fühlte.

Ich erinnerte mich, dass ein Stimmverlust in direktem Zusammenhang mit einer Leere der Nebennieren, unseren Hormonproduzenten steht. Auch die Nebennieren bilden einen Teil des Nierenmeridians. Nach der üblichen Umstellung ihrer Lebensgewohnheiten (vor allem ihrer Ernährung und des Rauchens) in Verbindung mit einigen Behandlungen, die ihr energetisches Potential wieder auffüllen sollten, riet ich ihr, die Nierengegend dreimal täglich mit einer Picea-Mariana-Creme einzureiben, die man leicht selbst herstellen kann. Picea-Mariana ist ein ätherisches Öl, das auf natürliche Weise die Hormonfunktionen stimuliert und nichts mit chemischen Hormonpräparaten zu tun hat.

Diese Episode machte mir nochmals deutlich, dass ich zur Erweiterung meiner Kenntnisse unbedingt die alte chinesische und indische Heilkunde nutzen musste. Ich verweise auf ein Zitat aus dem Buch „Chinesischen Volksmedizin" (Seite 161) von Heinrich Wallnofer und Anna von Rottauscher:

„Die westliche Medizin könnte einen großen Vorteil aus einigen alten chinesischen Heilverfahren ziehen. Das Wissen aus der genauen Beobachtung von Patienten, verbunden mit dem aus mündlichen Überlieferungen von Generation an Generation über tausende von Jahren haben einen Wert für die Ewigkeit".

Säure-Basen Gleichgewicht

Die Elimination der Säuren in unserem Körper erfolgt durch die Nieren. Viele Substanzen werden in unserem Organismus in Säuren umgesetzt. Um sie zu verbrennen, benötigen wir Sauerstoff. Die Oxidation von Säuren (oder ihre Verbrennung) und ihre Umwandlung in eliminierbare Substanzen erfordern einen effektiven Einsatz von Sauerstoff, dem Lebenselixier schlechthin. Bei Menschen, die viel sitzen, ist die Sauerstoff-Aufnahme unzureichend. Dies behindert die vollständige Elimination der Säuren. Die Lunge ist die Mutter der Niere. Bewegung ist daher ein Muss. Es ist nicht unbedingt notwendig intensiv Sport zu treiben. Eine intensive sportliche Betätigung erhöht nämlich noch die Laktat (Milchsäure)-Produktion. Sorgen Sie eher für eine beruhigende Sauerstoffaufnahme durch Yoga und eine richtige Atemtechnik (pranayama). Reiner Ausdauersport leistet einen positiven Beitrag zur Elimination von Säuren. Kraftsportarten dagegen sind ungeeignet. Beim Ausdauersport (Joggen, Radfahren, Schwimmen...) wird die Durchblutung gesteigert, wodurch die Säuren im ganzen Organismus eliminiert werden. Oft lagern sich diese Säuren in den Gelenken und Muskeln ab. Die Verbrennung der Säuren wird nur vollständig und effizient sein, wenn der betriebene Sport auf Ausdauer basiert.

Bei einer schlechten Nierenfunktion bleibt eine große Menge von Toxinen im Körper zurück und verursacht verschiedene sog. Zivilisationskrankheiten. Sogar starke Blasenentzündungen und Prostatavergrößerungen können die Folge sein. Die richtige Elimination der Säuren ist natürlich bei jedem Menschen unterschiedlich.

Ein Eiweißüberschuss begünstigt eine Übersäuerung, weil die proteinreichen Nahrungsmittel eine große Menge Purine beinhalten. Von Fleisch, das Cellulose beinhaltet, ist deshalb ebenso abzuraten, wie von Milchprodukten wie Käse. Obendrein enthält Käse Phosphor, das zu einer Übersäuerung des Blutes führt. Eiweißreiche Kost ist also zu meiden, wenn wir unseren Körper vor degenerativen Krankheiten bewahren wollen, von psychischen Folgen ganz zu schweigen. Krebs, Rheuma, Gefäßerkrankungen und Übergewicht sind ein hoher Preis für diesen unnötigen Eiweiß-Überschuss.

Die schädlichsten Eiweiße sind Fleisch, Fisch, Milch, Schalentiere, Eiweiß (in Eiern), Joghurt und Käse, aber auch ein Übermaß an Sojabohnen, Hefe und Bohnen. Wer diese Lebensmittel ständig isst, übersäuert seinen Körper unwiderruflich. Je häufiger wir Säuren aufnehmen (denken Sie auch an Kaffee, Süßigkeiten und Zigaretten), desto mehr muss unser Körper seine Basen mobilisieren. Der Körper muss dann die Mineralien einsetzen, um die Säuren zu neutralisieren. In der Praxis bedeutet dies, dass Menschen, die mit einer Demineralisierung zu kämpfen haben und ihren Mineralhaushalt ausgleichen müssen, vor allem ihren Konsum von säure-bildenden Substanzen einschränken müssen.

Die Niere verdient auf jeden Fall eine Vorzugsbehandlung. Gesunde Nieren liefern reichlich Lebensenergie. Und die Niere gibt ihre Energie an das Perikard weiter, den Meridian der Aktion. Eine spärliche, fast erlö-schende Flamme bremst das Perikard beträchtlich.

2.9 Das Perikard

Die Namen der beiden Meridiane, die wir nun besprechen, werden viele von Ihnen verwundern. Keine Sorge, auch Therapeuten, die nicht mit der Akupunktur vertraut sind, finden es merkwürdig, wenn sie zum ersten Mal die Namen „Perikard" und „Dreifacher Erwärmer" hören. Das Perikard und der Dreifacher Erwärmer sind Energiebahnen, die nicht mit Organen, wie dem Magen, der Nieren und der Leber verbunden sind.

Dies mindert keineswegs den Beitrag dieser beiden Arbeiter für unsere große Fabrik, „den Körper".

Man kann sie mit dem Orthosympathikus respektive dem Parasympathikus aus der klassischen Medizin vergleichen. Sie sind Bestandteile unseres autonomen Nervensystems, das die Organe ohne Einfluss unseres Willens beherrscht und das auf Emotionen wie Angst und Traurigkeit reagiert. Der eine verstärkt, während der andere hemmt. Dank dieser beiden Meridiane können wir die Harmonie zwischen Aktivität und Ruhe finden. Sie bestimmen unseren Wach- und Schlafrhythmus. Ihnen verdanken wir, dass wir morgens aufwachen und abends für einen hoffentlich erholsamen Schlaf ins Bett gehen. Beide Systeme arbeiten gleichzeitig und übernehmen abwechselnd das Ruder. Für ein wirklich harmonisches Leben müssen beide in jeder Hinsicht - sowohl physisch als auch psychisch perfekt übereinstimmen. Eine Störung ihres Gleichgewichtes hat einen grundlegenden Einfluss auf unser Leben. Es ist daher an der Zeit, sie besser kennen zu lernen.

Gemeinsam mit Herz und Dickdarm bilden sie das Element Feuer. Das Perikard hat sein Leistungsmaximum zwischen 19 und 21 Uhr. Er übernimmt also nach der Niere. Er ist eine Art äußere Hülle des Herzens und bietet diesem einen perfekten Schutz. Das Tao stellt das Herz als Kaiser dar. Das Perikard ist sein Minister, der den Herrscher gegen Gefahren beschützt. Er muss sein Volk durch gute und schlechte Zeiten führen und für dessen Zufriedenheit sorgen, um den Thron nicht zu gefährden. Das Perikard beschützt das Herz ebenso in seiner physischen Funktion (dem Pumpen des Blutes), als auch in seiner psychischen Funktion (die Fähigkeit, den wahren Sinn unseres Lebens wie Glück, Freundschaft und Liebe zu erkennen). Was ist nun die genaue Aufgabe seines nervlichen Wirkens?

Jede körperliche Aktivität, die Wachsamkeit erfordert, hat als gemeinsamen Nenner den Sympathikus. Dieser bereitet den Körper auf Flucht und Kampf vor. Dank ihm kann unser Organismus überhaupt auf Stresssituationen reagieren. Die beiden Hormone Adrenalin und Noradrenalin werden ausgeschüttet, um auf verschiedene Reize zu antworten. Die Gehirnaktivität wird erhöht, der Intellekt ist hellwach, um die erforderlichen Kommandos an die Muskeln zu geben und die richtigen Entscheidungen zu treffen.

Die Sinne sind ebenfalls geschärft. Denken Sie beispielsweise an einen Wachhund, dessen Ohren sich beim geringsten Geräusch stellen. Unsere Pupillen erweitern sich, um mehr Licht aufzunehmen, d.h. besser zu sehen. Die Kreislaufpumpe lässt den Herzschlag steigen. Dadurch wird mehr Blut zu den Muskeln geschickt, die sich zur Aktion bereitmachen. Der Blutdruck steigt und der Puls beschleunigt sich. Auch die Lungen werden besser gespült, funktionieren besser und garantieren eine angemessene Atmung. Unsere Bronchien lösen sich. Da allerdings alles Blut für die Bewegung mobilisiert wird, werden Organsysteme wie etwa die Verdauungsorgane, die nicht direkt an der Bewegung beteiligt sind, schlechter durchblutet. Die Durchblutung des Darms ist geschwächt und der Peristaltus verringert, was den Stuhlgang nicht gerade fördert. Die Blutversorgung des Magens und der Därme ist gleichsam nicht optimal. Bei einer Überaktivität des Orthosympathikus werden die Nahrungsmittel nicht gut verdaut. Die Haut wird matt und fahl, weil auch sie zugunsten der Muskulatur schlechter durchblutet wird. Zeichentrickfiguren eignen sich hervorragend zur Illustration der Funktionsweise des Perikards: Bei Schrecken sehen wir einen wild gestikulierenden jungen Mann, dem die Haare zu Berge stehen. Seine Augen sind weit aufgerissen, die Pupillen erweitert, die Haut ist weiß wie ein Leintuch.

So funktioniert das Perikard. Und es gibt keinen Anlass zur Sorge, solange positiver Stress und Entspannungsphasen abwechseln. Dann ist es an seinem Freund, der Dreifacher Erwärmer, seinerseits in Aktion zu treten. Positiver Stress, der nach Wunsch unterbrochen werden kann, ist - wie im Kapitel über Stress dargestellt - eine Wohltat für den Körper. Er lässt Körper und Gehirn auf Hochtouren kommen. Das „Getriebe" wird perfekt geschmiert. Solange die Überfülle bei Zeiten freigesetzt wird, läuft alles wie am Schnürchen.

Die Tatsache, dass das Perikard sein Leistungsmaximum zwischen 19 und 20 Uhr erreicht, könnte eine Erklärung dafür sein, dass Fußballspiele vorzugsweise am Samstagabend stattfinden. Es ist nur logisch, dass der ideale Zeitpunkt für bestimmte körperliche Aktivitäten in diesen Zeitraum fällt, wenn alle Systeme optimal aktiviert sind. Der Versuch eines sportlichen Rekordes sollte vorzugsweise am frühen Abend unternommen werden. Wenn die Zeit des Perikards vorübergeht, übergibt er an den Dreifacher Erwärmer, der antagonistisch agiert, aber eine komplementäre Funktion erfüllt.

Das Leben kann nur dann wirklich aktiv sein, wenn die Aktivitäten sich in Kurven darstellen lassen. Mathematiker würden das als Sinuskurve des Lebens bezeichnen. Wenn das Perikard auf Hochtouren läuft, kann in einem Moment der Unachtsamkeit der Heizkessel explodieren. Stress (negativer Stress) ist dann unser Schicksal. Wenn noch organische Disharmonien dazukommen, können Störungen auf emotionaler Ebene entstehen. Ich habe noch nie einen gestressten Menschen gesehen, der Spaß am Leben hatte. Im Gegenteil, sein Leben ist von einer großen Leere bestimmt, Freundschaft und wahre Liebe haben keinen Platz mehr darin. Ein überlastetes Perikard wird seiner Rolle als Regulator einer harmonischen Sexualität nicht mehr gerecht. Was die enge Zusammenarbeit zwischen Perikard und Dreifacher Erwärmer anbelangt, ist es besser, das Abendessen abzuwarten, das möglichst früh am Abend eingenommen werden sollte. Die Verbindung zwischen Stress und Ernährung werden wir in einem anderen Kapitel noch ausführlich behandeln.

2.10 Dreifacher Erwärmer

Der Dreifacher Erwärmer (in der klassischen Medizin Parasymathikus genannt) erreicht sein Leistungsmaximum Zwischen 21 und 23 Uhr. Er beschert uns eine wohl tuende Nacht, in der unsere Zellen regenerieren können. Die Zerstörung des natürlichen Tag/Nacht-Rhythmus ist einer der geläufigsten Fehler unserer westlichen Lebensweise. Wir alle kennen das Bild des Studenten, der stolz erzählt, dass er die ganze Nacht durch gelernt hat. Oder sehen wir uns an, wie heutzutage das Ausgehen abläuft. Vor elf Uhr nachts ist nirgends etwas los. Und dann sind da noch die endlosen Sitzungen, die in den frühen Morgenstunden in einer verrauchten Kneipe enden.

Auf diese Weise erleichtern wir dem Dreifacher Erwärmer seine Aufgabe nicht gerade, besonders in den Uhrzeiten zu denen er sein Energiemaximum erreicht und seine nervenberuhigende Rolle spielen will. In Zusammenarbeit mit dem Perikard bremst er die Bewegungen des Körpers und senkt Volumen und Frequenz des Herzens. Er schwächt die geistige Aktivität und ermöglicht die Meditation.

Ein unruhiger Schlaf ist exemplarisch dafür, dass der Dreifacher Erwärmer seine Funktionen nicht vollständig erfüllen konnte, die vor allem eine tägliche Wartung darstellen. Alle Organe, die der Körper in einem bestimmten Moment brauchen könnte, um auf einen Stressreiz zu reagieren, erhalten vom Dreifacher Erwärmer zusätzliche Energie. Er hilft im Kleinen dem Verdauungsmechanismus und kümmert sich um die Durchblutung der Därme.

Auch der Dünndarm, der seine Energie aus der Nahrung zieht, wird vom Dreifacher Erwärmer gepflegt. Verbleibende Energie, die der Körper nicht direkt verbraucht, wird im Dreifacher Erwärmer gespeichert. Sein Name ist sehr bezeichnend, da er der Meridian ist, der auf drei Ebenen arbeitet.

Der obere Erwärmer stärkt die Gerhirnfunktionen und das Herz-Lungen-System. Der Mittlere liefert die nötige Energie an das Verdauungssystem, während der Untere Erwärmer sich um die Verdauungs- und Ausscheidungsorgane kümmert. Im Grunde bereitet er die Arbeit des Perikards vor. Wenn Letzterer seine Soldaten in Alarmbereitschaft versetzt, muss der Dreifacher Erwärmer für die Munition sorgen. Er erfüllt daher eine wichtige Funktion für unser Immunsystem.

Im Hormonsystem kann man das Insulin als Parasympathikus-Hormon bezeichnen. Beim Essen wird der Parasympathikus aktiviert. Bei einer richtigen Ernährung haben die Verdauungsorgane nun Bedarf an einer zusätzlichen Blutzufuhr. Der erhöhte Blutzuckerspiegel soll unbedingt gesenkt werden, und das Insulin muss sich darum kümmern. Das Insulin legt eine Glycogen-Reserve in der Muskulatur und der Leber an und - bei einem Überschuss - auch im Fettgewebe. Aber genau hier liegt die Gefahr.

Wenn man zu spät isst und überdies noch zu viel Kohlenhydrate zu sich nimmt, was den Blutzuckerspiegel enorm erhöht, wird eine große Menge an Insulin ausgeschüttet. Der Blutzuckerspiegel wird dann so stark gesenkt, dass man womöglich mit einem großen Hunger vom Tisch aufsteht. Darüber hinaus wurden alle Kohlenhydrate in Fett umgewandelt, weil die Organfunktionen, welche Energie verbrauchen, nachts in Ruhe sind.

Und hier ein weiterer guter Grund dafür, seine Mahlzeit am frühen Abend einzunehmen und mit einem leichten Hungergefühl ins Bett zu gehen: Machen Sie noch einen ruhigen Spaziergang, damit das Perikard etwas Glukose verbraucht, die dann nicht mehr in Fett umgewandelt werden kann. Der Dreifacher Erwärmer ist also der Meridian, der am stärksten in die Regulierung unserer Temperatur eingreift. Er ist auch ein Indikator für die Schilddrüse und die Nebennierendrüsen. In allen Fällen von Fieber unbestimmter Ursache muss man Störungen im Bereich des Dreifacher Erwärmers in Betracht ziehen. Das erinnert mich an die Zeit, als mein damals siebenjähriger Sohn drei Wochen lang Antibiotika gegen ein unerklärliches Fieber einnehmen musste. Ich sah darin keinen Sinn mehr und heilte ihn mit cranialen und nasosympathico-Techniken.

Mittlerweile ist mir klar geworden, dass ich ganz einfach den Dreifacher Erwärmer stimuliert hatte. Zudem ist die craniale Therapie sowohl für den Patienten, als auch für den Therapeuten erholsam. Ferner regt die Nasosympathico-Therapie den Hypothalamus an, was die Wiederherstellung des Gleichgewichtes erlaubt. Dieser Hypothalamus in der Schädelhöhle, genauer gesagt in der Nähe unseres Riechorgans, kann als Quelle, aus der zwei Flüsse entspringen (Dreifacher Erwärmer und Perikard) angesehen werden. Dies, weil alle Funktionen des Hypothalamus mit den Funktionen eben dieser beiden Organe übereinstimmt.

Der Hypothalamus nimmt die Emotionen auf und verwandelt sie in Reaktion der Organe. Er regelt die Temperatur, die Spannung, die sexuelle Lust, die Milchabsonderung, die Ovulation sowie die Kontraktionen der Gebärmutter. Er liefert dem Körper auch die Informationen über vitale Bedürfnisse wie Durst, Hunger, Wärme, Kälte, Angst und Freude. Ich bin davon überzeugt, dass man bei einem besseren Verständnis über die Funktionsweise unserer Organe und Meridiane seltener auf harte Geschütze wie Antibiotika zurückgreift und stattdessen ungefährliche natürliche Heilmittel einsetzt.

Die Energiespitze des Dreifacher Erwärmers (zwischen 21 und 23 Uhr) bestätigt unsere Überzeugung, dass man die Hauptmahlzeit besser einige Stunden vor dem Schlafengehen einnehmen sollte. Zu diesem Zeitpunkt ist die Durchblutung unseres Verdauungssystems maximal, was bei einer richtigen Zusammenstellung der Mahlzeit die Verdauung und Transformation erleichtert. Raffinierte Zucker beispielsweise sind absolut nicht kompatibel mit dem Dreifacher Erwärmer und behindern ihn sogar dabei, uns einen ruhigen Schlaf zu verschaffen.

Kürzlich nahm ich an einem Kurs in Hirschlach (Österreich) teil. Die typisch österreichischen Süßigkeiten waren angesichts des kalten und verschneiten Wetters noch verführerischer als sonst. Als ich mich nach dem Abendessen zu einem Dessert hinreißen ließ, musste ich teuer dafür bezahlen. Ich lag bis zwei Uhr nachts wach. Das Perikard dominierte den Drefacherwärmer, was einen übermäßigen Impuls für meine Gehirnaktivität lieferte.

In sehr anstrengenden Phasen, wenn ich Kurse abhalte, achte ich besonders sorgfältig auf Nahrungsmittel, die den Stress erhöhen. So z.B. raffinierten Zucker in Backwaren und Alkohol. Die Nervenanspannung steigt schon durch den Stress der Situation, und eine unangepasste Ernährung verschlimmert das nur. Nach einer unruhigen Nacht weiß ich, was zu tun ist. Am nächsten Tag rühre ich keine süßen Sachen an. Ich hoffe, dass dieses Beispiel einigen Müttern die Augen öffnet, die hyperaktive Kinder haben. Schaffen Sie Süßigkeiten und Erfrischungsgetränke ab. Nach einer kurzen Entgiftungsphase wird das Ergebnis spektakulär sein.

Es geht auf Mitternacht zu und die Gallenblase bereitet sich vor, den Stab zu übernehmen.

2.11 Die Gallenblase

Das Leistungsmaximum der Gallenblase liegt zwischen 23 und 1 Uhr. Gemeinsam mit der Leber bildet sie das Element Holz, dessen Farben Blau und Grün sind. Das Element Holz hat mit allem zu tun, das jung ist: Wachstum, Frühling. Die Gallenblase unterscheidet sich von allen anderen hohlen Organen (Magen, Blase, Dünndarm und Dickdarm), die Yang-Organe sind. Nach ihrer Funktion ist sie (selbst ein Yang-Organ) ein Yin-Organ. Der Grund dafür ist Folgender. Die Gallenblase selbst nimmt keine Nahrung auf und ist nicht an der Transformation von Feststoffen und Flüssigkeiten beteiligt; außerdem spielt sie keinerlei Rolle bei der Eliminierung von Abfallstoffen.

Ihre Rolle besteht insbesondere in der Konservierung und Speicherung der Gallenflüssigkeit, die sie nach Bedarf in den Dünndarm ausschüttet, um die Verdauung anzuregen. Als Konserviererin einer reinen, organischen Substanz (der Galle) und durch ihre Funktion ähnelt die Gallenblase eher einem Yin-Organ, wie Herz und Niere. Die Gallenflüssigkeit wird von der Leber produziert, ihre Qualität hängt auch von anderen Organen ab. Je besser die Galle ist, desto leichter vollzieht sich die Arbeit des Dünndarms. Leber und Gallenblase bilden ein unzertrennliches Paar. Die Sorgen des einen Organes führt auch zu Problemen des Anderen.

Wenn ein Ungleichgewicht in der Leber zu einer unregelmäßigen Zufuhr von Galle führt, bekommt die Gallenblase das sofort zu spüren. Und umgekehrt. Wenn Störungen der Gallenblase zu einer übermäßigen Speicherung, oder andersherum zu einer konfusen Ausschüttung von Galle führen, dann leidet die Leber darunter. Diese Situationen liegen bei Krankheiten wie Gelbsucht, Hepatitis, Gallenblasen-Entzündung und anderen Störungen der Verdauung wie Gastritis vor.

Sie hängen auch sehr stark mit unserem emotionalen Befinden zusammen. Cholerische Ausbrüche und ein unwirsches Benehmen charakterisieren die Aktion von Gallenblase und Leber. Während die Leber als guter General für die richtige Organisation verantwortlich ist, fällt es ihrem Leutnant, der Gallenblase zu, die richtigen Entscheidungen und Urteile zu fällen. Ängstlichkeit und Unentschlossenheit können einem Ungleichgewicht der

Gallenblase zugeschrieben werden.

Gallenblase und Leber spielen auch bei allen Beschwerden mit Muskeln und Sehnen eine wichtige Rolle. In meiner Arbeit als Sportphysiotherapeut werde ich oft mit dieser Problematik konfrontiert. Ich bin erstaunt über die Ignoranz von Sportlern und Trainern in Bezug auf den Zusammenhang zwischen Ernährung und Verletzungen. Da leiden Spieler unter chronischen Muskelverletzungen, ohne dass man sie auf den möglichen Zusammenhang mit Leber und Gallenblase hinweist. Eine richtige Ernährung ist die Grundbedingung dafür, dass General und Leutnant Ihnen gut zu Diensten sein können. Was würden Sie selbst tun?

Ein Fußballer litt an einer chronischen Achillessehnen-Läsion. Wir klärten ihn über den wichtigen Beitrag der Ernährung zu seinem Heilungsprozess auf. Nach etwa sechs Behandlungen kam er wieder zur Kontrolle. Als ich merkte (mit Bestätigung durch eine Kirlianfotografie), dass er unsere Ernährungshinweise nicht wirklich befolgte, setzte ich ihn unter Druck. Eine radikale Methode oder die Perspektive endloser Beschwerden.

Ich riet ihm zu einer Reinigungskur auf der Basis von Säften, die drei komplementäre homöopathisch-phytotherapeutische Mittel beinhaltete. Wir nennen diese Kur der Einfachheit halber die Kur 1-2-3 (Millefolium-Komplex, Berberis-Komplex und Taraxacum-Komplex). Es war Freitag und das Wochenende stand bevor. Trotzdem folgte er exakt dem vorgeschlagenen Programm. Am Sonntag erlitt er eine Gallenkolik. Ihm war hundeelend, und er musste sich den ganzen Tag übergeben. Hier war wirklich eine Reinigung fällig! Zwei Tage später erschien er frisch und ausgeruht bei mir. Sein Achillessehnen-Problem hatte sich deutlich verändert. Die Schwellung war fast verschwunden und die Sehnenscheide schmerzte nicht mehr so stark.

Jedem verletzten Sportler, der Cola trinkt oder sich genussvoll ein paar Biere mit Pommes-frites und Mayonnaise zu Gemüte führt, sage ich, dass er selbst die Verantwortung übernehmen muss. In seinem eigenen Interesse und in dem des Vereines, der ihn bezahlt. Wenn er unsere guten Ratschläge nicht befolgt, kann er nicht mehr mit unserer vollen Fürsorge rechnen. Im Heilungsprozess ist der Anteil des Patienten/Sportlers sicher ebenso groß wie der des Therapeuten.

2.12 Die Leber: Herrin der Entscheidungen

Wir schließen den Staffellauf mit der Leber, dem General, der die Armeen unseres Körpers befehligt - dem Nachtwächter vom Dienst. Er erledigt die Hauptarbeit zwischen ein und drei Uhr morgens, wenn er den Stab von seinem Mitstreiter, der Gallenblase übernimmt. Gemeinsam leben sie in einem blaugrün gestrichenen Bungalow (dem Element Holz).

Personen, die viel gegessen haben, wachen übrigens oft gegen drei Uhr nachts mit einem Völlegefühl auf. Nach der Vorstellung der Akupunktur ist dieses Phänomen einfach zu erklären. Eine der Leberfunktionen besteht in der Speicherung des Blutes. Sie konserviert das Blut, um beim geringsten Bedarf reagieren zu können. Eine, aus welchem Grund auch immer überlastete Leber ist zu schwach, um richtig arbeiten zu können und schafft es nicht mehr, das Blut zu speichern. Das Blut beginnt dann zu zirkulieren, was ein typisches Yang-Phänomen ist. Wir wissen, dass Yang den Tag ankündigt. Nachts dominiert normalerweise das Yin, die Ruhephase.

Das Blut, das nun nicht mehr von der Leber gespeichert wird, fließt zum Gehirn und löst eine gewisse geistige Aktivität aus. Die lästigen Konsequenzen sind ein unruhiger, unterbrochener Schlaf oder Alpträume. Von Schlaflosigkeit mal ganz abgesehen. Ich wurde jahrelang davon gequält. Glücklicherweise habe ich nie zu chemischen Schlafmitteln gegriffen. Sie bringen keinerlei Lösung. Im Gegenteil - sie vergiften und überlasten die Leber noch mehr.

Spät schlafen zu gehen und zu wenig auszuruhen, sind Gewohnheiten, die eine Erholung der Leber behindern und unvermeidlich ärgerlichen Folgen mit sich bringen. Die Leber ist also weit mehr als nur ein Schwamm, wie man sie sich oft vorstellt. Sie ist der General all der Armeen, die in unserem Organismus mobilisiert werden können. Sie leitet die Verteidigungsoperationen unserer Organe. Kurzum, sie ist und entscheidet über unsere IMMUNITÄT.

Wenn unser Organismus gegen eine Infektionskrankheit kämpft, dann mobilisiert die Leber die notwendigen Rekruten. Hoffen wir, dass diese Soldaten in Form sind und keine unnötigen Schlachten durchstehen mussten (aufgrund einer unangepassten Ernährung und/oder einer wenig empfehlenswerten Lebensweise). Wenn die Truppenstärke nicht ausreicht, verliert unser Immunsystem den Kampf gegen den Aggressor. Dieses Phänomen ist in der Kirlianfotografie gut erkennbar. Wenn man einen Menschen mit einem geschwächten Immunsystem untersucht, stößt man immer auf Zeichen einer überlasteten Leber. Viele Menschen haben dieses Problem, ohne es zu wissen, weil die klassischen Blutuntersuchungen keine Anomalie aufdecken. Aber der unsichtbare Feind belagert und gewinnt unmerklich immer mehr an Boden.

Nur wenn man sich genügend ausruht, fließt das Blut zurück in die Leber. Diese speichert dann das Blut. Wir benötigen es für jede körperliche Anstrengung, wie ein paar Kilometer zu Joggen, weil die Muskeln beim Laufen Blut verbrauchen. Die Blutmenge, die in alle Gefäße verteilt wird, hängt übrigens von der Aktivität des Körpers ab. Wer sich nicht genug bewegt (sprich „Sport treibt"), hat weniger Blut. Bewegung ist also Pflicht! Wenn man in Form bleiben will, ist körperliche Ertüchtigung eine „conditio sine qua non".

Es ist eine traurige Feststellung, dass in vielen Schulen der Leibeserziehung und dem Sport nur wenig Aufmerksamkeit geschenkt wird. Viele Eltern beurteilen die Qualität eines Lehrers nach der Menge von Hausaufgaben, die er seinen Schülern gibt. Die Kinder sind deswegen an ihren Schreibtisch gefesselt und haben nur wenig Zeit für Sport. Es ist völlig inakzeptabel, dass ein Grundschüler bis in den späten Abend lernen muss. Und Gott weiß, ob dieses Kind nicht morgens eine Stunde früher aufsteht, um den Stoff noch einmal durchzugehen. Statt sich zu bewegen und zu eliminieren, überlastet er sein System. Und glauben Sie ja nicht, dass ein Kind keinen Stress hätte. Jede neue Entdeckung und jedes neue Wort erfordern seine Aufmerksamkeit, was eine Form von Stress ist. Aber Eltern verwöhnen ihre Kinder auch zu sehr. Veranlassen wir unsere Kinder dazu, fünf Kilometer zu Fuß gehen? Wie viele Kinder werden bis vor den Schulhof gefahren? Sieht so die Gesundheit der Jugend aus, der Erwachsenen von morgen?

Auch wenn die Speicherung von Blut in der Leber optimal abläuft, tragen sportliche Aktivitäten dazu bei, defizitäre Strukturen ausreichend zu versorgen.

Die Leber wird auch „Herrin der Sehnen und Muskeln" genannt. Ein Therapeut muss das in Betracht ziehen, wenn er bei einem Sportler auf regelmäßige Muskelverletzungen ohne erkennbare Ursache stößt. Besonders wenn er weiß, dass dieser Sportler eine Schwäche für Zucker hat. Ich gebe meinen Athleten immer Ratschläge zur Ernährung und empfehle ihnen, zweimal pro Jahr eine Reinigungskur. Die Erste im Frühjahr, der Jahreszeit mit der größten Aktivität des Elementes Holz (Leber und Gallenblase), die Zweite dann im Herbst.

Nach dem Tao hilft die Leber als General auch bei den richtigen Entscheidungen. Sie lässt uns die Dinge richtig beurteilen und die richtige Wahl treffen. In diesem Sinne ist sie auch für die Zukunft verantwortlich. Und sie ist dazu nur in der Lage, wenn sie im Gleichgewicht ist. Eine gestörte Leber ist wie ein General, der zu Entscheidungen nicht fähig ist. Selbst bei weniger wichtigen Dingen kann er die Entscheidungen, die sich stellen nicht mehr treffen.

Auch unsere Spiritualität hängt wesentlich von der Leber ab. Erfindungsgabe und Entscheidungskraft stehen in direkter Verbindung mit unserer Ernährung. Nach wenigen Fastentagen ist das Verdauungssystem nicht mehr überlastet und unsere Wahrnehmung klarer. Wir müssen der Leber Zeit zur Regeneration geben, damit sie noch andere Dinge erledigen kann, als nur unsere Fehler wieder gutzumachen. So etwa, dass wir zu spät schlafen gehen, Schlafmittel nehmen oder zu viel trinken und essen. Wenn die Leber eines Menschen durch Zucker oder Schlafmittel unter ständigem Druck steht, dann macht er gerne das Schicksal für alles verantwortlich: „So ist es halt, da kann ich nichts machen". Die Leber gibt den Kampf auf. Eine solche Schicksalsergebenheit muss sofort mit der Leber in Verbindung gebracht werden.

Kapitel 3

Unsere Ernährungsgewohnheiten

Bei der Betrachtung der Ernährung kann man den Tag in drei Phasen einteilen, die unseren Organzyklen entsprechen. Nur wenige Leute achten auf diese Zyklen, wenngleich sie ganz klar auf unseren Körperfunktionen basieren. Eine gute Verdauung unserer Nahrung hängt grundlegend von der richtigen Funktion und der Beachtung unserer drei täglichen Organzyklen ab.

Diese biologische Uhr ist Gegenstand neuerer Studien. So beispielsweise in den wissenschaftlichen Forschungen des Schweden Arie Waerland und des Amerikaners T.C. Frey. Den sich täglich wiederholenden Rhythmus der biologischen Uhr gab es jedoch schon lange vor diesen Studien. Das Tao misst der Organuhr eine große Bedeutung zu. Vor einigen Jahren konnte ich selbst erfahren, dass bereits in den sechstausend Jahre alten Schriften des Ayurveda die drei Doshas (vata, pitta, kapha) ebenso, wie ihre zeitgemäßen Adaptionen, als eine der Grundlagen für ein harmonischen Lebens betrachtet werden. Wie wir in dem Kapitel über die Organuhr dargestellt haben, verstärken sich die Körperfunktionen ständig bis zu einem gewissen Punkt, aber die Intensität jeder Einzelnen hängt von der Tageszeit ab. Im Ayurveda wird die Zeit von Sonnenaufgang bis etwa zehn Uhr morgens als kapha bezeichnet, gefolgt von der pitta-Periode, die bis zwei Uhr nachmittags dauert und von Hungergefühl bestimmt ist. Während der anschließenden vata-Periode bis zum Sonnenuntergang fühlt man sich leicht, aktiv und beweglich. Von 18 bis 22 Uhr fühlt man sich etwas träge und schlapp, eben kapha. Dieser Zustand bessert sich dank der pitta-Periode bis zwei Uhr morgens.

Wie läuft das alles im Alltag ab? Natürlich essen wir jeden Tag. Diese Nahrung muss dann verdaut werden (zuführen und verdauen). Danach absorbieren wir die verdauten Stoffe und nehmen das auf, was uns nützlich erscheint. Was wir nicht brauchen, scheiden wir aus. Daraus ergeben sich drei große Zyklen von jeweils acht Stunden, die noch weiter unterteilt werden können.

12 - 20 Uhr	Zuführen (essen und verdauen)
20 - 04 Uhr	Aufnehmen (absorbieren und verbrauchen)
04 - 12 Uhr	Entgiften, ausscheiden

Diese Organzyklen sind mit den drei folgenden Phasen verbunden:

Phase 1	Phase der Entgiftung und der Verteilung
Phase 2	Phase der Ausdehnung und der Aufnahme
Phase 3	Erholungsphase

Wenn wir morgens aufwachen, befindet sich unser Körper mitten in der Entgiftungsphase. Er will sich reinigen und nicht benötigte Stoffe ausscheiden (organische Abfälle). Ein schlechter Atem und eine schwere Zunge sind morgens ganz normale Erscheinungen. Lunge und Dickdarm bereiten sich darauf vor, Gase respektive feste Abfallstoffe auszuscheiden. Nach der Entgiftung beginnt die Phase der Verteilung.

3.1 Entgiftung

Während der Entgiftungsphase ist die Nahrungsaufnahme eine delikate Angelegenheit. Die Nahrung muss so ausgewählt werden, dass sie den Reinigungsprozess des Körpers nicht stört. Die erste Phase beginnt um vier Uhr morgens und dauert bis mittags an. Für mich ist diese Phase die wichtigste von allen Organzyklen. Viele Menschen und Patienten haben dies bestätigt. Allein durch die Beachtung dieser Phase fühlten sie sich wesentlich besser. Man muss seinem Körper die Gelegenheit geben, sich der vom Organismus gebildeten Toxine zu entledigen. Denn Toxine und Abfallstoffe werden immer gebildet, auch wenn wir eine noch so ausgeklügelte Nahrung zu uns nehmen. Unsere Fabrik arbeitet pausenlos. Abfallstoffe entstehen automatisch.
Vor allem in dem folgenden Punkt irrt die westliche Esskultur grundlegend. Wenn es stimmt, dass das Frühstück die wichtigste Mahlzeit des Tages ist, dann darf man das nicht falsch interpretieren. Es zählt die

Qualität und nicht die Quantität. Obst nimmt hier einen wichtigen Platz ein. Allerdings ist nicht nur die Ernährung für den Organzyklus wichtig. Das Aufstehen sollte eine Folge überlegter Handlungen sein, eine Art Ritual, das uns einen geradezu perfekten Tag schenken kann. Nach einigen Atem- und Dehnübungen, ideal für die Lunge (s. Organuhr), sollten wir unsere „Morgentoilette" abhalten. Bei den meisten von uns beschränkt sich die Morgentoilette auf das Waschen des Äußeren unseres Körpers. Nach dem Waschen putzt man sich (hoffentlich) sorgfältig und gründlich die Zähne. Nicht vergessen, das Zahnfleisch ausgiebig zu massieren. Doch leider wird meist das Wichtigste vergessen: Die Reinigung des Körpers von innen.

Zuerst warmes Wasser

Man sollte das Frühstück immer mit einem Glas (30ml) warmem Wasser zur Darmreinigung beginnen (s. Organuhr: Der Dickdarm). Kaltes Wasser kann Krämpfe hervorrufen und ist daher nicht geeignet. Im Übrigen verträgt unsere Bauchspeicheldrüse kaltes Wasser schlecht. Als ich jung war, ging es mir so wie vielen anderen Jungs meines Alters. Ich brauchte ein deftiges Frühstück. Wenn man erst zwanzig Jahre alt ist und intensiv Sport treibt, kann man sich einige Fehler erlauben. Der Metabolismus arbeitet wie noch nie.

Nach einem guten, schweren Frühstück war ich natürlich nicht in der Lage einen halbstündigen Dauerlauf zu absolvieren. Ich hatte sogar Mühe gleich zu Arbeit zu gehen. In Wahrheit blockierte ich ungewollt schon morgens meine Energie. Da die Verdauung enorm viel Energie verbraucht, bleibt nicht mehr viel davon zum Arbeiten, zum Entscheidungen treffen, oder schlicht zum Nachdenken übrig. Das Gehirn benötigt ca. 30% der Blutmenge, aber nach einem üppigen Frühstück fließt fast die ganze Energie in den Magen, mit entsprechenden Konsequenzen.

Wenn ich heute das gleiche Frühstück essen müsste, nämlich eine Scheibe Ananas, eine Tasse Kaffee mit einem Schuss Milch und dem obligatorischen Stück Zucker, vier große Scheiben Brot mit Butter, einige Scheiben Salami, etwas Marmelade und ein Stück Käse, hätte ich nicht nur einen

Klumpen im Magen, sondern den ganzen Gibraltar-Felsen. Ein gutes Beispiel für die Anpassungsfähigkeit unseres Organismus, sowohl in positivem als auch in negativem Sinne.

Heute lebe ich anders und beachte die so wichtige Phase der Elimination. Schon morgens versuche ich, mich nach dem Vorbild unseres Organismus an wässrige Substanzen zu orientieren. Welche Lebensmittel entsprechen diesen Anforderungen am besten? Frisches Obst und Gemüse, wobei Obst noch den weiteren Vorteil hat, ein unmittelbarer Energielieferant zu sein. Wenn nur Melone gegessen wird (Melone ist das am schnellsten zu verdauende Obst, und sollte daher nicht im Anschluss an anderes Obst gegessen werden) verlässt diese den Magen schon nach nur zwanzig Minuten. Wenn alle Stunde eine Sorte Obst gegessen wird, kann man Fehler in der Kombination verschiedener Sorten vermeiden. Früchte enthalten viele für den Menschen wertvolle Nährstoffe und liefern sofort Energie. Eine Ausnahme sind Nüsse, die ebenfalls reich an wertvollen Inhaltsstoffen, aber weniger gut verdaulich sind.

Morgendliches Szenario

Wie sieht also das ideale morgendliche Szenario aus? Sie stehen langsam auf (nicht plötzlich aus dem Bett springen), strecken sich und machen anschließend einige Atemübungen, möglichst draußen unter freiem Himmel und mit dem Gesicht zur Sonne. Nachdem Sie ein Glas warmes Wasser (ohne Chlor) getrunken haben, beginnen Sie mit Ihrer äußerlichen Morgentoilette. Nehmen Sie, wenn möglich, eine Dusche in Form von Wechselbädern. Drei Minuten warmes Wasser, zehn Sekunden kaltes Wasser, dann wieder drei Minuten warmes und zehn Sekunden kaltes Wasser, zum Schluss immer warmes Wasser. Das aktiviert die Poren der Haut. Danach trinken Sie einen Fruchtsaft, in der Regel aus Zitrusfrüchten, wie Orangensaft, Grapefruitsaft und Zitronensaft. Denken Sie an die Vorteile einer Obstpresse, mit der Sie auch mühelos Ananas-, Apfel- oder Birnensaft machen können. Und so können Sie auch Gemüse wie Karotten und Sellerie ganz einfach als Saft zu sich nehmen.

Nehmen Sie sich die Zeit, sich für ihr Obstfrühstück in aller Ruhe an den Tisch zu setzen, so wie Sie es auch für ihr klassisches Frühstück getan haben. Wenn Sie nach Ihrem Apfelsaft noch Lust auf ein paar Äpfel haben, greifen Sie ruhig zu. Es gibt keinen Anlass zu hungern. Aber verwechseln Sie nicht einen leichten Magen mit einem Hungergefühl. Sich das Essen zu versagen, um abzunehmen, wie es einige Diätprogramme vorschreiben, ist absolut Unsinnig.

Das ist keine Diät

Viele Leute halten ein Obstfrühstück für eine Art Diät. In Wahrheit hat dieses Frühstück nichts mit einer zeitlich begrenzten Diät zu tun. Wenn die Patienten eine Diät verschrieben bekommen, fragen sie immer gleich: „Wie lange muss ich durchhalten, Doktor? Wann kann ich wieder normal essen?" Das Frühstück aus Obst dagegen ist eine Lebensweise, die perfekt unseren natürlichen Bedürfnissen entspricht. Es ist also nicht zeitlich begrenzt, ebenso wie man sich eben ein Leben lang die Zähne putzt oder sich streckt.

Wir erklären allen Personen, die zu uns kommen sehr genau die Bedeutung dieser Ernährungsphase. Natürlich verstehen nicht alle Patienten sofort den Zusammenhang zwischen einem schmerzhaften Knie und ihrer Art sich zu Ernähren. Wir erklären ihnen, dass der Lebermeridian an der Innenseite des Knies, und der Magenmeridian an der Außenseite des Knies verlaufen. Das macht den Zusammenhang schon etwas besser verständlich. Wer die Entgiftungsphase beachtet wird besser arbeiten. Natürlich können Sie an der Richtigkeit zweifeln, aber versuchen Sie es wenigstens einmal, geben Sie Ihrem Körper die Möglichkeit des Beweises. Diese Methode, die gelegentlich auch Shelton-Methode genannt wird, stützt sich auf uralte Theorien. Ich bin daher sehr glücklich, sie in der Wiege des Ayurveda studiert zu haben. In Varanasi wurde mir bestätigt, dass der Organismus morgens nicht überlasten werden sollte, weder mit schwer verdaulicher Nahrung, noch mit intensiven Übungen oder Training. Zu diesem Zeitpunkt des Tages arbeitet unser Metabolismus verlangsamt.

Professor Singh lehrte mich die drei Doshas. Diese Körpersäfte befinden in ständiger Bewegung. Die Morgenperiode ist kapha und eignet sich für langsameres Arbeiten. Nach zehn Uhr wird kapha unmerklich von pitta abgelöst (Feuer, Bewegung). Pitta hat mit allem zu tun, was die Verdauung betrifft, also auch mit Bewegung. Das ist auch der Grund für unser Hungergefühl am Mittag. Jetzt ist der Körper bereit, eine etwas schwerere Mahlzeit aufzunehmen.

Wie auch immer, ich bleibe dabei, dass ein englisches Frühstück à la „Eier und Würstchen" unsinnig ist. Auch im Bereich des Leistungssports ist das Morgengrauen eine eher langsame Periode. Soweit ich weiß, wurde noch nie ein Weltrekord in den frühen Morgenstunden aufgestellt. Athleten legen ihr Krafttraining nie auf den Tagesbeginn. Das ist eher der Zeitpunkt für langsame Grundlagenausdauer.

Untersuchen Sie Ihre Zunge

Wenn Sie nicht glauben, dass der Morgen die Entgiftungsperiode ist, dann strecken Sie mal Ihre Zunge heraus. Morgens ist sie meist weiß und belegt. Giftstoffe wurden deutlich sichtbar ausgeschieden. Nach einem Stück Brot oder einer Tasse Kaffee werden Sie feststellen, dass Ihre Zunge wieder rosa wird. Sie haben die Phase der Entgiftung unterbrochen. Das wäre nicht der Fall, wenn Sie den ganzen Tag nur Wasser trinken würden. In diesem Fall würde Ihre Zunge bis abends weiß bleiben – ein Zeichen dafür, dass der Körper sich reinigt!

Im chinesischen Tao setzt man die Zungendiagnostik als wirksame Methode ein. So deutet eine weiße und belegte Zunge auf einen Überschuss von Yin-Stoffen hin. Für Tierärzte nichts besonderes. Sie bedienen sich schon seit langem der Zunge als Indikator für Gesundheit oder Krankheit eines Tieres. Die Sklavenhändler benutzten früher diese Methode vor jedem „Einkauf". Sie untersuchten systematisch Zahnfleisch und Zunge. Die moderne Generation von Ärzten hat diese alte Methode vergessen. Schade.

Wenn Sie Passanten auf der Straße beobachten, werden Sie leicht feststellen, wie wenig Beachtung diese Entgiftungsphase in unserer modernen westlichen Lebensweise genießt. Wussten Sie, dass mehr als 60% der Amerikaner zu dick sind oder an Übergewicht leiden? Das ist auch nicht gerade sehr ästhetisch. Wer nicht ausreichend ausscheidet, wird unvermeidliche Probleme mit Übergewicht bekommen. Im Allgemeinen misst man der Nahrungszufuhr eine hohe, der Verwertung aber eine zu geringe und der Ausscheidung fast keine Bedeutung zu.

Der alles zerstörende Kaffee

„Was kann an einer guten Tasse Kaffee zum Frühstück schon so übel sein?", werden sich viele mit einem melancholischen Unterton fragen. „Ich brauche halt meinen Kaffee zum Wachwerden", werden sie entschlossen hinzufügen. Wenn Sie nur kurzfristig arbeiten wollen, können Sie ruhig dabei bleiben.

Kaffee setzt tatsächlich kurzfristig Energie frei. Aber danach? Ich vergleiche diese Situation gerne mit der eines Alkoholikers, der sich nach seiner ersten Tagesration so viel besser fühlt, aber dann sehr schnell verfällt. Kürzlich las ich in einer Zeitung Forschungsergebnisse zu diesem Thema. Darin wurde Kaffee als Mittel zur Leistungssteigerung im Sport empfohlen. Zwei Tassen Kaffee hätten einen positiven Einfluss, sogar für Freizeit-Jogger. Welch schlechter Scherz. Viele Leute fühlen sich wieder einmal bestätigt. „Da sehen Sie's, es steht in der Zeitung, und ist sogar wissenschaftlich bewiesen", sagen sie.

In 18 Jahren praktischer Erfahrung habe ich eines gelernt, kurzfristig zu arbeiten ist immer schlecht. Ich habe eine Studie über den Einsatz von Eis in der Erstversorgung von Verletzungen durchgeführt. Die Temperatur des verletzten Gliedes spielt hier eine nicht zu unterschätzende Rolle. Sie muss deutlich gesenkt und über 20 bis 30 Minuten auf diesem Kälteniveau gehalten werden, damit sich die Gefäße zusammenziehen können, was die Schwellung auf ein Minimum reduziert. Ich habe auch das wunderbare Eisspray getestet, das schon viele Fußballspieler wieder auf die Beine brachte, nachdem ein schnell herangeeilter Masseur das verletzte Glied großzügig damit eingesprüht hatte. Das Spray senkt tatsächlich die Temperatur, aber der Effekt hält nur fünfzehn Sekunden an. Danach steigt die Temperatur wieder auf das ursprüngliche Niveau. Das ist keine adäquate Kältebehandlung, im Gegenteil. Von einer solchen „Behandlung" ist sogar abzuraten. Die Temperatur wird zwar für kurze Zeit gesenkt, aber was geschieht dann? Hier gilt das Gleiche wie für Kaffee. Zunächst vermittelt er dem Konsumenten ein Gefühl der Energie und "weckt auf", indem er blockierte Energien freisetzt. Aber gleichzeitig überlastet er sehr stark die Niere, dieses wichtige Organ, das die Grundenergie speichert (s. Organuhr). Kaffee muss von jedem gemieden werden, der sich um seine Gesundheit sorgt, da er ihr nur schadet.

Kaffee ist eine Stimulanz, die ebenso wie Zucker und Alkohol süchtig macht. Sicher, man stirbt nicht an einer Tasse Kaffee. Aber während der Entgiftungsphase, sollte man besser darauf verzichten. Sie bringt den ganzen Prozess der Giftausscheidung durcheinander. Und was kann man jemandem raten, der eine ganze Kanne Kaffee pro Tag trinkt? Es gibt glücklicherweise ein wirksames Mittel, um die Lust auf Kaffee zu bekämpfen. Nehmen Sie einen Schluck „white flower oil" auf die Zunge.

Schlecht für's Baby

Im Flugzeug von Goa nach Bombay las ich eine Studie mit dem Titel: „Kaffee, eine Gefahr für werdende Mütter." Zwei Tassen starker Kaffee am Tag kann sie „ihr Baby kosten" - genau wie ich dachte. Die Autoren betonten, dass diejenigen, die diesen Rat nicht beherzigen, das Risiko einer Fehlgeburt verdoppeln. Die Wissenschaftler, die diese Studie durchführten, untersuchten 1.300 schwangere Frauen, von denen ein viertel eine Fehlgeburt hatte. Laut Claire Infante-Nivard von der Universität Montreal und Brenda Eskenazi von der Universität Kalifornien besteht ein enger Zusammenhang zwischen dem Verlust des Fötus und dem Konsum von Koffein während der Schwangerschaft. Sie kamen zu dem Ergebnis, dass bei der Einnahme von 300 mg Koffein pro Tag (was grosso modo drei Tassen starkem Kaffee entspricht) das Risiko einer Fehlgeburt deutlich steigt. Sogar Dr. Evan Paul (Coffee Science Information Center, London) musste zugestehen: „Wir haben immer deutlich gemacht, dass Frauen mit Kinderwunsch ihren Kaffee-Konsum reduzieren müssen." Professor Heather Ashton (Newcastle University), Spezialistin für Koffein, betont, dass Kaffee nicht nur den Blutdruck, sondern auch das Adrenalin im Körper erhöht. „Dies kann dazu führen, dass die Gefäße und damit der Fötus nicht ausreichend mit Sauerstoff versorgt werden", sagt sie. Aber sie ist nicht der Ansicht, dass - wie im „American Medical Association Journal" veröffentlicht - schon eine schwache Dosis die Ursache für einen Schwangerschaftsabbruch sein kann.

Säure-Basen-Gleichgewicht

Was ist von entkoffeinierten Produkten zu halten? Handelt es sich hierbei um empfehlenswerte Produkte? Um das Koffein zu entziehen, verwendet man leider chemische Lösungen, die von den Kaffeebohnen absorbiert werden. Entkoffeinierte Produkte enthalten überdies eine hohe Menge an ätherischen Ölen und verbrannten Fetten, also Substanzen, die für die Leber sehr schädlich sind. Was den Kaffee anbelangt, kann ich Großmutter Elsa also nicht bestätigen.

Selbst wenn man Wasser oder nicht-chemische Produkte zum Entzug des Koffeins einsetzen würde, bliebe der Kaffee übersäuernd wie normaler Kaffee. Und wir müssen uns bemühen, den Säuregehalt unseres Körpers nicht noch zu erhöhen. Ich lege hier die Tatsache zugrunde, daß unsere Nahrung zu 70% alkalisch und zu 30% basisch ist.

Für eine perfekte Harmonie des Körpers muß der pH-Wert zwischen 7,35 und 7,40 liegen. In der Regel bleibt der Säuregrad konstant, kann aber auch leicht schwanken. Der pH-Wert als Indikator umfaßt eine Bandbreite von 0 bis 14. Ein pH-Wert von 0 bezeichnet eine totale Übersäuerung. Wenn der pH-Wert des Blutes 14 beträgt, ist die Lösung völlig alkalisch (mit den Eigenschaften einer Base). Die Mitte ist demnach ein Wert von 7. Weil das Blut in Harmonie leicht basisch sein sollte, liegt der ideale Wert zwischen 7,35 und 7,40. Es ist uns nur eine geringe Spanne gewährt, die wir mit der richtigen Ernährung auch einhalten können.

Da Kaffee und Schwarztee im Blut alkalisch sind, erhöht sich die Wasserspeicherung mit dem Ziel, diese Säuren zu neutralisieren. All dies führt zu einer weiteren Zunahme und das Duo Milz/Pankreas steht vor neuen Schwierigkeiten. Ferner setzt Kaffee im Magen die Säure Chlorwasserstoff frei, von der schon die geringste Menge ausreicht, um das Amylase-Enzym zu zerstören. Dies verhindert die Zersetzung und Verdauung von Stärke.

Wenn Sie regelmäßig Kaffee trinken und Ihr Brot dazu essen, wird Ihr Körper automatisch übersäuert. Und dann nehmen Sie zu, weil die nichtverdaute Stärke in Lipide umgewandelt wird. Vielleicht glauben Sie, die Lösung gefunden zu haben, indem Sie Ihren Kaffee schwächer oder mit Milch trinken. Aber die Milch verstärkt den Effekt nur noch. Ein kleiner Schluck Milch im Kaffee macht die Kohlenhydrate völlig unverdaulich. Dies gilt sogar für die Kohlenhydrate in Obst. Wer glaubt, eine kleine Tasse Kaffee nach dem Obst zum Frühstück könne nicht schaden, liegt also völlig falsch.

Vor einiger Zeit beobachtete ich meine Tochter, wie sie die liebevoll von ihrer Großmutter geschmierten Butterbrote in den Kaffee tunkte. Ich spürte, wie sich mir die Nackenhaare stellten. „Aber", sagte Julie Laure unschuldig zu mir, „ich tunke nur mein Brot rein, ich trinke den Kaffee nicht".

Die Kleine konnte natürlich nicht wissen, dass das keinen Unterschied macht. Kaffee behindert tatsächlich die Verdauung von Brot. Wir müssen um jeden Preis übersäuernde Lebensmittel wie Kaffee, Schwarztee, Fleisch, Fisch und Käse etc. vermeiden, vor allem wenn sie mit Kohlenhydraten kombiniert werden. Denn dann machen sie wirklich dick!

Ein deftiges Frühstück

Ich konnte dieses Phänomen während eines Aufenthaltes auf Teneriffa selbst beobachten. Ich war dort zusammen mit einem Freund und Mitarbeiter, und bereitete mich auf die Triathlon-Saison vor. Ich trainierte sehr hart im Wechsel zwischen Schwimmen, Radfahren und Laufen. Das sollte zum Abnehmen reichen, werden Sie denken. Aber... das Frühstücksbuffet war sehr vielseitig. Man konnte nach Herzenslust zuschlagen, heiße Schokolade, Brötchen, Kaffee, Käse, Müsli und Tomaten, - die Auswahl fiel schwer. Ich schlug mir den Bauch voll und sagte mir, dass ich morgens ordentlich essen müsse. Mittags aß ich gar nichts. Abends bestellte ich mir dann immer einen Teller mit gedünstetem Gemüse und Kartoffeln. Später natürlich noch etwas Wein und ein Eis zum Nachtisch. Ich sagte mir, dass das nach einem Trainingstag kein Problem sein konnte. Jeden Tag das gleiche Szenario.

Kurzum, ich handelte gegen Alles, was ich heute vertrete. Ich beachtete sicher nicht die Entgiftungsphase, wenngleich dies bei dem harten Training vom Vortag und den dabei angesammelten Toxinen dringend nötig gewesen wäre. Ich beging eine Dummheit nach der anderen, indem ich alle möglichen Lebensmittel miteinander kombinierte. Als ich wieder nach Hause kam, mußte ich feststellen, dass ich trotz harten Trainings ein Kilogramm zugenommen hatte! Und dann überkam mich während der folgenden Woche eine unerklärliche Müdigkeit. Der Zucker und die schlechten Essgewohnheiten hatten ganze Arbeit geleistet.

Sicher wird noch viel Wasser den Rhein hinunterfließen, bevor sich die Leute der Bedeutung einer richtigen Ernährung bewußt werden. Vor allem im Hinblick darauf, dass die Hälfte der Bevölkerung zwei bis drei Tassen Kaffee am Tag trinkt. Eine Tasse Kaffee reicht, um die Nieren einen ganzen Tag lang zu beschäftigen. Und die Statistik zeigt uns, dass ein Viertel der Bevölkerung auf sechs oder mehr Tassen Kaffee kommt.

Koffein ist eine Droge und ruft Entzugserscheinungen hervor. Wie sonst sollte man das Phänomen bezeichnen, daß Patienten, die unserem Rat folgen und völlig auf Kaffee verzichten, in der Anfangszeit unter schrecklichen Kopfschmerzen leiden? Leider gilt für Kaffee nicht das gleiche Werbeverbot wie für andere Drogen. Im Gegenteil, die schwarze Tasse auf weißem Grund dient entlang der Autobahnen als Hinweisschild für Raststätten.

In fruchtbarer Erde säen

Eine junge Patientin mit Asthma suchte mich auf. Sie hatte „alles" versucht, inklusive einer homöopathischen Behandlung. Aber niemand hatte sich dafür interessiert, daß diese junge Frau täglich acht Tassen Kaffee trank. Wie kann man Rosenbüsche auf einer sauren und unfruchtbaren Erde pflanzen? Beim Wintersport lernte ich Paul kennen. Seine Schwägerin hatte sich beim Ski-fahren eine schwere Knöchelverletzung zugezogen, die ich behandelte. Wir unterhielten uns eine Weile und Paul begann, sich für unsere empfohlene Lebensweise zu interessieren. Er stellte seine Ernährung um und verzichtete auf die täglichen zwei Liter Kaffee. Er unterzog sich einigen Behandlungen bei meiner Schwester. Drei Monate später lud er mich zu einer Gartenparty in einer wunderschönen Waldregion ein. Paul hatte acht Kilo abgenommen und strotzte vor Gesundheit. Er hatte sich dermaßen verändert, daß seine Freunde sich über ihn lustig machten. „Auch die lästigen Kopfschmerzen, die mich so lange gequält haben, sind völlig verschwunden" führte er stolz an. Er war auch seine Psoriasis los, eine Hautkrankheit von der einige Anhänger der Schulmedizin noch immer behaupten ihre Ursache sei unbekannt. Allein durch die Umstellung seiner Ernährung hatte sein Zustand eine radikale Veränderung erfahren.

3.2 Einnahme und Assimilation

Gegen Mittag setzt der Hunger ein. Die Magensäfte (pitta) werden im Körper angeregt. Der Organismus erreicht die Phase der Nahrungsaufnahme. Es ist Zeit für das Mittagessen, das man jetzt mit Freuden genießen kann. Aber dieser Vorgang muß auch wohlbedacht sein. Auf die erste pitta-Phase muß nämlich eine vata-Phase folgen. Ich will das erklären.

Am frühen Nachmittag erreicht der Körper eine Periode der Leichtigkeit und Harmonie. Man hat Lust auf Bewegung, sowohl körperlich als auch geistig. Diese Zeit wird als vata-Zeit bezeichnet. Wenn ich aber meinen

Magen mit einem gebratenen Steak zum Mittagessen belaste, werde ich sicher meine Leichtigkeit verloren haben und weniger aktiv sein. Es ist daher logisch, mittags nur ein leichtes Essen zu sich zu nehmen und die Hauptmahlzeit auf den Abend zu legen. Der Abend ist die Zeit der Erholung. Optimal ist ein frühes Abendessen, spätestens drei Stunden vor dem Schlafengehen. Diese drei Stunden sind notwendig, damit die Nahrung den Magen verlassen und die Assimilationsphase in Ruhe beginnen kann. Auch im Ayurveda wird deutlich, dass die Verdauungsorgane gegen zehn Uhr abends ein weiteres Arbeitsmaximum erreichen. Während des Schlafens wird der Stoffwechsel, und damit auch die Verdauung, auf ein Minimum reduziert. Der Schlaf dient dazu, unsere Batterien wieder aufzuladen und unsere Zellen zu regenerieren. Wir sollten unseren Schlaf nicht dadurch stören, dass wir unseren Verdauungsapparat überbeanspruchen. Sehr spät zu essen, bringt Probleme mit sich. Bedingt durch meine Arbeit konnte ich oft erst sehr spät essen. Heute achte ich systematisch darauf. Früher geschah es häufig, daß ich die Grenzen des Aufnahmezyklus weit überschritt, was zu unnötigen Störungen des darauffolgenden Zyklus, der Assimilation, führte. Die natürlichen Funktionen gerieten durcheinander und ich wachte oftmals um drei Uhr nachts auf, zur Zeit der Leber.

In unserer Gesellschaft ist es nicht immer gerade bequem und schon gar nicht einfach, nach der Organuhr zu leben. Versuchen Sie, Ihre Gewohnheiten etwas zu ändern, sicher haben Ihre Freunde dafür Verständnis. Das zwingt Sie keineswegs zu einem Eremiten-Dasein. Ausnahmen mögen die Regel bestätigen, aber Anormalität kann nicht die Norm sein. Die Entgiftungsphase nennt man „golden period". Wenn Sie sich daran halten, wird Ihr Körper sich Schritt für Schritt entgiften. Die richtige Ernährung und eine ausgeglichene Lebensweise sorgen dann für den Rest.

Mit einem vollen Bauch ins Bett zu gehen, macht die Assimilation natürlich problematisch. Es ist daher besser, zuerst einen kleinen Mittagsschlaf zu halten und erst anschließend ein leichtes Mittagessen zu sich zu nehmen, auch wenn dies zeitlich bei den meisten von uns nicht durchführbar ist. Kommen wir auf das Abendessen und dessen Begleitumstände zurück. Wahrscheinlich ist der Fernseher als eine Art Familienmitglied während des Abendessens eingeschaltet. Das Werbefernsehen zieht seine Zuschauer in ihren Bann und macht sie zu wehrlosen, leichtgläubigen Kreaturen. Sie schlucken einfach alles, ebenso wie auch das Abendessen unbewusst hinuntergeschluckt wird, ohne prana (Geschmack). Oder eher noch mit zuviel Geschmack, dank einer ordentlichen Portion Ketchup.

Während der Nacht setzt der Zyklus der Assimilation ein, dem dann die Ausscheidung der Abfallstoffe folgt. Könnten alle Gifte und abgestorbenen Zellen eliminiert werden, die nach der Verbrennung übrigbleiben, wäre das natürlich hervorragend. Das wäre die Garantie für einen gesunden und absolut harmonischen Körper. Aber das ist nur möglich, wenn die Aufnahme proportional zur Verbrennung ist.

Essen, nicht nur eine Frage des Appetits

Einige Patienten sagen: „Ich esse kaum etwas und nehme trotzdem zu." Sie behaupten sogar: „Mich macht schon ein Glas Wasser dick", oder „das sind die Nerven, daß ich dick werde". Im allgemeinen lautet meine Antwort: „Ich habe noch nie einen übergewichtigen Menschen aus einem Konzentrationslager herauskommen sehen". Es ist nicht das Wasser, das dick macht. Aber durch die Kombination mit Nahrungsmitteln kann es vom Organismus gespeichert werden. Bei der geringsten Anstrengung wird dieses Wasser durch Schweiß schon wieder ausgeschieden. Und die Vorwand mit den Nerven ist eine Geschichte für sich. Ein Essen, das in Hektik zu sich genommen wird, ist schlecht verdaulich und wird leichter in Fett umgewandelt. Nichts desto weniger ist es ja doch ganz einfach, man kann nur abnehmen, wenn man weniger isst. Man darf den Leuten keinen Sand in die Augen streuen. Bei der Nahrungsaufnahme müssen die einzelnen Bestandteile gut aufeinander abgestimmt werden. Bis heute werden in diesem Bereich allgemein große Fehler begangen. Nun, was haben wir von den Ernährungsberatern gelernt? Unsere Mahlzeit soll von allem etwas enthalten, Gemüse, Fleisch, Kohlenhydrate und zuguterletzt noch Obst. Da schüttelt es mich einfach. Leider hilft das niemandem. Unser Verdauungssystem und unser Gewicht haben das dann auszubaden.

Unter biochemischen Gesichtspunkten ist diese Zusammenstellung schlicht unmöglich!

Eigentlich muss man sich fragen: „Wozu essen wir?" Nahrung muss vor allem als Energiequelle dienen. Wir müssen 100 Einheiten essen und dann 100 Einheiten verbrennen. Auf diese Weise sind wir voller Energie. Bleibt natürlich der Faktor Appetit. Aber unsere Geschmacksnerven sind so oft gestört, dass sie ihre Arbeit nicht mehr richtig erledigen können. So geraten wir in ein Missverhältnis. Wer 200 Einheiten zu sich nimmt - schlecht kombiniert und zu schnell - dann ist eine vollständige Verwertung unmöglich, so dass letztlich sogar nur 50 Einheiten verbrannt werden. Was wird also aus den restlichen 150 Einheiten? Da sie nicht ausgeschieden werden, insbesondere nicht, wenn die Ausscheidungsphase nicht beachtet wird, werden sie irgendwo im Körper eingelagert. Und so bilden sich die lästigen Fettpolster. Ein runder Bauch und Cellulite, sprich Orangenhaut, sind Zeichen für angesammelte Giftstoffe und schlechte Ernährungsgewohnheiten.

Fleisch

Gegen kleine Mengen Fleisch ist im allgemeinen nichts einzuwenden. Man darf alle drei Tage 60 Gramm Fleisch essen (natürlich nicht gerade zum Frühstück). Die Bedeutung von Fleisch wurde in den letzten Jahrzehnten stark übertrieben, der Verbrauch pro Person hat sich in 100 Jahren vervierfacht.

Ich möchte dennoch anmerken, dass man auch ganz ohne Fleisch und Fisch leben kann. Weder Eltern noch Lehrer können Kinder dazu zwingen, Fleisch zu essen, wenn diese eine natürliche Abneigung dagegen haben. Eine der geläufigen, absurden Regeln ist die, daß zwar Kartoffeln oder Gemüse auf dem Teller übrigelassen werden dürfen, aber kein Fleisch!

Wer dennoch Fleisch isst, muß wissen, daß der Säuregrad des Körpers deutlich ansteigt, insbesondere bei rotem Fleisch. Beim Verzehr von Fleisch oder Fisch nimmt man konzentrierte Proteine zu sich. Diese bilden Kristalle, die sich an den Gelenken absetzen. Bei jedem Patienten mit

Gelenksproblemen (rheumatoide Arthritis etc.), muss man mit einer Herabsenkung des Säuregrades seines Körpers anfangen. Fleisch und Fisch müssen daher gut kombiniert werden. Und das bedeutet bevorzugt mit Gemüse essen. Frisches Gemüse ist nämlich reich an Flüssigkeit (denken Sie an die 70%-Regel) und erleichtert die Verdauung. Es enthält alle notwendigen Aminosäuren, Vitamine und Mineralien.

Fleisch wird im Magen durch eine Säure, das Enzym Pepsin, verdaut. Wenn man Fleisch mit Kohlenhydraten kombiniert, die selbst alkalisch sind, wird die Verdauung neutralisiert, die ja schon in der Vorverdauung durch die Amylase, einem Enzym im Speichel, eingeleitet wurde. Denn eine Base und eine Säure neutralisieren sich gegenseitig. Die Verdauung kann also nicht richtig funktionieren, wenn man Fleisch mit Reis isst. In der Kombination liefern sie wesentlich weniger Energie. Die Kunst besteht darin, mit dem geringsten Aufwand das beste Ergebnis zu erzielen, - und das gilt auch für die Ernährung. Bei Fleisch und Fisch handelt es sich nicht wirklich um Proteine, sondern um Aminosäuren, Rückstände dieser Proteine. Dieser Verdauungsprozeß dauert sehr lange und wenn Fleisch zur gleichen Zeit wie Kohlenhydrate verdaut werden müssen, kompliziert das die Angelegenheit noch. Was nicht in Aminosäuren aufgespalten werden kann, wird in Fett umgewandelt.

Wer nicht auf Fleisch nicht verzichten möchte, sollte Fleischbrühe bevorzugt trinken. Die Brühe ruft nicht das gleiche Völlegefühl wie Fleisch hervor. Suppe ist allgemein sehr gesund, weil sie schon eine vorverdaute Stufe darstellt.

Wer sich nur von warmem Gemüse, Teigwaren und Vollreis ernährt (Letzterer ist sehr wichtig für den Pankreas und die Milz) bemerkt einen enormen Unterschied, wenn er konzentriertes Eiweiß (also Fleisch) zu sich nimmt. Beispielsweise wird der Stuhlgang wesentlich fester.

Warm oder kalt?

Da wäre noch die Diskussion über warm und kalt. Wie schon erwähnt, rate ich dazu, morgens warmes Wasser zu trinken, um die Därme zu reinigen. Bei kaltem Wasser - und ich meine noch nicht einmal Kühlschranktemperatur - bekommen die Organe (deren Temperatur immerhin 37° beträgt) einen ordentlichen Schock. Es ist also nicht verwunderlich, dass der Magen sich zusammenzieht. Um dennoch die kühle Frische von Wasser zu genießen, kann es einfach etwas länger im Mund behalten werden, damit es sich mit Speichel vermischt, bevor es durch die Speiseröhre läuft.

Die gleiche Schlußfolgerung gilt für rohes Gemüse. Viele Leute fragen sich ob sie besser rohes oder gekochtes (auf chinesische Art in einem Wok zubereitet) essen sollten. Die Gefahr bei rohem Gemüse besteht darin, dass der Organismus bei Beigabe von Dressing, Mayonnaise, Öl oder Essig übersäuert. Das ist wirklich nicht ideal, um abzunehmen. Außerdem muss man wissen, dass die Milz und der Pankreas die Hauptmeridiane zur Regelung der Körperflüssigkeit sind. Diese Organe mögen Kälte absolut nicht. Zum Abnehmen sollten Sie besser kein rohes Gemüse essen. Greifen Sie eher zu einer warmen Suppe oder einem Teller mit gekochtem Gemüse. Das Ergebnis wird Sie überraschen. Auf keinen Fall dürfen Sie den Fehler machen, zum Essen zuviel Sprudel (eisgekühlt) zu trinken. Kohlensäure löst eine neuerliche Übersäuerung aus und führt zu einer unerwünschten Blockade der Verdauung. Am Besten sollte zum Essen überhaupt nicht getrunken werden, nur zwischen den Mahlzeiten ein warmer Tee. Folgen wir dem Beispiel der Inder. Trinken die etwa Eistee, wenn es warm ist? Natürlich nicht, sie bleiben ihrem warmen Tee treu.

Das Tao lehrt uns, dass eine Gewichtszunahme aus der Yin-Fülle und der Yang-Leere der Milz resultiert. Wenn man Pfunde zulegt, bedeutet das, dass der Base-Metabolismus zu schwach ist. Also muss dieser Metabolismus aktiviert werden. Hier kommt der körperlichen Ertüchtigung eine zentrale Rolle zu. Beim Sport steigt die Körpertemperatur, wodurch Kalorien „verbrannt" werden.

Mit warmem Essen nimmt man also leichter ab. Alle eisgekühlten

Produkte und Lebensmittel, die von Natur aus kalt sind (Gurke, Blatt-salat), müssen bei einer Reduktionsdiät also verbannt werden.

Zucker liefert die falsche Energie

Raffinierter Zucker erzeugt eine falsche Wärme. Innerhalb von fünf Minuten wird er vom Blut absorbiert und scheint tatsächlich einen Energieschub zu erzeugen. Werbung, die Schokolade als sofortigen Energiespender anpreist, ist jedoch irreführend. Der Blutzucker-Gehalt, der biologisch konstant sein muss, steigt sofort. Diese Information gelangt zum Pankreas , der ein Signal an die Nebennieren sendet. Diese produzie-ren dann Insulin, um den Glucose-Zustrom im Blut zu normalisieren.
Die Leber erhält die Information über die Insulinproduktion und verwan-delt den Zucker in Glycol. Bei Unterzuckerung reagiert der Pankreas auf den zu niedrigen Blutzuckerspiegel, schickt einen Insulinschub und befiel der Leber, Glycogen im Blut freizusetzen.
Der Pankreas ist also jedesmal an diesem Prozess beteiligt. Wenn er kon-tinuierlich von Einfachzucker stimuliert wird, dann wird der Milz/ Pankreas-Meridian überlastet. Weil sein Geschmack süß ist, steigt das Verlangen nach Süßem, und der Betroffene gerät schlussendlich in einen Teufelskreis.

„Light"-Produkte sind eine trügerische Lösung

Muss man nicht die Lösung in den sogenannten kalorienreduzierten Produkten und Zuckeraustauschstoffen suchen? Behauptet die Werbung nicht, dass sie wenig Kalorien haben?
Diese Produkte mögen weniger Kalorien enthalten, aber ihr Geschmack ist und bleibt süß. Der Pankreas ist nun wahrlich nicht in der Lage, zwischen normalen und kalorienarmen Produkten zu unterscheiden. In Wahrheit rufen diese „alternativen" Produkte den gleichen Mechanismus hervor und man bleibt in diesem Teufelskreis verhaftet. Sucht kann nicht durch

eine Täuschung geheilt werden, ebensowenig wie Schlafmittel, die nicht einmal einen erholsamen Schlaf garantieren, geschweige denn Schlafstörungen heilen.

Wenn die Leber zuviel Zucker assimilieren muss, sind Pankreas und Milz gezwungen, diesen Zucker in Fett umzuwandeln, was zur Gewichtszunahme führt. Der einzige Zucker, der die Ausnahme von der Regel darstellt, ist die Fructose. Sie ist reichlich in Obst enthalten und ruft keine Insulin-Reaktion im Pankreas hervor. Wenn man abnehmen will, sollten besser Trauben, Bananen und Birnen wegen ihres sehr hohen Zuckergehalts gemieden werden.

Wenn Sie regelmäßig Ihr Gewicht kontrollieren wollen, können Sie sich täglich zur gleichen Zeit auf die Waage stellen. Einige Leute finden das lästig. Darum will ich Ihnen eine Alternative vorschlagen. Wählen Sie ein Kleid aus, in dem Sie sich wohl fühlen. Ziehen Sie es zum Test regelmäßig an. Wenn das Kleid anfängt zu spannen, heißt das, dass Sie aufgrund einiger Ernährungsfehler anfangen zuzunehmen. Dann ist noch viel Zeit, um Maßnahmen dagegen zu ergreifen.

Süßigkeiten

Heute wachsen unsere Kinder in einer Welt voller Süßigkeiten auf. Für etwas zum Naschen sind sie schön brav. Süßigkeiten werden oft als Belohnung eingesetzt. Schokolade, Pralinen, Bonbons, am liebsten in Geschenkpapier. Wir machen uns nicht klar, dass wir ihnen schon im zarten Kindesalter die Sucht nach Zucker und schlechte Ernährungsgewohnheiten eintrichtern. Wir unterschätzen völlig die Rolle von Zucker.

Zucker bindet das Vitamin B aus unserer übrigen Nahrung. Aber dieses Vitamin ist für den Kohlenhydrate-Metabolismus unverzichtbar. Ein Mangel an Vitamin B zwingt den Körper dazu, seine Reserven anzugreifen, was speziell bei Kindern zu Konzentrationsschwäche und Müdigkeit führen kann. Auch Gedächtnisstörungen werden festgestellt. Ferner können Depressionen die Folge von zuviel Zucker sein (s. Leber im Kapitel über die Organuhr). Ein Kind mit Süßigkeiten vollzustopfen - und ich spreche nicht nur von Geburtstagsfesten, sondern vom täglichen Konsum, wird immer üble Folgen haben.

Außerdem bindet Zucker die seltenen Mineralien aus unser Nahrung. Zur Verdauung von Zucker benötigt unser Körper vor allem Kalzium, Magnesium, Zink und Mangan. Da der Zucker selbst diese Substanzen nicht enthält, sucht sich unser Körper diese lebenswichtigen Mineralien anderswo. Die Konsequenz ist ein relativer Mangel an bestimmten unverzichtbaren Elektrolyten im Organismus, die insbesondere für Nerven- und Muskelkraft sorgen.

Mein 14-jähriger Sohn bittet seine Mutter jeden Tag, ihm „einen Teller mit leckeren Sachen" herzurichten. Das bedeutet nicht, dass er Lust auf einen Teller mit Süßigkeiten, Schokolade usw. hat. Auf einem Holzbrett serviert Jacqueline ihm wohlwissend verschiedene Obststücke. Eine andere Art, Törtchen zuzubereiten.

Manager

Die Bedeutung der Ernährung tritt in den Vordergrund, wenn man seine Leber in Ordnung bringen will, um geistige Stärke und Entscheidungsfähigkeit sicherzustellen. Wozu sind Kurse für gestreßte Manager gut, wenn man die Bedeutung der Ernährung ignoriert? Und was soll man zu einem Managertraining sagen, das mit einigen Tassen schwarzem Kaffee zum Frühstück anfängt und abends mit einigen Whiskeys aufhört? Manche Mediziner behaupten, Whiskey wäre gut für das Herz. Und an Kaffee sind wir so gewöhnt, dass keiner mehr darauf achtet.

Denken wir an den Chef einer großen Firma, der seine Mitarbeiter morgens zu einer Konferenz versammelt. Kaffeeduft liegt in der Luft. Es gibt Zucker und Gebäck soviel man will. Es folgt die Mittagspause, die meist dazu genutzt wird, ein üppiges, fettes Essen "zu konsumieren". Geschäftsessen werden reichlich mit edlem Château-Wein begossen. In dieser Atmosphäre müssen einige Geschäftsleute, Manager und Politiker dann Entscheidungen auf höchstem Niveau treffen. Wenn sie überanstrengt sind und ihre Leistungen nachlassen, werden sie zu einem schicken und vor allem kostspieligen Trainingsseminar geschickt. Hier bekämpft man den Stress mit allen erdenklichen Mitteln und sucht intensiv nach geeigneten Methoden zur Leistungssteigerung für die Firma.

Wäre dieser Chef nicht besser beraten, einige Fehler zu vermeiden, statt alle Welt zu mobilisieren, um die Folgen zu heilen? Muss man nicht Maßnahmen ergreifen, die sich am Ort des Geschehens selbst anbieten? Genauso wie der Bauer, der sein Feld bestellt, den Ackerboden mit Dünger anreichert, bevor er sät und erntet. Man müsste also die Firmen gesünder machen, indem die Angestellten wie in Japan und China zur Gymnastik angehalten werden oder Ihnen die Möglichkeit zur körperlichen Betätigung gibt, indem man ihnen gesundes Essen vorsetzt, Kaffeemaschinen und Getränkeautomaten abschafft. Die Mittagspause muss lang genug sein, um eine vernünftige Mahlzeit zu sich nehmen zu können. Wer das umsetzt, kann erfolgreich an Stress-Seminaren teilnehmen, um eine noch effizientere Arbeit leisten zu können. Wenn unser Immunsystem durch Zucker geschwächt und gestört ist, kann die Aromatherapie ein Mittel zur Heilung darstellen. Hat die Medizin einst nicht mit Pflanzenextrakten angefangen? Aber man muss sich auf wilde Pflanzen beschränken. Die Nachbildungen pflanzlicher Moleküle bleiben immer Ersatzprodukte. In der Industriegesellschaft glaubt man, Aromate durch chemische Produkte ersetzen zu können. Aber man vergisst, dass der ätherische Gehalt der Pflanze so verloren geht. Es ist eine absurde Annahme, die Allopathie könne ebenso wirksam wie die Aromatherapie sein. Ebensowenig lässt sich die Sonne nachbauen, auch wenn man die Sonnenbank für eine perfekte Imitation hält, nur weil wir durch sie braun werden.

3.3 Kombinationen mit Gemüse

Als Faustregel kann man Gemüse mit Stärke und Eiweiß kombinieren. Aber nicht alle Gemüsearten sind gleich gut verdaulich. Rosenkohl und Bohnen führen gelegentlich zu Gasbildung, selbst wenn sie richtig zusammengestellt werden. Bestimmte Gemüsesorten haben in der Tat eine komplexere Struktur. Deshalb sollte Rosenkohl und Bohnen - beide sehr ballaststoffreich - gründlich gekaut werden. Nach ihrem Gehalt an Stärke und Säure lässt sich Gemüse in verschiedene Kategorien einteilen:

a) Gemüse ohne Stärke
Sie können mit anderen Gemüsesorten, Proteinen oder Stärke kombiniert werden.
Endivien, Spargel, Kohl (Rotkohl, Weißkohl, Blumenkohl, Grünkohl, Chinakohl), Champignons (kleine), junge Sprossen, Sellerie (grün, blanchiert, normal), Kopfsalat, Kresse, Feldsalat, Fenchel, Chicorée

b) Gemüse mit niedrigem Stärkegehalt
Auch diese können mit Proteinen oder Stärke kombiniert werden.
Artischocken, Rote Beete, Brokkoli, Rübensellerie, Maiskörner, Kürbis, Rüben, grüne Bohnen, Rosenkohl, Zwiebeln (junge), Karotten

c) Gemüse mit hohem Stärkegehalt
Am besten nicht mit Proteinen kombinieren.
Mais, Schwarzwurzeln

d) Säuerliche und fruchtige Gemüsesorten
Säuerliche und fruchtige Gemüsearten enthalten Oxalsäure oder andere Säuren. Sie sollten möglichst nicht mit Stärke kombiniert werden. Um eine weitere Übersäuerung des Organismus zu vermeiden, ist auch von diesen Sorten abzuraten.
Auberginen, Essiggurken, eingelegter Kürbis, Salatgurke, Paprika, Nelken, Tomaten, Sauerkraut

e) Bittere Gemüsearten
Bittere Sorten von Endivien, Brokkoli, Kohl, Chicorée

f) Gemüse mit hohem Oxalsäure-Gehalt
Rote Beete, Rhabarber, Spinat, einige Rübenarten

g) Reizstarkes Gemüse

Sie enthalten Senföl und sollten nur mäßig verzehrt werden.
Zwiebel, Knoblauch, Senfkörner, Petersilie, Pfefferschoten, Radieschen, Schalotten, Kresse

Gemüse kann man in verschiedenen Formen essen. Um die Vitamine und Mineralien zu erhalten, sollte man es roh essen, dämpfen oder wie die Chinesen im Wok zubereiten. Natürlich kann man auch Gemüsesäfte trinken. Saft von bitteren oder sauren Gemüsesorten kann man mit Karottensaft mischen.

3.4 Fehler bei der Kombination von Nahrungsmitteln

Wir kennen bereits die Prinzipien der Trennkost. Was sind die häufigsten Fehlkombinationen von Nahrungsmitteln? Welche Nahrungsmittel sollte man möglichst nicht miteinander kombinieren?

a) Obst und Kohlenhydrate

Einer der Gründe für Verdauungsprobleme und überflüssige Pfunde liegt in einer schlechten Zusammenstellung von Nahrungsmitteln begründet. Obst und Brot miteinander zu kombinieren ist ein typisches Beispiel. Die Verdauung der Stärke beginnt nämlich im Mund, durch die Amylase. Die Fruchtsäuren zerstören dieses Enzym, das dann seine Aufgabe als Katalysator der Stärke nicht mehr erfüllen kann. Anstatt direkt in den Dünndarm zu gelangen, bleibt das Obst im warmen und feuchten Magen liegen. Die Einfachzucker des Obstes beginnen zu fermentieren. Dieser Vorgang setzt sich in den Därmen fort. Die Stärke wird ebenfalls fermentiert und trotz der Amylase-Aktivität nur teilweise in Glukose umgewandelt. Die nicht umgewandelte Stärke wird ebenfalls fermentiert. Die Konsequenz: Gasbildung, Darmstörungen, Blähungen, Darmprobleme. Brot und Obst sind also eine Kombination, die gemieden werden muss.

b) Obst und tierische Eiweiße

Ein weiterer Fehler besteht in der Kombination von Obst und konzentrierten tierischen Proteinen (Fleisch oder Fisch). Die Verdauung der Proteine beginnt sofort nach der Aufnahme im Magen durch das Enzym Pepsin, das in den Magensäften gebildet wird. Wenn man Obst zusammen mit tierischen Eiweißen isst, wird die Ausschüttung von Pepsin erschwert. Außerdem bleibt Obst länger im Magen liegen, wenn es zusammen mit tierischen Proteinen gegessen wird, als wenn man sie mit Stärke kombiniert. Die Verdauung der Proteine dauert länger, was den Prozeß der Fermentierung noch verzögert und die Verdauung der Proteine noch mehr beeinträchtigt. Diese nur teilweise verdauten Eiweiße zersetzen sich in anormaler Weise im Dickdarm. Die störenden Abfälle müssen schnellstmöglich vom Körper eliminiert werden, weil sie sonst eine chronische Übersäuerung hervorrufen, ein ideale Grundlage für degenerative Krankheiten wie Arthritis und Rheuma.

Fettreserven

Wie bilden sich Fettreserven im Körper und woher kommen die überschüssigen Pfunde? Eines ist sicher, diese Fettreserven haben nichts mit Kalorien zu tun, zumindest wenn es sich um gute Kalorien handelt, die sofort verbrannt werden. Die Bildung von Fettreserven steht in direktem Zusammenhang mit der Ausschüttung von Insulin in der Milz oder dem Pankreas. Das Insulin spielt eine aktive Rolle im Stoffwechsel. Es muss den Glukose-Verbrauch im Organismus aktivieren und auch in tieferliegende Strukturen vordringen. Die Energie wird hier bedarfsgerecht verbraucht. Wenn die Glukosezufuhr zu hoch ist und das Gewebe nur wenig Energie benötigt, bilden sich Fettreserven. Wer zuviel isst oder seine Nahrung falsch zusammenstellt und sich nicht genug bewegt, bekommt schnell einen runden Bauch. Kohlenhydrate (zum Beispiel eine Scheibe Brot) liefern dem Organismus Glukose und erhöhen unweigerlich den Blutzuckerspiegel. Auch das Insulin führt Fruktose in das Gewebe, um in Form von Glykogen auf den sofortigen Energiebedarf reagieren zu können. Die überschüssige Glukose wird eingespeichert und als langfristige Reserve angelegt, - die sogenannten Fettpolster. Dieser ganze Prozeß verläuft einwandfrei, wenn der Pankreas in Ordnung ist. Wenn dieser aber überlastet oder in schlechter Verfassung ist, wird die Insulinausschüttung zu hoch sein. Ein Überschuss an Insulin kann eine anormale Fettsäureproduktion auslösen, die zur Bildung von Fettreserven führt. In diesem Ablauf ist also der Pankreas für das Übergewicht verantwortlich. Langfristig verändert eine zu kohlenhydratreiche Ernährung die Funktion des Pankreas.

Das gleiche gilt, wenn Kohlenhydrate und Fette zusammen gegessen werden (ein Butterbrot). In diesem Fall werden allerdings auch die Blutfette in Fettsäure umgewandelt. Wenn der Pankreas nicht optimal funktioniert, ist die Insulinmenge viel höher, als für die Assimilation der Glukose benötigt wird. Auf diese Weise wird ein Teil der Energie in Form von Fettpolstern gespeichert. Das erklärt, warum einige Leute soviel essen können wie sie wollen, ohne zuzunehmen. Das Geheimnis liegt ganz einfach beim Pankreas.

Auch wenn Sie exakt das Gleiche essen wie Ihr Nachbar kann es sein, dass Sie zunehmen und er nicht. Warum? Wahrscheinlich neigen Sie zu einer Überproduktion von Insulin. Es wäre interessant herauszufinden, wie es dazu gekommen ist. Vielleicht ist es eine Frage der „Herkunft". Die Vererbung kann eine wichtige Rolle spielen. Aber eine weniger günstige Vererbung verdient eine besonders gute Behandlung. Sie müssen dann noch besser für den Pankreas „sorgen". Achten Sie also zu Ihrem eigenen Vorteil auf das, was Sie essen.

c) Nur Fett essen

Der Metabolismus zur Absorption von Fett hat keinerlei Auswirkung auf den Blutzuckergehalt. Dieser Prozess setzt keinen Zucker im Blut frei. Weil der Pankreas nur wenig Insulin ausschüttet, ist die Gefahr der Bildung von Fettreserven minimal. Diese Ernährung dient dem Energie-Stoffwechsel zusammen mit Vitaminen, essentiellen Fettsäuren und Mineralien. Wenn der Proteinkonsum zu hoch ist, nehmen die Körpersäfte ab. Abfallprodukte der Proteine bilden sich und werden in Urin umgewandelt.

d) Brot

Brot nimmt in unserer Gesellschaft eine wichtige Stellung ein. Hier nun also einige empfehlenswerte Kombinationen mit anderen Nahrungsmitteln. Aber betrachten wir zuerst die Qualität des Brotes. Alle Sorten von Weißbrot gehören streng verbannt, weil sie aus raffiniertem Mehl hergestellt werden, das fast keine Nährstoffe mehr enthält. Nicht raffiniertes Vollkornmehl ist gesünder als Brot aus Vollweizen, Vollkornbrot, kurz alle Arten von Vollkornprodukten und ballaststoffreiche Nahrungsmittel, die auf keinen Fall mit chemischen Zusätzen „verfeinert" sein dürfen. Die gute Qualität des Brotes ist eine Grundvoraussetzung dafür, dass es nahrhaft ist und nicht dick macht.

Und was sollte man nun zu seinem Brot essen? Brot kann immer zusammen mit Gemüse gegessen werden. Einige gute Zusammenstellungen: Brot und Kopfsalat (genauso Kresse und Feldsalat) mit ein wenig Mayonnaise (ohne Essig), Brot und Avocado, Brot und gekochtes Gemüse. Brot zur Suppe ist eine ideale Kombination. In unseren Breitengraden, wo wir häufig ein rauhes Klima antreffen, ist ein Teller Suppe mit Brot ein ideales Mittagessen.

Die absoluten Feinde von Brot sind die Proteine (Fleisch, Fisch, Käse), ebenso wie Obst, das nur auf nüchternen Magen gegessen werden darf.

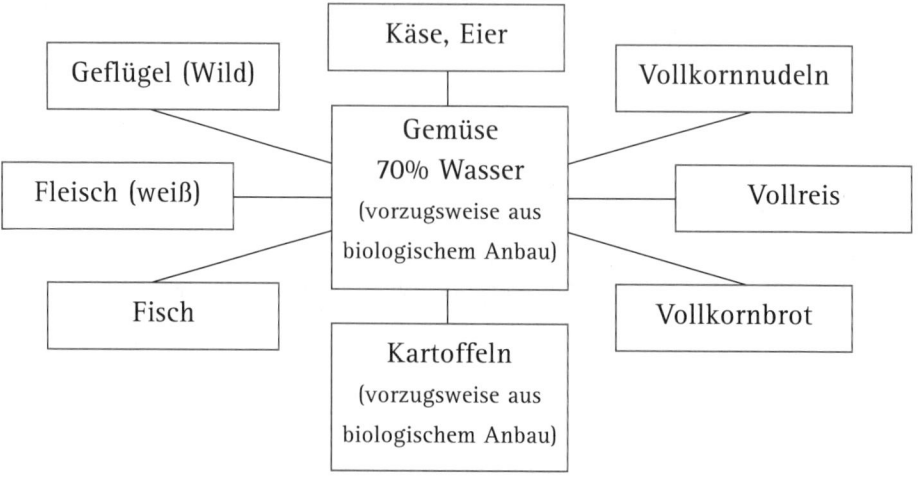

Kapitel 4

Die Energie der Früchte

Obst besteht nicht nur aus Ballaststoffen, sondern beinhaltet auch Kohlenhydrate. Es enthält Zucker in Form von Fruktose. Die Fruktose liefert schnell verfügbare Energie für die Muskelaktivität. Dieser Zucker ist nicht konzentriert, weil Obst zu 70% aus Wasser besteht. Zudem wird dieser Zucker, bedingt durch die Ballaststoffe in nur kleinen Mengen abgegeben. Die Fruktose sprengt sicher nicht den Pankreas, wie die konzentrierten raffinierten Zucker.

Obst wird so schnell verdaut, dass das Hungergefühl nach dem Verzehr eines Apfels sehr rasch verschwindet. Dieses Hungergefühl ist in Wahrheit nur ein Gefühl von Leichtigkeit im Magen. Wir haben nicht wirklich Hunger. Obst liegt nicht lange im Magen und belastet ihn daher nicht. Ganz im Unterschied zum traditionellen Schnitzel mit Pommes-Frites. Nach einer solchen Mahlzeit will man gleich den Gürtel öffnen und sich eine halbe Stunde hinlegen, bevor man wieder in Aktion tritt.

Dieser Umstand führt zu dem Irrglauben, dass Obst kein energiereiches Nahrungsmittel wäre. Es erzeugt nicht dieses Völlegefühl im Magen. Außerdem wird Obst nicht von Ptyalin (einem Enzym im Speichel, das in die Verdauung von Stärke eingreift) verdaut. Es ist also nicht erforderlich, Obst lange zu kauen. Wir empfehlen dennoch, es mit den Zähnen zu zermalmen. Obst wird weder im Mund, noch im Magen chemisch aufgespalten. Eine Ausnahme bilden Bananen und Trockenfrüchte, die für eine gute Verdauung ordentlich zerkaut werden müssen. Alle anderen Früchte gelangen in den Dünndarm, wo sie recht schnell verdaut werden. Übrigens werden im Dünndarm die Nahrungsmittel von den Blutgefäßen absorbiert. Wenn man eine Birne isst, nimmt sich der Körper schon die notwendigen Vitamine und Mineralstoffe, bevor man noch den letzten Bissen heruntergeschluckt hat.

Vergleichen wir das mit der Stärke aus Brot, die nach der Verdauung in Einfachzucker aufgespalten wird. Diese werden leicht vom Blut absorbiert und liefern so ein Maximum an Vitaminen und Mineralstoffen. Diese Einfachzucker liegen im Obst direkt vor. Obst liefert uns eine große Menge an Energie, während es, wie wir gesehen haben, nur ein Minimum an Energie zu seiner Verdauung erfordert. Ich habe wiederholt unsere Fußballer und andere Sportler, sowie ihre Trainer davon überzeugen müssen, dass ein leeres Gefühl im Magen keineswegs sportlichen Spitzenleistungen entgegensteht. Wenn Sie seit Jahren daran gewöhnt sind, Ihren Magen vor einem Wettkampf mit dem traditionellen Steak und Reis ordentlich zu füllen, dann dauert es rund drei Stunden, bis er wieder entlastet ist.

Ein Gefühl von Leichtigkeit

Das Gefühl von Leichtigkeit, das sich nach einer Mahlzeit aus Obst einstellt, ist also trügerisch. Wir können das irgendwie mit Sportschuhen vergleichen. Als Fußballer absolvierte ich gewöhnlich auch mein Lauftraining in Fußballschuhen oder normalen Turnschuhen. Eines Tages zog ich dann richtige Laufschuhe an und fühlte mich während des Trainings leicht wie eine Feder, als ob ich auf Luftkissen laufen würde. Aber dieses ungewohnte Gefühl, so toll es eigentlich hätte sein müssen, hinterließ doch Zweifel bei mir, da mir meine Angst vor einer Knöchelverletzung durch den Kopf ging. Ebenso muss man das leichte Gefühl im Magen interpretieren, das man nach dem Verzehr von Obst empfindet.

Fußballer haben Angst davor, nicht über die notwendige Energie zu verfügen, um ein gutes Spiel zu machen. Und der Trainer hat Angst vor einer Entlassung aufgrund einer möglichen Niederlage. Aus diesen Gründen bleiben sie bei den üblichen Mahlzeiten. Das zeigt uns, wie ein schneller Energielieferant gegen einen langsamen Energielieferanten wie Fleisch verliert. Und hier liegen die Hintergründe des Problems. In der Nahrungsmittelhygiene und der Ernährungsberatung wird die Rolle von Obst oft verkehrt interpretiert. Die Leute wissen nicht genau, wann man Obst essen, und vor allem, wie man es kombinieren muss.

Muss der Sportwagen vor Ihrem Haus verschrottet werden, weil Sie ihn nicht fahren können? Über viele Jahre hinweg sind die Menschen der westlichen Welt in der Ernährung schlechte Fahrer gewesen und schoben ihre Unfähigkeit auf diesen tollen Flitzer. Viele Leute verbinden mit Obst Darmbeschwerden und Aufstoßen. Das ist ein Irrtum.

Mir stehen die Haare zu Berge, wenn ich sehe, wie viele Ernährungsbücher ihre Leser falsch informieren. Die falschen Vorstellungen, die man über Obst vermittelt, machen mir immer wieder Sorgen. So lese ich beispielsweise immer wieder, dass Obst die Verdauung von Nahrungsmitteln stört, die man vorher gegessen hat. Aber gleichzeitig vergisst man den Hinweis darauf, dass Obst die Verdauung stört und im Magen fermentiert, wenn es nicht richtig gegessen wird. Wir müssen also nicht die Früchte in Frage stellen, sondern unser Ausbildungssystem.

Kein Obst zum Nachtisch

Wiederholen wir es noch einmal: Obst muss SEPARAT, auf nüchternen Magen gegessen werden. Nur so kommt der Geschmack einer saftigen Birne voll zur Geltung. Wenn Sie in einen frisch gepflückten Apfel oder eine Birne beißen, dann rinnt deren nahrhafter Saft langsam ihre Kehle hinunter. Ein angenehmes Gefühl, nicht wahr? Ketchup, Salz oder sonstige Gewürze sind überflüssig. Auf nüchternen Magen brauche ich Obst, ohne es mit anderen Lebensmitteln zu kombinieren. Denn was ich will, ist der Geschmack der Nahrung und Energie für meinen Körper.

Essen Sie NIE Obst NACH dem Essen. Obst lagert sich auf der bereits verzehrten Nahrung ab. Da es nicht von den Enzymen im Magen verdaut wird und normalerweise direkt in den Dünndarm absinkt, bilden andere Lebensmittel eine Barriere für das Obst, das dann unter dem Einfluss der Wärme und Feuchtigkeit unvermeidlich zu fermentieren beginnt. Sie müssen sich einen Apfel vorstellen, den Sie angebissen und dann in der Sonne haben liegen lassen. Das gleiche Schicksal droht dem gut zermalmten, bei 37°C mit verschiedenen Säuren im Magen blockierten Apfel. Er wird umgehend gären und sogar Alkohol bilden. Das ist nicht gerade das, was wir von Obst wollen. Verwenden Sie es also nicht widersinnig.

Wenn Sie bei Freunden eingeladen sind und die Hausfrau Ihnen einen leckeren Obstsalat anbietet, lassen Sie sich bitte nicht dazu verführen, das bereits aufgenommene Essen durcheinander zu bringen. Nein, der Obstsalat kann ebenso gut noch etwas warten und wird auch drei Stunden nach einem gut zusammengestellten Essen nichts von seinem Aroma verloren haben. So, wie das Obstfrühstück, das man auf nüchternen Magen zu sich nimmt. Die Gastgeberin wird Ihnen sicher nicht böse sein, wenn Sie noch etwas warten, bevor Sie das feine Dessert genießen, um Blähungen, Verdauungsstörungen und Gasbildung zu vermeiden.

Ein neues Leben

Eine meiner Patientinnen, eine gebürtige Holländerin, litt seit vielen Jahren unter Gelenkproblemen. Ihr Immunsystem war eher schwach. Beim geringsten Wind holte sie sich eine Erkältung. Ein lästiges Problem, wenn man in einer Küstensiedlung auf einer Insel lebt. Zum Spazierengehen musste sie sich richtig einwickeln wie eine Nomadin. Als sie in die Wechseljahre kam, litt sie zusätzlich unter hormonellen Problemen. Außerdem hatte sie einen sehr empfindlichen Darm und die Ärzte verbaten ihr systematisch, Obst zu essen.

Als diese Patientin mich aufsuchte, musste sie ihre Lebenseinstellung überprüfen. Wir empfahlen ihr tatsächlich, zur Heilung ihrer Gelenkprobleme Obst zu essen. Wie war das möglich, wo ihr doch alle Ärzte ausdrücklich das Essen von Obst untersagten? Ich erklärte ihr, dass Obst viele wichtige Nährstoffe enthält, die hormonelle Probleme deutlich reduzieren können, natürlich unter der Voraussetzung, dass es richtig eingenommen wird. Eigentlich liebte diese Frau Obst.

Etliche Patienten versicherten mir, dass sie sehr gerne Obst essen würden, aber es sehr schlecht verdauen können, weil sie nicht wissen es richtig zu verwenden.

Kommen wir zu erwähnter Frau zurück. In ihrem Alter schien es recht schwierig, zu einer Lebensweise überzugehen, in der Obst eine zentrale Rolle spielen würde. Anfangs war sie skeptisch, aber nach einer Gewöhnungsphase und einigen Immunsystem stärkenden naturheilkundlich komplementären Behandlungen fand sie ihre volle Form wieder. Die Erkältungen hörten auf. Von Zeit zu Zeit hat sie zwar noch Probleme, aber bei ihren Fahrradausflügen kann sie wenigstens Sportkleidung tragen. Die von ihr so gefürchteten Verdauungsstörungen und Magenblähungen sind nicht mehr aufgetreten. Heute kann sie nach ihrem Geschmack leben und so viel Obst essen wie sie möchte - auf die richtige Art und Weise natürlich. Wie das alles möglich ist, werden wir im folgenden Abschnitt erklären.

Reinigungskur

Das wichtigste ist, dass unser Organismus ständig gereinigt wird. Alle Giftstoffe (giftige Ablagerungen) müssen rechtzeitig aus unserem Körper ausgeschieden werden. Auch wenn wir ganz reine Substanzen zu uns nehmen, werden Toxine gebildet. Reine Substanzen werden nämlich in Nährstoffe umgewandelt, die unser Körper assimilieren kann. Dieser Prozess führt unvermeidlich zur Bildung von Abfallstoffen, die möglichst vollständig eliminiert werden müssen. In dieser Phase empfiehlt es sich, eine sehr wasserhaltige Nahrung, also Obst zu essen. Kein anderes Lebensmittel erreicht die Vitalität von Obst. Außerdem enthält Obst alle notwendigen Substanzen, wie Kohlenhydrate, Aminosäuren, Fettsäuren, Mineralien und Vitamine. Die reinigende Wirkung hilft dem Körper entscheidend dabei, sich gut zu benehmen.
Sie müssen ja auch regelmäßig bei Ihrem Auto das Öl wechseln und ihr Fahrrad ordentlich putzen. Es ist also völlig normal, dass wir diese hochkomplizierte Maschine „Mensch" regelmäßig einer gründlichen Reinigung unterziehen. Leider wird dieser Vorgang in unserer Gesellschaft unterschätzt. Unsere Lebensweise schenkt der Ausscheidungsphase keine Beachtung. Wir fahren alle mit einem völlig verschmutztem und schlecht gewatetem Fahrrad herum. Kein Wunder, dass die Maschine aussetzt, die Kette reißt. Es braucht einen größeren Kraftaufwand, die Maschine voranzutreiben, wenn die Reifen verdreckt sind und die Kette ständig herunterspringt. Die Frau aus obiger Geschichte hat ihre Lektion gelernt. Jeden Morgen unterzieht sie ihren Körper einer Reinigungskur. Ihre Tasse „mil-

der" Tee (enthält schädliches Tein) mit den üblichen paar Stück Zucker hat sie durch frisches Obst ersetzt. Nach einem großen Glas warmem Wasser beißt sie herzhaft in einen roten Apfel. Das bringt ihr nicht nur die nötige Energie, sondern gibt ihrem Organismus auch die Gelegenheit, die notwendigen Reparaturen durchzuführen.

Denken Sie an das Bild der „Soldaten" in unserem Körper, die jederzeit klar zum Gefecht sind. Wenn die Soldaten auf verschiedene Schlachtfelder verteilt sind, ist das Heer nicht stark genug, den Feind zu besiegen. Wenn man morgens nur Obst isst, schickt man nur eine einfache Abordnung von Soldaten zum Magen, während der Rest der Armee die anderen gefährdeten Posten kontrolliert und auf verschiedene Situationen reagieren kann.

Säuregehalt

Jeder, der unter Schmerzen leidet, muss den Säuregehalt seines Organismus so weit als möglich senken. Die Übersäuerung ist für viele degenerative Beschwerden wie Rheumatismus verantwortlich. Ist Obst etwa nicht sauer? Später werden wir eine Einteilung der Früchte vornehmen. In der Botanik wird Obst tatsächlich zu den Säuren gezählt. Aber sobald der Organismus sie aufgenommen hat, wird es basisch. Vorausgesetzt natürlich, dass man es richtig isst, also nüchtern. Das gilt auch für Orangen und Grapefruits (saures Obst). Ebenso wie Gemüse liefert Obst die Energiemenge, die in unserem Organismus angesammelte Säuren neutralisieren und eliminieren kann.

Hatte die bereits erwähnte Frau keine Unannehmlichkeiten beim Übergang zu diesem Frühstück aus Obst? Natürlich bekam sie ein paar Probleme. Nach zwei Tagen rief sie mich etwas panisch an. Sie hatte das Gefühl, Blähungen im Abdominalbereich zu haben und ihr Magen war übersäuert. „Ist Obst wirklich gut für mich?", fragte sie sich ängstlich. Zum Glück konnte ich sie beruhigen. Und bei unserem nächsten Treffen erschien die 56-jährige Patientin schon in wesentlich besserer Verfassung.

Diese Probleme sind nur logisch, wenn man sich über Jahre hinweg falsch ernährt und zu viele konzentrierte Lebensmittel zu sich genommen hat, die dazu noch oftmals schlecht zusammengestellt waren. Die Giftstoffe hatten Zeit genug, sich anzusammeln und die Bahn für die Übersäuerung frei zu machen. Als ich sie zum ersten Mal traf, waren die Symptome unübersehbar. Ein aufgedunsenes Gesicht, Übergewicht, Ringe unter den Augen und schmerzende Gelenke.

Und dann waren da noch all die Medikamente, die sie während der letzten Jahre teils auf Rezept, teils aus eigener Initiative eingenommen hatte. Wie viele Menschen greifen zur Selbstmedikation! Medikamente sind so sehr in unser Leben integriert, dass wir wegen der geringsten Kleinigkeit danach greifen. Eine schlechte Verdauung? Nehmen Sie gleich „X", das Wundermittel! Leichte Kopfschmerzen sind kein Problem, es gibt ja „Y". Aber nach den Ursachen zu suchen und zu versuchen, sie zu heilen, das ist ein anderes Paar Schuhe.

Es daher offensichtlich, dass während der Umstellung einige Beschwerden auftreten werden, wie ein aufgeblähter Bauch, Aufstoßen, leichte Schwindelanfälle, leichter Durchfall. Sie dürfen auf keinen Fall diese Entgiftungsphase unterbrechen. Laufen Sie also nicht gleich in die nächste Apotheke, um diese kleinen Unannehmlichkeiten zu beseitigen.

Übergangsprobleme

Eines schönen Tages frühstückte ich mit einer Gruppe von Triathleten, die sich vor der Abreise zu einem vier Stunden später beginnenden Semi-Triathlon in Stein befanden: 2,5 km Schwimmen, 80 km Radfahren und 20 km Laufen. Mein Obstfrühstück forderte schnell einige Kommentare heraus. Einer der Athleten erzählte mir, dass seine Frau sich ebenfalls auf ein Obstfrühstück umgestellt hatte. Sie hatte regelmäßig unter Kopfschmerzen gelitten und jemand hatte ihr geraten, zum Frühstück nur noch Obst zu essen. Nach zwei Tagen erlitt sie leichte Schwindelanfälle. Das war natürlich normal, da sie sich mitten in der Entgiftung befand. Ihr Arzt triumphierte: „Da sehen Sie, wie weit Sie mit diesen Scharlatanen kommen. Das Obst hat Sie zu sehr geschwächt. Essen Sie lieber ein vernünftiges Wurstbrot." Und sie tat es. Und zu ihrer Freude verschwanden die Schwindelanfälle. Die Kopfschmerzen blieben. Die Erklärung dafür ist sehr einfach. Die Symptome der Vergiftung verschwinden aufgrund einer neuen Vergiftung. Die Entgiftungsphase erfährt ein abruptes Ende. Die gleichen Symptome treten bei einem Alkoholiker auf, dem man seine Flasche Whiskey wegnimmt. Nach einer gewissen Zeit zittert er wie Espenlaub. Wenn Sie ihm dann einen ordentlichen Schluck Whiskey geben, hört das Zittern auf. Aber ist das denn die richtige Therapie?

In Wahrheit litt die Frau zwar nicht mehr an Schwindelanfällen, aber viermal pro Woche wurde sie wieder von ihren Kopfschmerzen heimgesucht. Die Eliminierung von Giftstoffen ist in der Tat nicht immer gerade bequem. Aber es ist dennoch besser, für eine kurze Zeit gewisse Schwierigkeiten in Kauf zu nehmen, um schließlich triumphieren zu können.

Während der Entgiftungsperiode können u.a. Blähungen des Magens und der Därme auftreten. Da das Obst auf nüchternen Magen gegessen wird, bringen sie die angesammelten giftigen Abfallstoffe in Bewegung. Auch ich habe noch von Zeit zu Zeit diese Symptome. In Kompensation zu meinem bewegten Leben kommt es schon einmal vor, dass ich eine gewisse Zeit meine Prinzipien weniger konsequent befolge. Das Fleisch ist schwach und auch ich gehöre zu dieser extremem Stress ausgesetzten Gesellschaft. So gebe ich dann meinen üblichen Obsttag auf und esse mittags eine warme Suppe, Salat und Brot. Das ist eine gute Kombination, aber im Allgemeinen esse ich zu viel Brot. Wenn ich zusätzlich noch ein schweres Abendessen mit Käse und Dessert zu mir nehme, muss ich schon meinen Gürtel lockern. Wenn ich zwei Tage später wieder meine Gewohnheiten aufnehme (einen Tag lang nur Obst bis zum Abend), werde ich glücklicherweise von diesen unangenehmen Blähungen erlöst.

Mein Gürtel ist für mich der Gradmesser. Ich steige nicht jeden Tag auf die Waage. Bei meinen vielen Reisen, bei denen ich gezwungen bin, ständig das Hotel zu wechseln, wäre das im Übrigen auch nicht möglich. Bei mir geht das Schlank sein immer mit einer Periode großer spiritueller Kraft einher, in der ich selbstsicher bin und mit wieder gefundener Vitalität und Effizienz agiere. Das sind die Zeiten, in denen ich mich korrekt ernähre und die Harmonie zwischen Arbeit und Erholung perfekt ist. Ich habe genug Zeit für mich selbst und verfalle nicht in Überkompensation, die aus unmäßigem Essen und Trinken besteht. Ich genieße intensiv alles um mich herum.

Nebenwirkungen

Während der Übergangsphase leiden manche Menschen unter leichten Kopfschmerzen, die ein Zeichen dafür sind, dass die Toxine in großen Mengen mobilisiert werden. Der Körper ist auf Entzug von den gesellschaftlich akzeptierten Drogen wie Kaffee und Tee. Koffein erhöht den Blutzuckerspiegel. Denken Sie einfach an die Beschreibung der Stresssituationen, die von unseren schlechten Ernährungsgewohnheiten herrühren. Koffein findet sich selbstverständlich in Kaffee, aber auch in Kakao und Cola. Wenn man plötzlich den Koffeinkonsum reduziert, sinkt der Blutzuckerspiegel. Das Gehirn verfügt dann nicht mehr über diese Energiequelle (Glukose). Die Nervenimpulse werden nicht mehr richtig weitergeleitet, was zu einer Kontraktion und damit zu Kopfschmerzen führt.

Weitere mögliche Nebenwirkungen sind Müdigkeit und Übelkeit. Das ist völlig normal, weil giftige Abfallstoffe auftreten und den Körper beschäftigen. Der Stuhlgang kann etwas flüssiger werden. Den meisten Menschen macht das Angst, weil sie nicht wissen, dass in diesem Moment das Obst die Ablagerungen aus dem Darm herauslöst. Ich persönlich empfinde dieses Gefühl als angenehm. Deshalb bedaure ich die Leute, die regelmäßig Verstopfungen haben.

Das soll nicht heißen dass jeder, der diese neue Lebensweise übernimmt, zwangsläufig mit den genannten Unannehmlichkeiten zu tun haben wird. Das hängt vom Grad der Vergiftung Ihres Körpers ab. Ich kenne einige Leute, die etwa zehn Tage lang darunter gelitten haben, aber die meisten durchlaufen diese Umstellung problemlos. Am Anfang muss man sich daran gewöhnen, morgens auf sein Brot zu verzichten, von den Croissants am Sonntag ganz zu schweigen. Aber ich versichere Ihnen, dass man nach einer gewissen Zeit die Gewohnheit zu „sündigen" verliert. Zumal, wenn das in Kaffee getunkte Croissant schwer im Magen liegt und das Aufstoßen Sie regelmäßig an ihn erinnert.

Sündigen

Wenn Sie sich an ein gesundes Frühstück mit Fruchtsaft und frischem Obst gewöhnt haben, dann verträgt ihr Magen keine schlechte Behandlung mehr. „Kann man denn diese Regel nie beiseite lassen?", ist die Frage, die sich hier stellt. „Eine kleine Sünde ist erlaubt, wenn Sie sie anschließend bereuen", sagt der Herr Pfarrer. Wichtig ist, dass Sie sich Ihrer Fehler „bewusst" sind, dass Sie unterscheiden können, was gut und was schlecht für Sie ist. Wenn ich im Ausland bin, um Kurse über Totaltherapie abzuhalten, passiert es mir auch, dass ich diese Richtlinien mal umgehe. Da lasse auch ich mich beim Abendessen mal zu einem Apfel verführen, obwohl die letzte Mahlzeit erst zwei Stunden zurückliegt. Wenn ich dann am nächsten Morgen aufstehe, ist meist der süße Apfelgeschmack noch da. Der Apfel ist zu lange im Magen liegen geblieben und hat zu gären begonnen. Ich erkenne meinen Fehler und entscheide mich dann sinnvollerweise dafür, den Tag korrekt zu beginnen.

Die wichtigste Regel ist die, die Eliminierungsphase nie zu unterbrechen! Wenn Sie wirklich nicht auf Ihre Tasse Kaffee verzichten können, dann trinken Sie ihn auf keinen Fall morgens, damit ihr Körper sich richtig reinigen kann. Wenn Sie mich nach der genauen Dauer dieser Reinigung fragen, muss ich Ihnen mit folgender Frage antworten: „Wie lange bleiben die Teller sauber, nachdem Sie ihr Geschirr mit viel Eifer gespült haben?" Nun, bis sie eben für die nächste Mahlzeit gebraucht werden.

Das Gleiche gilt für unseren Körper. Die Millionen von Arbeitern in dieser Fabrik hinterlassen ebenso wie Maler, die ihr Haus renovieren, eine Menge Abfall. Wir müssen unserem Körper die Möglichkeit zu einer täglichen Reinigung geben. Man kann sogar von Zeit zu Zeit einen Großputz veranstalten, indem man eine Fastenzeit einlegt. Davon werden wir später sprechen.

Lebensweise

Halten wir noch einmal fest, dass diese Methode nichts mit einer Kur oder Diät zu tun hat, nach der man wieder zu seiner alten Lebensweise zurückkehren will. Wir sprechen hier nicht von einer „Obstkur". Diese Methode ist weder ein Anfall noch eine vorübergehende Mode wie etwa eine Woche lang Eier zu essen, bis sie Ihnen zu den Ohren herauskommen. Nein, all diese Diäten sind so gegen die Natur und so mühsam, dass sie unweigerlich zum Scheitern verurteilt sind. Kaum wurden ein paar Kilo verloren, nimmt man sie noch schneller wieder zu.

Unsere Lebensweise erlaubt Ihnen, fast alles zu essen, wenn Sie Ihre Nahrung richtig zusammenstellen und zum richtigen Zeitpunkt zu sich nehmen. Das erfordert ein Minimum an Disziplin und Mitdenken. Natürlich ist es einfacher, ein Steak zu braten, oder ein Nutellabrot zu schmieren, als sorgfältig einen Teller Gemüse zuzubereiten und für die tägliche Obstration zu sorgen.

Kalorien

Kommen wir zum Obst zurück. Macht es nicht dick? Es enthält doch immerhin viele Kalorien? Mir ist noch nie in den Sinn gekommen, die Kalorien zusammenzuzählen, die ich bei einer Mahlzeit aufnehme. Ich sehe mich schon mit Zählbrett oder Taschenrechner bewaffnet. Kalorienzählen ist eine völlig überholte und überflüssige Methode. Ihre Summe ist kein Indikator dafür, ob Sie ihr Gewicht oder Ihre Gesundheit auf einem befriedigenden Niveau halten.

Es gibt zwei Arten von Kalorien, die Guten und die Schlechten. Aber wie in einem alten Western ist es nicht immer so einfach zu wissen, wer die Guten und wer die Bösen sind. Es ist daher höchste Zeit aufzuzeigen, welche Kalorien wirklich dick machen. Die guten Kalorien von hochwertiger Qualität finden sich in wasserhaltiger Nahrung und Obst. Diese Nahrung liefert sofortige Energie (dank der Enzyme) und hilft bei der Lösung von Gewichtsproblemen. Die schlechten Kalorien (auch „hohle" Kalorien genannt) finden sich in schlecht zusammengesetzter Nahrung und in behandelten Lebensmitteln. Diese liefern nicht die geringste Energie, weil ihre Verdauung unmöglich geworden ist. Sie werden sofort in Fett umgewandelt und entsprechend eingelagert.

Vergleichen wir zwei Arten von Frühstück. Das Erste besteht aus Toast, mit einigen Scheiben hart gekochtem Ei und einer Tasse Kaffee (wie z.B. bei der Atkins-Diät). Das Zweite besteht aus einigen Scheiben Ananas, frisch gepresstem Apfelsaft und einem Apfel. Das Erste enthält in der Tat weniger Kalorien, aber seine unverdauliche Zusammenstellung aus Eiern (konzentriertes Eiweiß), Toast (Kohlenhydrate) und destruktivem Kaffee benötigt mindesten fünf Stunden, um im Magen verarbeitet zu werden. Ihre Energie sinkt praktisch auf Null und es bildet ein breites Polster an Überresten. Nicht gerade das, was wir zum Abnehmen benötigen. Das zweite Frühstück enthält sicher mehr Kalorien aber setzt wesentlich mehr Energie frei. In weniger als einer halben Stunde hat es den Magen verlassen, um den Darm mit notwendiger Energie zu versorgen. Ihr Verdauungssystem profitiert von den positiven Effekten - es tritt keinerlei Blockade auf - und die Entgiftungsphase wird eingehalten.

Übergewicht

Sind Sie immer noch der Meinung, Kalorien zählen zu müssen? Ich gebe Ihnen noch ein Argument, damit Sie ihre gekonnten Rechnereien aufgeben. Mehrere Ernährungswissenschaftler haben in einer Studie genau untersucht, was fettleibige Menschen täglich aßen. Sie kamen zu folgendem Ergebnis. Ein Teil von ihnen aß tatsächlich zu viel, aber bei den meisten war das nicht der Fall. Der Unterschied lag einzig in der zwischen den Mahlzeiten verbrannten Energie. Schlanke Menschen verbrauchen wesentlich mehr Energie als dicke Menschen.

Dicke Menschen, die wenig Energie verbrauchen und sich dabei normal ernähren, nehmen statistisch 20% zu viel auf. Das mag erstaunlich klingen, aber obwohl diese Menschen nicht übermäßig viel essen, nehmen sie trotzdem zu. Daraus folgt, dass die selbe Diät nicht für alle Menschen geeignet ist. Wir sind alle so verschieden, dass jeder Organismus unterschiedlich reagiert. Leute mit Übergewicht denken, dass sie ihr Problem damit lösen könnten, einfach weniger zu essen. Wenn sie weniger essen, dann spart der Körper noch zu ihrem Nachteil und sie verlieren leider kein einziges Kilogramm. Der Körper passt sich an. Man darf also Fastenkuren nicht als Reduktionsdiät verstehen. Nach dem Fasten werden Sie das Doppelte aufnehmen, wie ein Schwamm, der sich mit Wasser vollsaugt. Wenn Sie weniger essen, verlangsamt sich der Stoffwechsel, was den Energieverbrauch noch mehr reduziert.

Besagte Spezialisten haben auch festgestellt, dass korpulente Menschen eine niedrigere Körpertemperatur haben. Wenn es kalt ist, neigt man zu einer fetteren und zuckerhaltigeren Ernährung. Vergleichen Sie einfach das, was Sie während eines Urlaubes im sonnigen Süden essen mit Ihrer Ernährung im Winter. Nur eine starke körperliche Anstrengung kann die Temperatur wirksam erhöhen. Reicht das, Sie von der Überflüssigkeit einer Kalorientabelle zu überzeugen?

Viel Obst und dessen richtige Zusammenstellung, wie wir sie in unserer Lebensweise propagieren, reguliert den Blutzuckergehalt. Die Körpertemperatur ist höher, was den Stoffwechsel aktiviert. Der Körper verfügt also über die ausreichende Energie, um sich langsam aber sicher von Überschüssen zu befreien.

Nahrung, die man in der richtigen Art und Weise zu sich nimmt, wird nicht mehr in Fettpolster umgewandelt. Je mehr ich auf das Problem Obst eingehe, desto mehr wird mir bewusst, wie sehr dessen Bedeutung in unserer klassischen Ernährung vernachlässigt wurde. Dr. Herbert Shelton stellt fest, dass Äpfel, Ananas, Bananen und Erdbeeren die erforderlichen Enzyme zum Abbau der so lästigen Fettpolster enthalten. Und, meine Damen, das ist kein Irrtum. Es ist möglich, Orangenhaut loszuwerden, ohne auf teure und wirkungslose Cremes zurückzugreifen. Cellulite und Fettpolster sind nur Fettansammlungen, die der Körper nicht eliminieren kann. Eine falsche Ernährung ist zweifellos die Hauptursache für die so verabscheute Orangenhaut.

Obst oder Obstsaft?

Welche Art und Weise ist am geeignetsten Obst zu essen? Als frisch gepressten Saft oder in seiner natürlichen Form? Wenn man eine Orange oder einen Apfel auspresst, verliert man einen Teil des Fruchtfleisches und bestimmte Nährstoffe. Die ganze Frucht liefert Ihnen natürlich die Gesamtheit der Nährstoffe. Der Saft dagegen nur den flüssigen Extrakt. Aber der Unterschied ist minimal. Beide liefern echte Energie und bilden die Grundlage für eine dauerhafte Gesundheit.

Manche Menschen trinken morgens lieber Fruchtsaft. Es ist enorm wichtig, sich dafür gemütlich Zeit zu lassen und ihn gut mit Speichel zu vermischen. Außerdem ist Fruchtsaft ein guter Durstlöscher. Andere werden nach ihrem Saft noch einen Apfel oder eine Orange essen. Wenn man einen Apfel isst, reinigt man sich übrigens automatisch den Mund.

Nehmen Sie sich auf jeden Fall Zeit, ihr Obstfrühstück in Ruhe zu essen und betrachten Sie es als vollwertigen Ersatz für ihr traditionelles „continental breakfast". Verhalten Sie sich also genauso wie vorher und essen Sie ihr Obst langsam. Schmecken und genießen Sie das leckere Aroma. Ein französischer Arzt sagt, dass die Übersäuerung daraus resultiert, dass wir die Lebensmittel nicht mehr schmecken. Die Leute schlingen ihr Essen herunter, weil sie sich nicht mehr darüber bewusst sind, was sie essen. Wenn Sie ihr Wurstbrot mit Mayonnaise oder Ketchup essen, frage ich mich, was Sie überhaupt noch schmecken.

Bei einem meiner Kurse in Deutschland behandelten wir das Thema Ernährung wirklich umfassend. Wir gingen natürlich nicht so weit, Verbote zu formulieren, aber wir befassten uns mit den wesentlichen Informationen. Mittags war das Angebot für die Schüler im Restaurant enorm. Und was musste ich da mit ansehen? Eine weibliche Therapeutin nahm ein Käsebrötchen, legte noch eine Scheibe Schinken darauf und vervollständigte das ganze mit einem Klecks Schokolade. Was hatte sie noch für einen Geschmackssinn? Brot? Schinken? Käse? Schokolade? Und warum?

Abgepackter Obstsaft?

Diese Frage wird mir oft gestellt: „Hat Saft in Packungen und Flaschen den gleichen Wert?" Wenn man der Werbung Glauben schenkt, sind diese Produkte ebenso gut, wie frisch gepresster Saft. Ich hatte einmal in Heidelberg ein junges Mädchen als Patientin, die als Laborantin in einer Fabrik für Erfrischungsgetränke und Säfte arbeitete. Als ich ihr die Bedeutung der Eliminierungsphase erklärte, sah sie keinerlei Notwendigkeit, über obige Frage nachzudenken. Sie kannte besser als wir alle die Menge an Aroma- und Farbstoffen, die so genannten „100%-igen" Säften zugesetzt werden. Passen wir auf, dass man uns nicht nur Unsinn erzählt. Äpfel und Zitrusfrüchte, die wir in natürlicher Form zu uns nehmen, werden im Körper zu Basen umgewandelt. Das ist bei Säuren aus Erfrischungsgetränken nicht der Fall. Sie werden fraktioniert und übersäuern den Körper, worauf wir gut verzichten können. Außerdem enthalten Erfrischungsgetränke raffinierten weißen Zucker. Selbst Leichtprodukte, die den Slogan „nur 1 Kalorie" tragen, haben das gleiche Schicksal. Der Süßstoff, der den Zucker ersetzt, ist schädlich für unseren Organismus. Und da manche Erfrischungsgetränke auch Koffein enthalten, kann man sicher sein, dass sich eine Abhängigkeit einstellt. Und das sind nicht die einzigen Unannehmlichkeiten. Wenn diese Getränke zum Essen konsumiert werden, rufen sie einen Gärungsprozess im Magen hervor. Was soll man zu den Tausenden Schülern sagen, die stundenlang in Snackbars herumhängen und ihren Hunger mit Big-Mäc und Cola stillen? Und hinterher wundern wir uns über die schlechte körperliche Verfassung der Jugend.

Natürlich beschweren sich unsere Kinder, dass wir „die gesunde Ernährung" so wörtlich nehmen. „Mami, können wir eine Limo haben, wie die anderen Kinder?", fragen sie. Also servieren wir ihnen ein Glas prickelndes Mineralwasser mit einem Schuss Orangen- oder Zitronensaft. Mineralwasser ist nicht wirklich ideal, aber ein Kind kann trotzdem ruhig mal etwas anderes als stilles Wasser trinken. Frischer Fruchtsaft ist in jedem Fall besser als Limo mit ihren verschiedenen Zusätzen.

Die Zusammenstellung von Obst

Kann man die verschiedenen Obstsorten frei kombinieren, oder muss man auch hier Regeln beachten? Komplizieren wir die Sache nicht. Eigentlich kann Obst meistens irgendwie miteinander kombiniert werden. Einige Autoren unterteilen es in drei Kategorien: Sauer, Säuerlich und Süß. Ich persönlich denke, dass die von uns propagierte Lebensweise für die meisten Menschen so neu ist, dass zu viele komplizierte Regeln nur die Position der Gegner dieser energiereichen Ernährung stärken würden.

Zu den süßen Früchten zählen wir die Trockenfrüchte wie Aprikosen und Feigen. Reife Bananen und süße Trauben gehören auch in diese Gruppe. Die Banane kann als süß bezeichnet werden. Sie muss gut gekaut werden, weil sie viel Stärke enthält. Die Vorverdauung findet im Mund statt, dank der Ptyaline, dem Enzym, das nur freigesetzt wird, wenn man ausreichend kaut. Die anderen Obstsorten dagegen müssen nur mit den Zähnen fein zermalmt werden. Ihre Verdauung vollzieht sich direkt im Dünndarm.

Aus botanischer Sicht sind alle anderen Obstsorten sauer oder säuerlich. Eine Banane sollte man also besser alleine essen oder in Kombination mit Obst wie Aprikosen, Kirschen, mürben Äpfeln, süßen Birnen, Mango oder Papaya. Saure Äpfel, Ananas oder Zitrusfrüchte, wie Zitronen, Orangen, Limonen und Mandarinen schmecken eher sauer. Auch die Erdbeere ist eine saure Frucht. Man muss die Kombination von sauren und süßen Früchten vermeiden.

Vereinfachen wir das Ganze. Wenn Sie sich täglich auf eine Obstsorte beschränken, möglichst entsprechend der Jahreszeit, dann können Sie nichts verkehrt machen. Im September mag ich einen Apfeltag besonders. Und dann gibt es noch Melonen, das saftigste Obst, das es gibt. Und Melonen haben auch die günstige Eigenschaft, sehr schnell in den Dünndarm zu gelangen. Es ist daher ratsam, Melonen vor allen anderen Früchten zu essen. Oder was noch besser ist, sie alleine zu genießen.

Sie können Obst bis etwa eine halbe Stunde vor dem warmen Abendessen zu sich nehmen, das aus Gemüse bestehen sollte. Für eine Banane müssen Sie mit einer drei viertel Stunde rechnen. Obst und Gemüse sind keine ideale Kombination, weil sie von zwei verschiedenen Enzymen verdaut werden. Trockenfrüchte sind gute Energielieferanten und sind perfekt für Personen, die sich das Naschen abgewöhnen wollen. Während der Eliminierungspase empfehle ich eher saftiges Obst.

Essen Sie morgens und während des Vormittages reichlich Obst, verschiedene Sorten oder nur eine, je nach Wunsch. Essen Sie ausreichend, ohne zu übertreiben.

Ananas, ein saures Obst, enthält Enzyme, die schnell und wirksam überflüssige Fettpolster auflösen. Außerdem enthält sie viel Schwefel und Jod zur Regenerierung der Schilddrüse. Das Bromalin, aktives Enzym in der Ananas „verbraucht" die Fettpolster in adäquater Weise. Ananas sollte immer sehr reif gegessen werden. Und ich wiederhole, dass abgepackte Fruchtsäfte nicht die wichtigen Enzyme enthalten. Viele Trockenfrüchte sind geschwefelt. Natürlich getrocknete Aprikosen sind immer dunkelbraun oder sogar schwarz. Wenn eine unreife Ananas gegessen wird, hat man sofort ein pelziges Gefühl im Mund. Wenn man im Winter Ananas isst, muss man wissen, dass in ihren Herkunftsländern gerade Sommer ist. Die Frucht reift in der Sommerhitze und wird mit dem Flugzeug zu uns transportiert.

Regeln, die beim Obstessen beachtet werden müssen

Die folgenden Regeln sollten sie beim Verzehr von Obst beachten:

1. Genießen Sie Ihre Obstmahlzeit in Ruhe, wie ein normales Frühstück.
2. Essen Sie reichlich Obst, aber nicht alles auf einmal. Verteilen Sie es über den ganzen Vormittag bis etwa eine halbe Stunde vor dem Mittagessen (bei Bananen bis etwa 45 Minuten vor dem Mittagessen).
3. Melone möglichst separat essen, oder auf jeden Fall vor anderem Obst.
4. Kauen Sie Bananen gründlich und essen Sie diese möglichst ohne anderes Obst, außer wenn es sich um süßes Obst handelt. Eine Banane stillt Ihren Hunger und gibt Ihnen ein Sättigungsgefühl.
5. Knausern Sie nicht mit frisch gepresstem Saft. Trinken Sie mindestens einen viertel Liter täglich.

Nahrhafte Ballaststoffe

Ballaststoffe sind Substanzen, die man vor allem in Obst findet, in Getreide und Gemüse (Hülsenfrüchte zum Beispiel), sofern dieses frisch ist. In den letzten Jahrzehnten ist der Konsum dieser Lebensmittel stark zurückgegangen. Aßen wir 1925 zum Beispiel noch 7,5 Kilogramm Hülsenfrüchte pro Jahr, so essen wir heutzutage nur noch 1,3 Kilogramm. Die Italiener ernähren sich beispielsweise hauptsächlich von Teigwaren. Vor 30 Jahren aßen sie vor allem Gemüse und Vollwertnudeln (aus Vollkornmehl). Heutzutage werden die Teigwaren aus raffiniertem Mehl hergestellt, während Gemüse durch Fleisch ersetzt wurde. Adieu, Ballaststoffe.

Welche Rolle spielen diese Ballaststoffe? Zwar besteht ihre vorrangige Rolle nicht darin, Energie zu liefern, aber sie sorgen für einen guten Nahrungstransit, dank der Zellulose, dem Pectin und dem Gummi, das sie enthalten. Sie haben also eine wichtige Funktion im Kampf gegen Verstopfung. Während der Verdauung verhindern sie die Assimilation von Fetten. Sie sind auch reich an Vitaminen und Oligo-Elementen (auch Spurenelemente genannt). Spurenelemente, Nichtmetalle und Metalle, sind nicht sehr zahlreich, aber sehr wichtig als Katalysatoren für einige chemische Reaktionen in unserem Körper. In den letzten Jahren wurden viele Forschungsarbeiten dazu durchgeführt. Man hat die Bedeutung dieser Spurenelemente entdeckt, auch im Sportbereich, wo man sich bisher nur für Vitamine interessiert hatte.

Im Ayurveda hat man den Nutzen von Ballaststoffen seit langem erkannt. Ballaststoffe schützen den Dickdarm vor verschiedenen Gefahren. Sie helfen, den negativen Effekt einiger chemischer Substanzen wie Zusatz- und Farbstoffe zu neutralisieren. Sie helfen auch, Fettsucht zu bekämpfen und schützen uns gegen Krebs der Verdauungsorgane. Bei einem meiner Besuche in Savona zeigte man mir die Veröffentlichung von Dr. Giacosa, Leiter der Ernährungsabteilung des nationalen Forschungszentrums für Krebs von Gènes. Sie behandelte die alarmierende Ausbreitung von Krebs der Verdauungsorgane. Prof. Giacosa deckte darin ganz klar eine der wichtigsten Ursachen auf. In den letzten Jahren ist unsere Nahrung arm an Ballaststoffen geworden.

Kapitel 5

Vitamine und Mineralstoffe

Wenn wir uns mit der Aufnahme von Vitaminen und Mineralstoffen beschäftigen, dann geht es dabei um die natürlichen Bestandteile aus unserer Nahrung oder um nicht-chemische Substitution. Man begegnet dieser Form der Substitution u.a. in der Phytotherapie und in der orthomolekularen Medizin, wo körpereigene Moleküle eingesetzt werden, die besonders gut vom Organismus aufgenommen werden können.

Die Menge an Vitaminen und Mineralstoffen im Organismus ist nicht sehr groß. Dennoch sind sie grundlegend für den Metabolismus. Es sind organische Vitalstoffe (die Kohlenstoff enthalten), die größtenteils über die Nahrung aufgenommen werden müssen. Im Allgemeinen sind sie Bestandteil, der für die Funktion des Metabolismus unentbehrlichen Enzyme. Enzyme haben die Funktion von Katalysatoren. Ein Katalysator ist vergleichbar mit einem Immobilienmakler, der Käufer und Verkäufer zusammenbringt und den Ablauf der Transaktion überwacht. Die Enzyme regulieren die Kohäsion von Elementen, die sich sonst nicht verbinden. Allein das Eingreifen der Enzyme führt zu einer Verbindung und Reaktion zwischen sonst inkompatiblen Substanzen. Das geringe Vorkommen von Vitaminen in unserem Organismus führte in der Vergangenheit zu einer starken Vernachlässigung ihrer Bedeutung durch die Medizin. Im Bereich des Sports indessen haben die Vitamine und später auch die Mineralstoffe ein größeres Interesse genossen. Um ein Lagerfeuer zu entzünden, reichen die großen Holzscheite nicht aus. Man muss auch genügend kleine trockene Zweige sammeln. Und vergessen wir nicht die kleine gelbe Schwefelflamme des Streichholzes, die das Feuer entzündet, bis die Glut eine intensive Hitze entwickelt hat.

Die Enzyme sichern die Funktion der Zellen. Sie kontrollieren Wachstum und Regeneration des Gewebes und stimulieren die Energiebildung. Vitamine und Mineralstoffe müssen primär aus der Nahrung aufgenommen werden. Frisches Obst und Gemüse enthalten Metalle, die Energie anziehen und transportieren. Eine Vielzahl von Faktoren, wie schlechte Ernährungsgewohnheiten behindern den Organismus bei der Aufnahme von natürlichen Vitaminen und Mineralstoffen. Es geschieht vielmehr das Gegenteil: Toxine und Alkohol (Zucker) werden gebildet, die dem Organismus seine eigenen Enzyme entziehen. Zu viel Fett, Raffination und chemische Zusätze führen dazu, dass unsere normale Nahrung nicht mehr zur Versorgung mit den notwendigen Vitaminen und Mineralstoffen ausreicht. Frauen in den Wechseljahren werden oftmals Kalziumtabletten empfohlen. Solche Tabletten enthalten inaktive Mineralstoffe, welche die Zellen absolut nicht verwerten können. Diese Mineralien dringen in die Zelle ein, ohne an den inter- und intrazellulären Reaktionen teilnehmen zu können. Die Folge ist ein Absinken der Zellspannung. Zudem können Mineralstoffe, die in den Magen-Darm-Kanal eindringen, vom Blut nur schwer absorbiert werden und benötigen viel Zeit, bis sie ausgeschieden werden. Die Ansammlung eines oder mehrerer solcher Elemente kann dann eine Vergiftung hervorrufen. Aus diesem Grund plädiere ich erneut für eine harmonische Lebensweise und für Ernährungsgewohnheiten, die uns die Aufnahme des gesamten Reichtums ermöglichen, den uns die Natur anbietet. Schlechte Ernährung führt zu einem Prozess der Fäulnis und Gärung. Diese Prozesse zerstören teilweise die Vitamine und Mineralien. Außerdem hemmen sie die Verdauung, was die Absorption der verbleibenden Vitamine und Mineralstoffe erschwert. Ein Mangel an Vitaminen und Mineralien (insbesondere an Vitamin B und Eisen), ist auch die Ursache für geringe sportliche Leistungsfähigkeit. Allerdings darf man daraus nicht schließen, dass man in einem Zustand ohne Vitamin- und Mineralmangel die besten Leistungen durch die Einnahme zusätzlicher Vitamine erzielen könne. Es ist wesentlich sinnvoller, sich für eine ausgewogene Ernährung zu entscheiden. Es fehlt nicht an Nahrungsmitteln, die reich an Vitaminen und Mineralstoffen sind.

Wir wollen nun einige wichtige Vitamine und Mineralstoffe genau darstellen, ihre natürlichen Quellen und persönlichen Feinde aufzeigen. Und vergessen Sie nicht - wie oben ausführlich dargestellt - darauf zu achten, wann man bestimmte Substanzen einnimmt und wie man sie miteinander kombiniert. „Ein kluger Mann ist doppelt wert."

5.1 Vitamine

Im Allgemeinen teilt man die Vitamine in zwei Gruppen ein:
* wasserlösliche Vitamine (C und B-Komplex)
* fettlösliche Vitamine (A, D, E und K)

Da wir üblicherweise viel Fett essen, man muss nur an Fleisch, Käse, Butter und Fisch denken, tritt ein Mangel an fettlöslichen Vitaminen bei uns nur selten auf. Es besteht eher die Tendenz zu einer Überdosis, da diese Vitamine im Körperfett gespeichert und nicht über den Urin ausgeschieden werden, wie das bei den wasserlöslichen Vitaminen der Fall ist.
Vitaminmangel entsteht durch zu geringe Aufnahme, aber auch durch zu hohen Verbrauch, oder wenn der Organismus die Vitamine nur schwer der Nahrung entziehen kann. Letzteres tritt bei alten Menschen gelegentlich auf. Jedenfalls reicht es nicht, einfach genügend zu essen, um einen ausreichenden Vitaminhaushalt sicherzustellen. Wenn man seine Ernährung gut zusammenstellt, sind Vitaminpräparate überflüssig. Zudem darf Vitamin C nicht mit Stärke kombiniert werden, B-Vitamine und Vitamin C bewirken zusammen einen Gährungsprozess, und die chemischen Präparate zerstören die natürlichen Vitamine und Mineralstoffe in unserem Körper.
Der tägliche Vitaminbedarf ist individuell unterschiedlich - abhängig von den Lebensumständen und einer Vielzahl an Faktoren, in die wir einen kurzen Einblick geben wollen.

a) Metabolismus:
Wenn der Metabolismus beschleunigt ist (durch Schwangerschaft, in der Wachstumsphase oder bei körperlichen Anstrengungen), hat der Organismus einen erhöhten Bedarf an B-Vitaminen und an Vitamin C, einem wichtigen Antioxidant. Bei Sportlern ist der Vitaminbedarf ebenfalls stark erhöht, auch Kinder in der Wachstumsphase haben einen höheren Vitaminbedarf. Wenn man beobachtet, wie sich Kinder heute ernähren, muss man sich nicht über ihren Mangel an physischer Kondition oder ihr gereiztes Verhalten wundern.

b) Ernährung:
Je mehr Kohlenhydrate man zu sich nimmt, desto höher wird der Bedarf daran. Wir benötigen 1mg Vitamine pro Kalorie. Da Obst und Gemüse sowohl Kohlenhydrate als auch Vitamine enthalten, stoßen wir erneut auf einen Beweis für den Wert der von uns empfohlenen Lebensweise.

c) Der Zusammenhang zwischen den Vitaminen:
Ein Überschuss eines bestimmten Vitamins - wir sprechen insbesondere von fettlöslichen Vitaminen - kann einen Mangel an einem anderen Vitamin hervorrufen. Es ist daher nicht empfehlenswert, unüberlegt einzelne Vitamine einzunehmen.

d) Fieber:
Bei Fieber steigt der Vitaminverbrauch. Nach einer Infektionskrankheit ist eine Vi-taminergänzung ratsam. Man darf aber nicht daraus schließen, dass die Vitamine einen therapeutischen Effekt hätten. Wenn die Körpertemperatur aus welchem Grund auch immer ansteigt, dann steigt ebenso der Vitaminbedarf. Ob Marathonläufer oder Fabrikdirektor, jeder sollte sich in starken Stresssituationen darüber bewusst sein.

e) Bestehende Reserven:
Die Vitamine A, B, C und D sammeln sich im Organismus an und bilden eine Reserve. Ein Fastentag bringt daher den Organismus nicht gleich in Schwierigkeiten.

f) Die Darmflora:
Bestimmte Vitamine (vor allem B6, B12 und K) werden nach Bedarf in der Darmflora gebildet. So kann ein sekundärer Mangel nach der Einnahme von Medikamenten wie Antibiotika entstehen, da diese die Darmflora stören. Auch die Darmflora selbst kann den Bedarf an einzelnen Vitaminen erhöhen, indem sie diese verbraucht oder eine Darmentzün-dung provoziert, die deren Absorption hemmt. Wenn man sich dieser Umstände bewusst ist, wird die Aufnahme harmonischer Nahrung zum Muss. Bei meinen Patienten stelle ich oft Darmträgheit fest. Über eine Kirlianfotografie

sind deren Anzeichen übrigens klar erkennbar. Eine Blutuntersuchung und eine spezielle Darmflorauntersuchung bestätigen die Diagnose ebenfalls.

g) Medikamente:
Einige Medikamente können dem Effekt von Vitaminen entgegenwirken. So sind zum Beispiel Antibabypillen ein echter Feind des Vitamin B6 (pyridoxine).

Vitamin A

Hauptfunktionen:
• steigert die Immunabwehr
• bekämpft Infektionskrankheiten, insbesondere der Atemwege
• fördert die Proteinsynthese
• fördert das Knochenwachstum, eine gesunde Haut, die Libido, gesundes Zahnfleisch und schöne Haare
• erhöht die Widerstandskraft gegen Umweltbelastungen
• verbessert das Sehvermögen und schützt vor Nachtblindheit (starke Sehschwäche bei schwachem Licht)
• fördert die Funktion der Gallenblase

Beste Quellen:
• getrocknete Aprikosen
• Grünkohl
• kleine Löwenzahnblätter
• roter Pfeffer
• Karotten
• Algen (besonders Norialge, einer besonders nahrhafte Algenart)
• Sauerampfer

Feinde: Luftverschmutzung, Zigarettenrauch, Alkohol, Kaffee, Mineralöl, Kortison, Eisenüberschuss, Vitamin D-Mangel (Mangel an Sonnenlicht).

Komplementäre Nährstoffe: Pflanzliche Proteine, Vitamin B-Komplex, aber auch Vitamin C, D, E und F (essentielle Fettsäuren), Choline, Kalzium, Zink. Das Retinol, eine aktive Form des Vitamin A, wird von unserem Organismus über Beta-Karotin gebildet, das man in frischem Gemüse, sowie in gelb- oder orangefarbenem Obst und Gemüse findet. Das Karotin kann als Provitamin A angesehen werden. Es findet sich in einer Vielzahl von Lebensmitteln. Circa zweidrittel des täglichen Bedarfs an Vitamin A wird durch Karotin gedeckt.

Vitamin B1: Thiamine

Hauptfunktionen:
- regt die Energiebildung an, stärkt Nerven-, Herz- und Muskelfunktion
- erforderlich für ein gesundes Wachstum
- regelt die Enzyme, die an der Umwandlung von Glukose in Energie beteiligt sind
- fördert die Zelloxidation
- sorgt für eine gesunde Leber

Beste Quellen:
- alle Getreidearten, insbesondere Vollkornreis, Hirse, Weizen und Roggen
- alle Gemüsearten, besonders Sojakerne, Buschbohnen, rote und weiße Bohnen, Erbsen
- Avocado, Orangen
- Nüsse
- Pinienkerne, Sesamkörner, Sonnenblumenkerne
- Brokkoli, Artischocken, Spargel, Spinat
- Eier

Feinde: Alkohol, Kaffee, Fieber, Hitze, zu viel Zucker, Stress, Operationen, Tabak.

Komplementäre Nährstoffe: Vitamin B-Komplex, B2 und B3, Folsäure, Vitamine C und E, Mangan, Schwefel.

Vitamin B2: Riboflavein

Hauptfunktionen:
- fördert den Proteinmetabolismus
- fördert die Hormonproduktion der Nebennierendrüsen
- wichtig für die Funktion von Haut, Zunge, Leber, Augen Haaren
- steigert den Fettstoffwechsel
- fördert die Zelloxidation
- fördert die Bildung roter Blutkörperchen und Antikörper
- stärkt die Widerstandskraft gegen Krankheiten
- stärkt Nieren und Herz

Beste Quellen:
- Mandeln, Champignons, roter Pfeffer, frisches Gemüse
- Weizenkeime, Wildreis, Vollkornprodukte, Hefe
- Eier

Feinde: Alkohol, Koffein, Tabak, Kaffee, Zucker, Antibabypille, UV-Licht.

Komplementäre Nährstoffe: Vitamin B-Komplex, B6, B3, C, Phosphor.

Vitamin B6: Pyridoxin

Hauptfunktionen:
- fördert die Verdauung und Nahrungsverwertung
- fördert die Umwandlung von Muskelglycogen in verwertbare Blutglycogene
- stärkt das Nervensystem
- fördert die Bildung von Antikörpern
- fördert die Bildung roter Blutkörperchen

- vorbeugend gegen Übelkeit
- fördert die Synthese von ARN und ADN
- unterstützt wahrscheinlich die Gewichtskontrolle
- ein Mangel führt zu chronischer Müdigkeit

Ideale Quellen:
- Weizenkeime, alle Arten von Vollkorngetreide wie Buchweizen, Hafer, Roggen, Weizen, Vollreis
- Zitronen, Orangen, Bananen
- Rüben, Kohl, frisches Gemüse (Kopfsalat, Spinat), Erbsen, Linsen
- Thunfisch

Feinde: Alkohol, Antibiotika, krampflösende Mittel, Koffein und Kaffee, Kortison, D.E.S., Östrogen, Antibabypille, Strahlung, Zucker, Tabak.

Komplementäre Nährstoffe: Vitamin B-Komplex, B1, B2, B5, C, Magnesium, Kalzium, Linolsäure, Natrium (aus natürlichen Quellen).

Vitamin B12: Cobalamin

Hauptfunktionen:
- Bildung und Erhalt eines stabilen Nervensystems
- schützt vor Schädigungen der Nervenzellen
- Bildung roter Blutkörperchen
- grundlegend für das kindliche Wachstum
- fördert die Synthese von ARN und ADN
- begünstigt den Kohlenhydrat-Stoffwechsel
- erforderlich während der Schwangerschaft

Beste Quellen: Hefepulver, Eier

Feinde: Alkohol, Tabletten gegen Magenübersäuerung, Antibiotika, Aspirin, Koffein, harntreibende Mittel, Östrogen, Abführmittel, Antibabypille, Schlafmittel

Komplementäre Nährstoffe: Vitamin B-Komplex, B6, C, Choline, Inositol, Kobalt, Kalium, Natrium (aus natürlichen Quellen).

PAB: Para-Amino-Benzol-Säure
Gehört zu den B-Vitaminen.

Hauptfunktionen:
- schützt Zellmembrane und rote Blutkörperchen vor freien Radikalen
- wirkt als natürlicher Schutzfilter für eine gesunde Haut
- fördert die Bildung roter Blutkörperchen
- fördert die Produktion von Folsäure (B9) durch die Darmflora
- fördert den Eiweißstoffwechsel
- scheint den Erhalt der natürlichen Haarfarbe zu fördern
- beugt Eisenmangel vor
- erhöht die Widerstandskraft gegen Luftverschmutzung

Beste Quellen:
- Vollkornprodukte, frisches Gemüse (Grünkohl, Löwenzahn, Spinat), Papaya, Buschbohnen, Linsen, Kartoffeln.

Feinde: Alkohol, Kaffee, Östrogen, Fertiggerichte, Sulfonamid.

Komplementäre Nährstoffe: Vitamin B-Komplex, C, B9 (Folsäure), B5

Vitamin C: Ascorbinsäure

Hauptfunktionen:
- beugt Infektionskrankheiten vor und beschleunigt den Heilungsprozess
- fördert die Funktion der Geschlechtsorgane und der Nebennierendrüsen (die Adrenalin ausschütten)
- fördert das Sehnenwachstum

- fördert die Eisenaufnahme
- fördert das Wachstum der Zähne
- stärkt das Kapillargewebe
- sorgt für gesundes Zahnfleisch und stabile Knochen

Beste Quellen:
- Obst, besonders Zitrusfrüchte, Erdbeeren und schwarze Johannisbeeren; Gemüse, besonders frisches Gemüse.

Feinde: Alkohol, Antibiotika, Aspirin, Barbiturate, Kochen (Hitze), Kortison, harntreibende Mittel, hohes Fieber, Schmerzmittel, Stress, Tabak.

Komplementäre Nährstoffe: Kalzium, Magnesium.

Seit Jahren nehme ich instinktiv zusätzlich Vitamin C in orthomolekularer Form ein, die dem Organismus am besten entspricht. Eine neue Art säurefreier Vitamin C-Präparate mit einem Zusatz an Kalzium und Magnesium ist hier optimal. Auch die antioxidative Wirkung von Vitamin C ist bestens bekannt. Es wirkt dem Alterungsprozess und der Bildung freier Radikaler entgegen. Wenn wir die Feinde dieses Vitalvitamines genauer ansehen, werden die Gründe für die enorme Ausbreitung von Infektionskrankheiten deutlich. Eine Bronchitis mit Antibiotika zu bekämpfen, führt in einen Teufelskreis. Der chronische Mangel an Vitamin C ist die logische Konsequenz unserer westlichen Lebensweise. Benutzen Sie daher täglich Ihren Mixer zur Zubereitung der vielen vitaminreichen Getränke.

Vitamin D

Hauptfunktionen:
- Ergosterol, eine ölhaltige Substanz, wird unter UV-Strahlung in Vitamin D umgewandelt
- erleichtert die Aufnahme von Kalzium und Phosphor im Darm
- wichtig für das Wachstum von Zähnen und Knochen, sowie

für ein gesundes Nervensystem
- fördert die Schilddrüsenfunktion
- sichert eine gute Blutgerinnung

Beste Quellen:
- Sonnenlicht, Eigelb, Butter, Crème fraîche, einige Getreideprodukte

Feinde: krampflösende Mittel, Barbiturate, Kortison, Mineralöl, Schlafmittel, Luftverschmutzung.

Milch verhält sich wie ein Protein. Schon der kleinste Schluck Milch reicht aus, um Kohlenhydrate unverdaulich zu machen. Dies führt zur Gewichtszunahme. Crème fraîche dagegen wird im Blut basisch und verhindert Magen-/Darmbeschwerden. Sie legt einen Schutzfilm über die gereizte Magen-/Darmschleimhaut.

Vitamin E: Tocopherol

Hauptfunktionen:
- sorgt dafür, dass sich Ablagerungen in den Zellen bei Sauerstoffkontakt nicht in Oxyde umwandeln (Antioxidant)
- schützt den Körper gegen freie Radikale (Substanzen, die zufällig im Körper entstehen und den Alterungsprozess beschleunigen, und die auch mit Krebs in Verbindung
  gebracht werden)
- überwacht die Bildung gesunder roter Blutkörperchen
- fördert die Durchblutung
- hemmt die Bildung von Blutgerinseln; verdünnt Fibrine und stoppt die Thrombosebildung
- schützt die Lunge vor Luftverschmutzung
- stärkt die Funktion der Geschlechtsorgane
- verringert das Risiko von Unfruchtbarkeit
- fördert die Aufnahme von Selen und Phosphor

Beste Quellen:
- Spargel, Spinat, Brokkoli, Rosenkohl, Kresse
- Buchweizen, Roggen, Hafer, Hirse, Vollreis
- Pflanzenöle
- Birnen, schwarze Johannisbeeren
- Sesamkörner, Sonnenblumenkerne
- Mandeln, Haselnuss, Brasilnuss, Walnuss

Feinde: Chlor, starke Hitze, Mineralöl, ranziges Fett oder Öl, Antibabypille

Komplementäre Nährstoffe: Vitamin A, B1, Vitamin B-Komplex, F (essentielle Fettsäuren), Inositol, Mangan, Selen, Phosphor.

5.2 Wesentliche Mineralstoffe

Mineralstoffe sind Elemente, die im Magen-Darm-Kanal nur schwer vom Blut aufgenommen werden können und einige Zeit bis zur Ausscheidung benötigen. Bei einer Ansammlung eines oder mehrerer Mineralstoffe können Vergiftungen, bei Mangelerscheinungen Krankheiten auftreten.

Kalium

Kalium ist einer der wichtigsten Mineralstoffe unseres Körpers. Tatsächlich reagiert das Herz sehr empfindlich auf Schwankungen des Kaliumspiegels. Probleme treten ebenso bei zu niedrigem Kaliumgehalt (Hypokaliämie), als auch bei erhöhtem Blutgehalt dieses Minerals (Hyperkaliämie) auf. Ein gestörtes Gleichgewicht hängt mit schlechter Ernährung oder längerer Einnahme harntreibender Mittel zusammen. Hier zeigt sich erneut die Verbindung von Nieren und Herz. Kalium regt das Denkvermögen und die Ausscheidung von Toxinen an. Zudem hilft es, den Blutdruck zu senken.

Hauptfunktionen:
- sichert den Säuregrad von Blut und Zellen
- regt die Nierenfunktion an (Ausscheidung von Toxinen)
- stimuliert die Produktion endokriner Hormone
- sichert einen gleichmäßigen Puls
- verhindert nervöse Spannungen und Muskelkontraktionen

Beste Quellen:
- Meeresalgen (floridées (blühend), Seegras, carraghénates (festes)), Trockenfrüchte (Aprikosen, Feigen), Äpfel, Bananen, Trockengemüse (Mungobohnen, Sojakerne, Saubohnen), Reis- und Weizenkleie.

Feinde: Alkohol, Koffein, Kaffee, Kortison, die meisten abführenden und harntreibenden Mittel, Stress, Salzüberschuss.

Komplementäre Nährstoffe: Vitamine B6 und B12, Natrium (natürliche Quellen).

Magnesium

Magnesiummangel führt zu einer Verringerung des Gefäßdurchmessers (Vasokonstriktion), was eine echte Gefahr für die Herzkranzgefäße darstellt, insbesondere wenn die Gefäße bereits verengt sind. Das Blut muss bis in die äußersten Extremitäten vordringen. Man rät daher zur Einnahme von Magnesium bei kalten, abgestorbenen Fingern und Zehen. Magnesium findet sich u.a. in Bananen.
Bananen machen nicht dick, wenn man sie richtig isst. Im Gegenteil, das aufgenommene Magnesium fördert die Fettverbrennung im Organismus und stimuliert den Fettabbau.

Hauptfunktionen:
- gleicht den Säurehaushalt des Körpers aus
- erhöht das Energieniveau durch Einfluss auf den Glukose-Stoffwechsel im Blut

- stimuliert den Metabolismus von Kalzium und Vitamin C
- natürlich beruhigend
- regt die natürliche Funktion der Blutgefäße, des Herzens, der Knochen, der Nerven und der Muskeln (Krämpfe) an und sorgt für gesundes Zahnwachstum
- fördert die Fettverbrennung
- sorgt für gute Leber- und Drüsenfunktion
- regt den Ausscheidungsprozess an

Beste Quellen:
- Weizenkörner und Weizenkleie
- Seegras, Mandeln, frisches Gemüse, Cajú-Nüsse (brasilianisch)
- Gemüsearten wie Buschbohnen, Linsen, rote Bohnen, Sojakerne, Erbsen und weiße Bohnen
- Trockenfrüchte wie Feigen und Bananen

Feinde: Alkohol, harntreibende Mittel, behandelte Lebensmittel, Antibabypille, raffiniertes Mehl, Zucker, Stress, zu viel Weißwein.

Komplementäre Nährstoffe: Vitamine B6, C, D, Kalzium, Phosphor.

Kalzium

Kalziummangel führt zu Osteoporose, einem Phänomen, das vor allem ältere Menschen, besonders Frauen in den Wechseljahren betrifft. Haupterscheinung bei der Osteoporose ist, dass die Knochen leichter brechen (oftmals Hüftknochen). Um diesem Kalziummangel vorzubeugen benötigt man keine Tabletten. Es ist ebenso wenig ratsam, Östrogene zu verabreichen, da diese negative sekundäre Effekte zeigen. Selbst große Milchmengen oder eine Hormonbehandlung sind keine ausreichende Garantie gegen die Osteoporose. Aber was gilt es zu tun?

- Eine weniger proteinreiche Nahrung zu sich nehmen. Je mehr Eiweiß man isst, desto mehr Kalzium wird über den Urin ausgeschieden.
- Weniger Zucker essen. Der Körper benötigt bestimmte Mineralien - wie eben Kalzium - um Zucker zu verarbeiten. Wenn man viel Zucker isst, muss das Kalzium aus Knochen und Zähnen entzogen werden, den kalziumhaltigsten Strukturen.
- Sich mehr Bewegung verschaffen. Regelmäßige körperliche Ertüchtigung wie beispielsweise die Ausübung einer Sportart, begünstigt die Ablagerung von Kalzium im Knochen.

Milchprodukte sind nicht die einzigen kalziumhaltigen Lebensmittel. Man kann feststellen, dass Vegetarier ebenso viel Kalzium in den Knochen haben, wie die fanatischsten Konsumenten von Milchprodukten. Dies steht im Widerspruch zu einem Bild, das mich immer wieder berührt, wenn ich nachmittags gelegentlich über die Straßen von Gent flaniere und in den unzähligen Teestuben Frauen im dritten Lebensabschnitt beobachte. Diese Damen gönnen sich kleine Törtchen zu einer guten Tasse Kaffee. Üblicherweise steht ihr Auto nur um die Ecke, sodass sie kaum ein paar Schritte laufen müssen und auch kaum Gelegenheit haben, die Sonne zu genießen. Und doch ist dieses Sonnenlicht die wichtigste Vitamin D-Quelle und erhöht damit die Kalziumaufnahme. Es ist wahrscheinlich, dass diese Frauen jeden Tag Fleisch essen. Kurzum, alle Faktoren einer Demineralisierung und Stimulation der Osteoporose sind erfüllt. Der monatliche Arztbesuch für ein Rezept über Hormone und Kalziumtabletten ist daher bloße Zeit- und Geldverschwendung. Dies zeigt erneut, dass die Heilmethoden einiger Therapeuten nicht immer optimal sind.

Hauptfunktionen:
- sichert ein gesundes Zahn- und Knochenwachstum
- fördert die Blutgerinnung
- stärkt das Nervensystem
- sichert einen regelmäßigen Puls
- regt die Muskelfunktionen an (Kontraktion)

- sichert einen normalen Stoffwechsel
- regt die Arbeit einiger Enzyme an

Beste Quellen:
- Mandeln, Rübengemüse, Brokkoli, Petersilie, Oregano (getrocknet), Rübenstängel, Kresse, Sesamkörner, Feigen (vor allem getrocknet), Meeresalgen (agar, carraghénates, floridées, Seegras).

Feinde: Aspirin, Schokolade, Mineralöl, Oxalsäure, Stress, Tetrazykline (Breitband Antibiotika)

Komplementäre Nährstoffe: Vitamine A, C, D und F, Eisen, Magnesium, Phosphor, Mangan, Aminosäure (Lysin), körperliche Ertüchtigung.

Eisen

Hauptfunktionen:
- regt die Hämoglobinproduktion an, ein Mangel kann eine Anämie hervorrufen
- verbessert die Widerstandskräfte gegen Krankheiten
- erhöht die Körperenergie
- verbessert die Gesundheit von Knochen, Gehirn und Muskeln

Beste Quellen:
- Meeresalgen (floridées, Seegras)
- Reis- und Weizenkleie, Weizenkörner
- Gemüsearten: Buschbohnen, Linsen, Mungobohnen, rote Bohnen, Sojakerne, Erbsen zerkleinert, dicke Bohnen, weiße Bohnen
- Brokkoli, Spinat, Rosenkohl, Champignons
- frisches Obst

Feinde: Kaffee, einige Zusätze, Tetracycline, Phosphor- und Zinküberschuss.

Komplementäre Nährstoffe: Vitamine B12, B9 (Folsäure), E, Kalzium, Kobalt, Kupfer, Phosphor.

Natürlich ist es empfehlenswert, Eisen in seiner natürlichen Form einzunehmen. Eisenzusätze haben unangenehme Sekundäreffekte, wie Verstopfung und harten Stuhlgang, der zu Hämorrhoiden führen kann.
Vor einigen Jahren litt eine unserer Spitzenathletinnen unter chronischem Eisenmangel. Umso erstaunter war sie bei einer kürzlich durchgeführten Blutuntersuchung über das Ergebnis. Ihr Eisenmangel war in einen Eisenüberschuss umgeschlagen. Wie war das möglich? Sie besuchte regelmäßig das JeeCee-Zentrum und hatte systematisch ihre Ernährung umgestellt. Sie aß nun viel Obst und Gemüse. Das Ergebnis war schlicht beeindruckend, zumal für eine Athletin, die immer ein harmonisches und gesundes Leben verfolgt hatte.

Chrom

Hauptfunktionen:
- fördert die Blutzirkulation
- stimuliert das Energieniveau durch Einfluss auf den Glucosespiegel (Hypoglykämie)
- erhöht die Wirksamkeit des Insulins
- stimuliert die Synthese der Fettsäuren, des Cholesterins und der Proteine
- beeinflusst die Gesundheit von Schilddrüse und Milz

Beste Quellen:
- Pellkartoffeln (mit der Schale gekocht), Seegras, verschiedene Vollkornsorten (Weizen, Vollreis, Roggen, Hafer)

Feinde: Raffinierte Kohlenhydrate (Weißbrot, weiße Spaghetti), Zucker, Alkohol (ein schneller Zucker).

Komplementäre Nährstoffe: Zink, Vitamin C

Chrom beeinflusst die Gesundheit der Schilddrüse und der Milz. Wie wir im Kapitel über die Organuhr beschrieben haben, sind diese beiden Organe bei einer normalen Lebensweise fast immer überlastet. Deshalb ist Chrom ein Mineralstoff, der ständig in unserem Organismus vorhanden sein muss. Er wird auch am häufigsten zur Verarbeitung von raffiniertem Zucker verwendet.

Hafer ist ein hervorragender Chromlieferant. Bewusst wurde mir dies vor kurzem bei einem Gespräch mit einem ehemaligen Radrennfahrer. Er verriet mir, dass er sich seit nunmehr vierzig Jahren dopt - mit Haferwasser. Vor jedem Rennen trinkt er drei große Gläser mit Haferwasser, das ganz einfach zuzubereiten ist. Sie lassen den Hafer einige Momente kochen (biologisch) und schütten das Ganze dann durch einen Kaffeefilter (so haben die Kaffeefilter doch noch einen gewissen Nutzen für Sie).

Zink

Zink kann man als „männlichen Mineralstoff" bezeichnen. Zinkmangel erhöht das Risiko der Kadmium-Absorption. Kadmium, das auch den Blutdruck erhöht, ist tatsächlich ein chemisches Element aus der selben Familie, bis auf den Unterschied, dass es extrem toxisch ist. Kadmium ist ein industrielles Gift, das in Farben, Tabak und in der Luftverschmutzung nachgewiesen wird. Man findet auch Spuren davon in Weißmehl, da die Raffination - man bemerke die Ironie - dem Mehl Zink entzieht. Zinkmangel kann zu einer Hypertrophie der Prostata, zu sexueller Impotenz und zu einer Anfälligkeit für Hautkrankheiten führen. Es verschlechtert die Wundheilung. Sperma hat einen hohen Zinkanteil. Die Ausbreitung von Prostatakrebs in den letzten Jahren macht Ihnen deutlich, warum ich Zink ein „männliches Mineral" nenne. Es ist daher ratsam, Vollkornprodukte, Weizenkeime und Kürbiskerne zu essen. Dies alles sind Nahrungsmittel mit hohem Zinkanteil.

Vitamin E und Selen

Vitamin E und Selen haben synergetische Effekte. In der Kombination verstärkt sich ihre Wirkung. Diese typischen Radikalenfänger verlangsamen den Alterungsprozess, sie spielen eine große Rolle beim Erhalt der Hautelastizität und sorgen für eine effiziente Sauerstoffverwertung. Selen schützt den Körper gegen eine Quecksilbervergiftung und regt die Hodenfunktion an.

Für Sportler ist es daher ratsam, Vitamin E und Selen ausreichend einzunehmen. Selen findet sich überwiegend in Weizenkeimen, Knoblauch, Champignons, Reis- und Weizenkleie, Tomaten, Brokkoli, uns Zwiebeln. Feinde des Selens sind Stress uns Fettüberschuss.

Aufgepasst bei Salz!

Es ist heutzutage kaum mehr vorstellbar, auf dem Esstisch oder im Restaurant kein Natriumchlorid, im allgemeinen Kochsalz, vorzufinden. Obwohl bekannt ist, dass zu viel Salz schlecht für den Blutdruck ist. Ein zu hoher Salzkonsum schadet auch der Verdauung. Salz aktiviert die Amylase und macht sie effizienter. Wenn man zu viel Salz isst, neigt man dazu, das Essen schlechter zu kauen. Man verwendet es also zur Stimulation der Vorverdauung. Ob zerkaut oder nicht, landet die Nahrung schließlich im Magen. Und man sollte sich dessen bewusst sein, dass dieser keine Zähne hat, dass schlecht zerkaute Nahrungsbrocken dort nicht gerne empfangen werden. Der Magen wird sich bemühen, diese unbeliebten Gäste möglichst schnell wieder loszuwerden. Wer nicht gut kaut, produziert nicht genügend Speichel. Schlecht zerkleinerte Nahrung gelangt in den Darm, der so nicht in der Lage ist, den Verdauungsprozess fortzuführen. Die Nahrung wird dementsprechend schlecht verdaut und beginnt zwangsläufig aufzuquellen. Sie verwandelt sich in Fett und setzt sich je nach individueller Anlage an bestimmten Körperstellen ab. Im Ayurveda habe ich gelernt, dass es kein Zufall ist, wo einige Menschen (nach dem Typ kapha oder pitta) dick werden. Bei Einigen bildet sich ein kleiner runder Bauch, bei Anderen sind es die Hüften, die mit unschönen Polstern geschmückt werden.

Salz ist also ein schneller Stimulator für den Speichel, was uns dazu verleitet, noch weniger zu kauen. Wir geraten so in einen Teufelskreis. Vermeiden Sie den Teufel zu versuchen, und stellen Sie keinen Salzstreuer auf den Tisch. Wie oft wollen wir unser Essen salzen, ohne es vorab überhaupt gekostet zu haben. Nach dem Salzstreuer zu greifen ist schon fast ein Automatismus geworden. Außerdem macht Salz durstig. Sie werden während des Essens trinken wollen. Das Wasser wird sich im Organismus ansammeln, was wiederum diejenigen Enzyme behindert, die für die Fettverbrennung zuständig sind. Der Körper bläht sich auf und Sie fühlen sich kraftlos. Die Zellen verfügen nicht über die erforderliche Nahrung und enden genauso wie Pflanzen, die mit Meerwasser gegossen werden - sie verbrennen.

Salz ist ebenso eine Droge wie Kaffee. Mit dem Gebrauch von Salz wird versucht, die tauben Geschmacksnerven zu kompensieren. Die Zugabe der richtigen Kräuter zum Essen kann helfen, diese Phase der Entgiftung zu überwinden. Ihre Sinne werden besser funktionieren und ihr Körper wird neue Energien freisetzen. Viele Menschen berichten mir ganz unschuldig: „Aber wir verwenden kein Salz!" Sind Sie sich darüber bewusst, wie viel Salz in Fleisch, Wurst, Brot, Gemüse sowie in Suppenkonserven und sogar Ketchup enthalten ist? Ein Grund mehr, zum Frühstück Obst statt Getreide und Brot zu bevorzugen. Selbst fanatische Salzverwender kämen nie auf die Idee, Salz auf einen Apfel oder in einen frisch gepressten Saft zu streuen.

Gesundheit ist ein Geschenk

Wenn ich auf Reisen die Leute um mich herum beobachte, wie sie sich beim Frühstück Croissants mit Marmelade oder Butterbrote mit dicken Wurstscheiben zubereiten, dann muss ich meiner Umgebung erklären, warum ich nur Obst frühstücke, nachdem ich ein großes Glas stilles Wasser getrunken habe. Wer schlägt sich schon wirklich auf die Seite der Normalität?

Bei unserer Geburt erhalten wir im Allgemeinen einen gesunden Körper. Sind wir uns hinreichend bewusst, was Gesundheit bedeutet? Wird jemandem ein Geschenk gemacht, das man mit großer Sorgfalt ausgesucht hat, erwartet man, dass es mit der entsprechenden Vorsicht behandelt wird. Wie muss die Natur, unser aller Mutter, sich fühlen, wenn sie sich umsieht? Die Gesundheit sollte man als Geschenk betrachten, das man daher mit größter Fürsorge behandelt.

Einige Ratschläge sind leider sehr unpopulär. Verzichten Sie auf Kaffee, Zucker, Tabak, Alkohol, einige Nahrungsmittel, und und und. All diese Produkte aus unserer Gesellschaft zu verbannen scheint ein hoffnungsloses Unterfangen. Aber sehen wir uns die Medikamente an und was bei deren Einnahme zu beachten ist. Die Ratschläge auf den Beipackzetteln sind sehr deutlich: Nicht einnehmen bei Niereninsuffizienz, nicht nehmen bei Magenproblemen, nicht Auto fahren bei Einnahme von Beruhigungsmitteln. Die meisten Hinweise warnen uns vor Nebenwirkungen und Komplikationen. Es kommt der Punkt, an dem man sich fragt: „Haben bestimmte Medikamente überhaupt noch einen positiven Effekt?"

Kapitel 6

Cholesterin und Lipide

6.1 Cholesterin

In den letzten Jahren taucht das Wort „Cholesterin" in allen Unterhaltungen und Diskussionen auf. Aber wissen Sie, was dieser Ausdruck genau bedeutet? Was genau ist der Einfluss dieses Cholesterins? Ist das eine negative oder positive Substanz? Gibt es einen Zusammenhang zwischen Cholesterin und einigen Herz-Kreislauf-Beschwerden? Gibt es verschiedene Arten von Cholesterin?

Nach einer Blutuntersuchung hört man zum Beispiel verschiedene Kommentare zu dem ermittelten Cholesterinwert. „Ich habe 220, gar nicht so übel für einen Geschäftsmann, der immer im Restaurant isst!" Oftmals verbindet man den Cholesterinwert fälschlicherweise mit den Lipiden (Fett) wie Fleisch, Butter und Eiern. Untersuchen wir also, was es damit auf sich hat, in welcher Weise unser Organismus Cholesterin benötigt, und wie diese Substanz gut oder schlecht verwendet wird.

Man muss darauf aufmerksam machen, dass es zwei Formen von Cholesterin gibt, das „Gute" und das „Schlechte". Auf der einen Seite haben wir die Lipoproteine hoher Dichte (HDL = high density lipoproteins), die man allgemein gutes Cholesterin nennt, weil es eine Reinigungsfunktion erfüllt. Der Transport vollzieht sich nämlich von der Peripherie (den arteriellen Gefäßwänden) zur Leber. Das LDL (low density lipoproteins), die Lipoproteine niedriger Dichte, arbeitet entgegengesetzt und führt zur Bildung von Fettdepots an den Wänden der Blutgefäße. Es ist also nicht unbedingt die Sorte des Cholesterins, das den großen Unterschied macht, sondern die Art und Weise, wie sich sein Transport vollzieht. Ein erhöhter HDL-Wert ist ein präventiver Faktor gegen vaskuläre Krankheiten.

Ausdauersport (Laufen, Schwimmen, Radfahren, lange Spaziergänge) hat einen positiven Effekt, sowohl auf den allgemeinen Cholesterinwert (der sicher unter 220-250mg/100ml bleiben muss) als auch auf den HDL-Wert (der mindestens 50mg/100ml erreichen muss). Aber ein erhöhter Cholesterinwert ist nicht notwendigerweise das Ergebnis einer cholesterinreichen Ernährung. Auch durch Vererbungsfaktoren können die Werte trotz einer cholesterinarmen Ernährung auf einem zu hohen Niveau bleiben.

Gallensteine

Die Leber produziert Gallenflüssigkeit, die dann von ihrer Busenfreundin, der Gallenblase gelagert wird. Jedes Mal wenn Nahrung eintrifft, erfolgt ein Signal und es wird Galle abgegeben. Die Galle, eine sehr starke Lösung, wird durch eine Kontraktion der Gallenblase über den Gallenkanal in den Zwölffingerdarm geschwemmt, natürlich vorausgesetzt, dass keine Gallensteine den Durchgang versperren. Im Allgemeinen bilden sich diese Steine aus Konkrementen reinen Cholesterins, das von der Galle abgelagert wird. Es muss um jeden Preis vermieden werden, dass sich solche Depots bilden.

Hunde beispielsweise bekommen nie Gallensteine, weil die Galle eines Hundes viel Phospholipide enthält. Das führt uns zu der Schlussfolgerung, dass das Cholesterin selbst nicht schädlich ist, sondern das Verhältnis Cholesterin-Phospholipide maßgeblich ist, in der Größenordnung 6:1. In diesem Fall löst sich das Cholesterin auf und bildet keine Depots. Wenn das Verhältnis bis auf 2:1 absinkt, wird das Cholesterin kristallisieren und kleine glänzende Kristalle bilden.

Lecithin

Die guten Phospholipide sind wohlgemerkt dafür verantwortlich, dass die Arterien nicht „verstopfen". Sie kommen in großen Mengen im Lecithin vor, einer ebenfalls von der Leber abgesonderten Substanz. Weil der menschliche Organismus nicht immer ausreichend Lecithin bildet, ist es gelegentlich nützlich, seine Reserven aufzufüllen, indem man ein paar Eigelb oder Sojakerne isst. Wird Eigelb konsumiert, sollte dies natürlich separat geschehen und nicht mit Kohlenhydraten (einem Brötchen zum

Beispiel) kombiniert werden. Nach dem Verzehr bleibt das Lecithin sozusagen intakt, sodass das Cholesterin seine gelöste Form behält.

Dr. Putterworth und Dr. Krumdieck gehen sogar soweit zu behaupten, dass das Lecithin nicht nur vor der Bildung von Ablagerungen in den Gefäßen schützt, sondern auch bestehende Depots auflöst. Das Lecithin mobilisiert das Cholesterin, was relativ schnell zu einer vorübergehenden Erhöhung des Cholesterinwertes führt. Lecithin und Vitamin C werden nicht als wesentliche Bestandteile der üblichen Behandlung von Gefäßkrankheiten betrachtet. Es ist jedoch sinnvoll, die Aufnahme dieser beiden Substanzen zu empfehlen.

Trinken Sie nie Leitungswasser!

Es bleibt der starke Verdacht, dass chloriertes Wasser ebenfalls eine Rolle bei cardio-vaskulären Krankheiten spielt. Es beschleunigt nämlich deutlich die Bildung von Ablagerungen, was den Weg zu Arteriosklerose ebnet. Ein einziger Rat: Trinken Sie nie ungefiltertes Leitungswasser. Wollen Sie sich das leidige Wasserkisten schleppen ersparen, so gibt es Geräte, die Leitungswasser filtern können. Prüfen Sie aber die Zuverlässigkeit dieser Geräte. Dazu müssen Sie sich an ein spezialisiertes Labor wenden.

Vor einigen Monaten suchte mich ein englischer Patient auf. Er zeigte mir ein amerikanisches Filtersystem, das er phantastisch fand, weil es nach seiner Angabe die Gesundheit förderte und auch finanziell eine echte Ersparnis darstellte. Der Test in einem Labor brachte dann zum Vorschein, dass das Gerät an dem in Leitungswasser enthaltenen Chlorgehalt fast nichts verändert hatte. Eine Kontrolle erweist sich daher als nützlich.

Ein solches Gerät ist nicht nur ratsam, um Trinkwasser zu entchloren, sondern auch zum Kochen und Gemüsewaschen sowie für die Zubereitung von Tee oder Suppe. Wasser ist eine „Vitalsubstanz". Unser Körper besteht zu 70% aus Wasser. Viele glauben, um diese Menge zu erhalten, würde es ausreichen, jeden Tag viel Wasser zu trinken, während weiterhin sehr konzentrierte Nahrung zu sich genommen werden dürfe. Nein, wir müssen natürliche, wasserhaltige Lebensmittel, wie Obst und Gemüse wählen. Wasser spielt eine Doppelrolle in unserem Organismus. Es sichert einerseits den Transport von Nährstoffen zu allen Körperzellen, und vernichtet andererseits die Toxine.

Reicht es denn, Leitungswasser abzukochen? In der Tat wird Chlor durch Kochen eliminiert, aber die mit ihm verbundenen mikroskopischen Teilchen verschwinden nicht ganz, sodass Kochen keine absolute Garantie bietet. Gemüsesuppe, Gemüse und andere Zutaten, sollten nicht bei einer Temperatur von über 100°C gekocht werden. Auf diese Weise bewahren wir viele Vitamine und Spurenelemente. Hier sind uns die Chinesen voraus. Sie erwärmen ihr Gemüse kaum, sodass es schön knackig und alle Bestandteile quasi intakt bleiben.

Schmecken wir noch etwas?

Worin liegt die genaue Ursache dieses Cholesterin-Depots? In welchen Substanzen existieren gesättigte Fette, die sich an den Arterien ablagern und das Herz zwingen, schneller zu pumpen? Die meisten von Ihnen werden annehmen in tierischen Fetten.

Cardio-vaskuläre Erkrankungen sind eine relativ neue Erscheinung, während Butter, Käse, Eier und Fleisch seit Jahrhunderten zu unserer Nahrung gehören. Eskimos und Massai kennen keinerlei Infarkt-Probleme, obwohl Fisch und Fleisch den größten Anteil ihrer Nahrung bilden. Ich möchte nicht Fleisch zu einem idealen Nahrungsmittel erklären, dafür ist meine Abneigung viel zu groß.

In unserer Gesellschaft ist der Konsum an tierischen Fetten relativ groß, und wir stellen einen proportionalen Anstieg cardio-vaskulärer Beschwerden fest. Worin besteht also der Unterschied zwischen den o.g. Völkern und uns? Das ist sehr einfach, unsere Ernährungsgewohnheiten leiden einfach unter einer ganzen Reihe von „Zivilisations-Vorteilen" - wie großen Mengen an Zucker, mineral- und ballaststoffarmem Getreide und chlorhaltigem Wasser.

Die Rolle von Erfrischungsgetränken, Schokolade, Kekse, Kuchen, Alkohol und selbst Ketchup wird von uns völlig unterschätzt. Das einzige Kriterium scheint zu sein, ob es schmeckt. Als ob die Geschmacksnerven von absolut entscheidender Rolle wären.

Schmecken wir die Nahrungsmittel noch? Der Geschmack „prana", kann nach der Indischen Lehre nur empfunden werden, wenn man bewusst isst, mit Appetit und in ruhiger Atmosphäre. Das ist unmöglich, wenn man beim Essen Zeitung liest oder fernsieht. Wer nicht bewusst isst, wird automatisch zu viel essen (Bulimie, Fresssucht). Die Unterscheidung zwischen „Geschmack" - was man als Erstes schmeckt, und dem „Aroma", der Interpretation dessen, was man schmeckt, ist sehr aufschlussreich. Wir müssen unbedingt bewusst essen und uns von den verschiedenen Aromen der Nahrungsmitteln erfüllen lassen. Das ist sicher keine leichte Aufgabe bei dem dominant süßen Geschmack raffinierten Zuckers. Was bleibt denn von dem Geschmack einer Scheibe Brot, wenn man sie mit einer breiten Schicht Schokoladencreme bedeckt?

Ich plünderte den Süßigkeiten-Vorrat

Kommen wir zum Cholesterin zurück. Unser Körper benötigt diese Substanz. Wenn die Nahrung nicht genug davon enthält, wird es je nach Bedarf vom Organismus produziert. Selbst wenn wir wenig Fett essen und kaum Cholesterin zu uns nehmen, kann sein Wert ungewollt ansteigen. Eine Erhöhung des Wertes muss nicht unbedingt zur Bildung eines Cholesterin-Depots führen.

Als ich im Juli 1993 eine Blutuntersuchung machen ließ wurde festgestellt, dass mein Cholesterinwert auf 220mg/100ml gestiegen war, obwohl ich den Konsum von „schlechten" Fetten auf ein Minimum reduziert hatte. Aber in den vorhergehenden Monaten hatte ich beruflich unter enormen Druck gestanden und mir kaum Erholung gegönnt. Tägliche Süßigkeiten blieben nicht aus. Es war höchste Zeit, einen Arzt in Gent aufzusuchen und habe feststellen müssen wie positiv es sich auswirkt, von Zeit zu Zeit jemanden zu haben, der einen aus seiner Apathie herausholt, auch wenn man selbst weiß, was man tun oder lassen sollte.

Zuerst warf ich die Schokoladenkekse weg, was den Kindern natürlich überhaupt nicht paßte. Und Erholung tat den Rest. Nach meiner Rundreise durch die Himalaya-Region hatten sich alle Blutwerte normalisiert, die Ergebnisse waren mehr als zufrieden stellend. Andererseits muss man sich darüber im Klaren sein, dass Menschen mit einem nur wenig erhöhten Cholesterinwert trotz allem Opfer eines Infarktes werden können. Der Zusammenhang zwischen Ernährung, dem Cholesterinwert und der Arterienverstopfung ist weder einfach noch linear. Die Beschreibung der Funktionsweise des Herzens, wie ich sie in der chinesischen Medizin entdeckt habe, hat mir hier zu einer klaren Sicht verholfen.

Vitamin C, der Beschützer

Wir wissen, dass sich die Trägermoleküle des Cholesterin, die von der Leber produziert und abgegeben werden, nicht so leicht an den Arterien absetzen wie andere Verbindungen von Molekülen, die man Chylomikronen nennt (Lipoproteine, die im Darm synthetisiert werden). Letztere sind die wirklich Verantwortlichen für ein Cholesterin-Depot. Sie werden aus dem Fett und Cholesterin aus der Nahrung gebildet und können sich leicht ablagern. Dies zeigt erneut die Bedeutung einer guten Nahrungszusammenstellung. Die Depots kristallisieren am ehesten in leicht beschädigten Arterien. Da Vitamin C die Rolle eines Beschützers in der Prävention arterieller Ablagerungen spielt, können solche leichten Veränderungen durch die Einnahme dieses hervorragenden Radikalenfängers schnell repariert werden. Möglichst in einem angemessenen Verhältnis, weil eine Überdosis die Darmabsorption empfindlich stören kann. Aus diesem Grund ziehe ich die nicht-saure Lösung Calzium-Magnesium (Ca-Mg) dem Vitamin C vor.

6.2 Lipide (Fette)

Die Fette spielen bei der Lagerung von Energie eine Rolle. Sie sind die wesentlichen Elemente der Zellen. Außerdem darf man ihre biologische Rolle nicht unterschätzen. Sie bilden insbesondere die Elemente der Zellmembran, sind die Vorläufer der Hormone und dienen als Transportmedium für fettlösliche Vitamine. Lipide können pflanzlichen oder tierischen Ursprungs sein. Unter den tierischen Fetten finden wir die Triglyzeride (dreifach Fettsäuren ungesättigt), die sehr reich an gesättigten Fettsäuren und Cholesterin sind. Pflanzenöl setzt sich hauptsächlich aus Triglyzeriden, sowie einfach und mehrfach ungesättigten Fettsäuren zusammen.

Von allen im Körper vorhandenen Fetten, sind nur zwei unverzichtbar: Linolsäure und Alphalinolsäure, sowie ihre Derivate. Diese beiden Fettsäuren spielen eine wesentliche Rolle für die Nerven- und Gehirnfunktionen. Daher rührt die Bedeutung der ungesättigten Fettsäuren. Es ist sinnlos, gesättigte Fettsäuren, die hauptsächlich tierischer Herkunft sind, zu schlucken.

Das Molekül einer gesättigten Fettsäure ist recht starr und verfügt über wenig Bewegungsfreiheit. Ungesättigte Fettsäuren - einfach oder mehrfach ungesättigt - enthalten eher geschmeidige Moleküle. Weil Fette, die reich an ungesättigten Fettsäuren sind, flüssig sind, können sie leicht verbrannt werden, um uns notwendige Energie zu liefern. Die Moleküle müssen nämlich in die Zellmembran eindringen. Die Hauptaufgabe dieser Membran ist es, die Übertragung von Informationen zwischen den Neuronen zu ermöglichen. Wenn eine Membran zu steif ist, kommt die Information wesentlich schwieriger hindurch. Eine bedeutende Anzahl unserer Therapiemethoden sind darauf ausgerichtet, einen besseren Nachrichtenaustausch zwischen den Neuronen zu schaffen.

Der menschliche Körper kann Linolsäure und Alphalinolsäure nicht selbst bilden. Diese Regel gilt übrigens für alle Säugetiere. Der Körper muss diese beiden Säuren daher aus Pflanzenöl gewinnen.

Wo findet man diese mehrfach ungesättigten essentiellen Fettsäuren? Linolsäure findet sich reichlich in Traubenkernöl (70%), Nussöl (55%),

Sonnenblumenöl (65%), Maisöl (55%), Sojaöl (50%), in niedrigerer Menge in Erdnussöl und Rapsöl (20%), Olivenöl und Palmöl (10%). Ein Mangel an Linolsäure äußert sich insbesondere durch Haarausfall, Nierenschmerzen und nervöse Störungen.

Alphalinolsäure ist wesentlich seltener. Man findet sie in Rapsöl (9%), Nussöl (8%) und Sojaöl (7%). In vielen anderen Ölen wie Traubenkernöl, Sonnenblumenöl und Erdnussöl ist diese Säure fast gar nicht enthalten.

Einfach ungesättigte Fettsäuren wie Olivensäure finden sich in Olivenöl (73%), Rapsöl (60%) und Erdnussöl (55%). Außerdem enthalten alle Öle gesättigte Fettsäuren, die unlöslich und dadurch wesentlich schlechter für unseren Körper sind. So enthält Palmöl 50% gesättigte Fettsäuren und Erdnussöl 25%. Nussöl und Rapsöl enthalten deutlich weniger gesättigte Fettsäuren uns eignen sich daher für unseren Organismus besser.

Denken Sie bitte nicht, dass Alles was fett ist, automatisch schlecht für Ihre Gesundheit und Ihre Linie wäre. Ungesättigte Fettsäuren sind eine Wohltat für Ihren Körper und ihre physische Leistungsfähigkeit. Ihr Cholesterinspiegel steigt ganz sicher nicht, wenn Sie Olivenöl verwenden. Im Gegenteil, das schlechte Cholesterin (LDL) sinkt, sobald das gute (HDL) steigt. Wenn Sie trotz allem tierisches Eiweiß (also gesättigte Fettsäuren) essen wollen, sollten Sie eher Fisch als Fleisch wählen, genauer gesagt Fisch wie Thunfisch, Lachs, Makrelen, Heringe und Sardinen.

Zu Recht werden jedes Jahr mit Ungeduld die Ankunft der holländischen Matjes (junge Heringe) erwartet. Fleisch, Wurst, Milch, Milchprodukte und Käse sind voller gesättigter Fettsäuren. Sie steigern unweigerlich den Cholesterinwert und sicher das LDL, das sich an den Arterienwänden ablagert. Wenn Sie besonderen Wert auf Beschwerden wie Arteriosklerose legen, genügt schon ein starker Hang zu Wurstwaren. Der Erfolg ist garantiert, seien Sie sicher.

Das erinnert mich an meinen Freund, den Apfel. Er enthält Pektine, eine Substanz, die den Cholesterinwert deutlich senkt. Kaffee dagegen erhöht den Cholesterinwert und senkt sogar leicht das HDL. Entkoffeinierter Kaffee löst das Problem leider nicht.

Gestern Abend haben wir von unseren portugiesischen Freunden Abschied genommen. Wie üblich haben wir den Abschluss des Kurses gefeiert und eine hervorragende Fischplatte genossen. Wahrscheinlich habe ich etwas zu viel Rotwein getrunken. Aber ich halte mich an Prof. Masquelin, der das Procyanidin im Wein entdeckt hat, ein Molekül, das den Cholesterinwert senkt. In Kreta, wo man endlos viel Olivenöl und Wein verwendet, leiden die Menschen weniger an cardio-vasculären Beschwerden. Dennoch enthalten Wein und Alkohol schnelle Zucker. Und so wundert es mich nicht, dass ich heute Morgen etwas aufgeschwemmt bin. Im Himalaja hatte ich das Problem nie, da gab es keinerlei Versuchung für mich. Aber ja, das Fleisch ist schwach und jeder hat die Aufgabe, sich selbst zu formen. Und das ist eine Aufgabe, die niemals erfüllt sein wird...

Kapitel 7

Die Verbindung Stress und Ernährung

In unserer modernen Gesellschaft ist Stress eine „à la mode"-Diagnose. Die Menschen sind in vielerlei Hinsicht einem enormen Druck ausgesetzt. Jahrelang führen sie ein ungeregeltes Leben und stauen Frust in sich auf, bis sie eines Tages zusammenbrechen.

Aber Stress kann auf verschiedene Arten erlebt werden. Es gibt den „Eustress", den guten Stress, der bei wunderschönen Erlebnissen empfunden wird und der positive Energien freisetzt. Dieser "Eustress" lässt Sie ein gutes Spiel machen oder erfolgreich eine wichtige Verhandlung führen. Aber es gibt auch einen anderen Stress, der in weniger schönen Situationen auftritt, z.B. bei dem Furcht erregenden Geräusch des Bohrers beim Zahnarzt. Der Geist beginnt dann, sich auf Flucht oder Kampf vorzubereiten. Aber auch der positive Stress ist nicht immer rosig. Wenn eine bestimmte Stresssituation zu lange ohne jede Erholungsphase fortbesteht, stellen sich Müdigkeit und Alltagstrott ein. Es ist wie bei einem Bogen - man kann ihn auch überspannen, sodass er seine Elastizität verliert.

Stress kann viele Ursachen haben und wir ziehen ihn zu leicht als Erklärung für allerlei Symptome heran, die wir rein wissenschaftlich medizinisch nicht erklären können. Aber Stress steht auch im Zusammenhang mit der Ernährung, ein Aspekt, den die klassischen Therapien völlig ignorieren.

Depressive Zustände

Wir stellen mit einer gewissen Traurigkeit fest, wie einige Psychiater ihre Patienten behandeln. Ich kenne viele Psychiater, die nicht die geringste Ahnung von der Verbindung zwischen Stress und Ernährung haben, und daher ihren Patienten keine Ernährungs-Umstellungen näher bringen können, damit sie besser auf die Behandlung ansprechen. Wissen Sie, dass in einigen psychiatrischen Abteilungen renommierter Krankenhäuser die Patienten Zugang zum Getränkeautomat haben? Sie werden lediglich aufgefordert, ihren Becher zu behalten. Im Übrigen besteht die erste Mahlzeit nach einer Operation im Allgemeinen aus Kaffee und Weißbrot.

Natürlich versichert man uns ständig, dass kein Grund zur Klage vorliege. Die Lebenserwartung ist deutlich gestiegen. Das kann nicht geleugnet werden, aber Quantität und Qualität sind zweierlei. Führen die Menschen wirklich ein „langes und glückliches Leben", wie uns die meisten Märchenerzähler glauben machen wollen? Das Ayurveda lehrt uns, dass Glück das oberste Ziel unseres Lebens darstellt, selbst glücklich zu sein und andere glücklich zu machen. So viel Geld als möglich zu verdienen, kann wohl kaum das Lebensziel sein. Um dieses Glück zu erreichen, muss man zunächst einmal in Harmonie mit sich selbst sein. Daraus folgt automatisch ein gesundes Leben. Wenn man sich umsieht, ist diese harmonische Gesellschaft nicht geradezu allgegenwärtig. Depressionen sind heutzutage eine Volkskrankheit, die uns still und leise vergiftet. Es braucht nur wenig. Auf einen kalten und verregneten Sommer, der uns wenig Freude gemacht hat, folgt unweigerlich der graue und düstere Herbst, Resignation und Frustrations verbreitet sich und die geringste Hürde scheint unüberwindbar. So beobachten wir das Auftreten verschiedener psychosomatischer Erkrankungen. Schmerz ist eine davon, die dann medikamentös behandelt wird. Aber bekämpft man wirklich die Ursache?

Überlastete Manager geben Jahr für Jahr Unsummen für Anti-Stress-Seminare aus und hoffen dort ihre verloren gegangenen Energien wieder zu finden. Wozu sollen all die schönen Theorien gut sein, wenn tagein tagaus zehn Tassen Kaffe getrunken werden? Kaffee, Zucker, Alkohol - Nahrungsmittel im Allgemeinen, haben eine Verbindung zum Stress, die wir nicht leugnen können. Sie sind skeptisch? Na gut, dann probieren Sie einmal eine viertägige Obstkur aus. Trinken Sie nur frisch gepressten Obst- oder Gemüsesaft. Essen Sie weder Fleisch noch Brot. Seien Sie beruhigt, Sie werden das ohne Zweifel überleben. Nach den ersten beiden, schwierigen Tagen werden Sie die Ruhe selbst sein.

Während einer solchen Kur finden Sie für bisher schier unlösbare Probleme eine eindeutige Lösung, weil Sie sie mit einer wieder gefundenen Klarheit angehen. Sie schöpfen in einer friedlichen und heiteren Atmosphäre neue Kraft und verfügen über ungeheuer viel Energie. Hier erkennen wir die Verbindung zwischen Ernährung und Stress. Die Erklärung dieses Phänomens finden Sie nicht nur in der ein oder anderen orientalischen Philosophie. Im Gegenteil, die Erklärung ist ganz einfach auch rein biochemischer Natur, wie wir noch weiter ausführen werden.

Physiologischer Stress

Neben dem situativen Stress, der durch Wut, Angst, psychische Überlastung und andere unangenehme Situationen ausgelöst wird, kennen wir auch den physiologischen Stress, der in engem Zusammenhang mit der Ernährung steht. Aber auch der situative Stress steht in Verbindung mit den Organen.

So hängt die Angst mit dem Nierenmeridian und die Wut mit dem Lebermeridian zusammen. Die Aggressivität muss mit der Gallenblase in Verbindung gebracht werden. Insuffizienzen und Überlastungen dieser Meridiane können mittels Kirlianfotografie leicht entdeckt werden. Jede Situation, die unser System zu stark oder zu lange belastet, verändert unseren Energiefluss, und zwar auf den Meridianen, die diese Energie kanalisieren. An bestimmten Stellen wird man einen Energieüberschuss feststellen, was einen Mangel an anderen Stellen hervorruft. Technisch ausgedrückt könnte man das eine Stagnation nennen. Wir können dieses Phänomen auch mit einem Staudamm vergleichen, der einen künstlichen See bildet, wodurch das Tal trocken bleibt. Wenn diese Situation für den Organismus zu lange fortbesteht, führt sie zu radikalen Veränderungen des Gewebes.

So ist die Haut ein Spiegel unseres Körpers. Hautveränderungen weisen den Therapeuten eindeutig auf dahinter liegende Probleme in der korrespondierenden Zone hin. Hautverwachsungen direkt unter dem Sternum hängen mit dem Plexus Solaris zusammen und mit der Zone von Magen und Leber. Dass eine Hautveränderung ausgerechnet an dieser Stelle auftritt, geschieht keineswegs zufällig.

Es ist schon beunruhigend, dass dieser Energiekreislauf in unserer Kultur nicht beachtet wird. Das indische Ayurveda, das chinesische Tao und die Inkas waren und sind in diesen Punkt wesentlich bewusster.

Wenn für ein bestimmtes Verhalten die Diagnose Stress gestellt wurde, beginne ich damit, die genaue Bedeutung von Stress zu verifizieren. Ich gebe gerne zu, dass Stress für einige Beschwerden wie Migräne, Kopfschmerzen und Depressionen verantwortlich sein kann, aber ich weigere mich zu akzeptieren, dass diese Spannungen unbedingt nervöse Störungen hervorrufen müssen. Ein Beruhigungsmittel zu verschreiben, ohne nach der Ursache zu forschen, ist ganz sicher nicht die richtige Therapie.

Eustress

Unser Organismus braucht eine bestimmte Art von Stress, den Eustress. Dieser Stress erlaubt dem Organismus ein lebhaftes Verhalten und Reaktionsvermögen. Aber wir müssen lernen, uns dessen richtig zu bedienen, wie eben auch bei dem Obst. Obst auf nüchternen Magen liefert dem Organismus die notwendige Energie, um auf Stressreize zu reagieren. Wir werden also ständig mit der Verbindung zwischen Stress und Ernährung konfrontiert. Stress setzt die Hypophyse und die Nebennierendrüsen in Funktion. Diese produzieren dann Adrenalin und andere aggressive Hormone, die uns in die Lage versetzen, solche Situationen richtig zu meistern. Den Feind ausschalten, in dem wir den Angriff richtig ausführen, rechtzeitig zurückziehen, wenn der Gegner übermächtig ist, oder in bestimmten Situation einfach unseren Kopf retten.
Dazu braucht der Mensch Glukose. Wenn Glukose freigesetzt wird, steigt der Blutzuckergehalt nach einem Angriff. Dadurch beruhigt sich der aktivierte Körper. Das Hormon Insulin bemüht sich, so schnell als möglich den Glukosespiegel zu senken. Dieser ganze Prozess vollzieht sich harmonisch, sofern ein angemessenes Verhältnis zwischen Aktion, Reaktion und Erholung besteht, wie bei Ebbe und Flut.
Die Natur bietet uns reichlich Beispiele für die tiefe Harmonie zwischen den Dingen. Wir müssen uns nur umsehen, außer, wenn unser Blick getrübt ist. Wenn man in Harmonie mit sich selbst und mit der Natur lebt, findet man genügend positive Stimuli, eine Sportveranstaltung, neue

berufliche Verantwortung, eine neue Beziehung, die Entdeckung unendlicher Unternehmungslust seiner Kinder oder einfach nur Lachanfälle. Wenn diese guten Reize nicht schnell genug auftreten, sinkt der Glukosespiegel rasch, was zu einer Hypoglykämie (einem Sturz des Glukosespiegels) führt.

Denken Sie zum Beispiel an Patienten, die mit Medikamenten abgefüllt sind und nicht mehr die geringste Emotion zeigen, die sich in einer totalen Apathie befinden, ohne jede Reaktion von Eustress. Nichts kann sie mehr motivieren, sie ertragen ihre Existenz nur noch passiv. Eine aktive Person, die einer „gesunden Stresssituation" ausgesetzt ist, wird sich dynamisch und lebhaft verhalten.

Stress ist also eine Wohltat für den Körper, sofern der Organismus das bekommt, was er so dringend braucht: Eine gute Ernährung, die den Blutzuckerspiegel ausgleicht. Eine Ernährung frei von dem gefährlichen raffinierten Zucker, der dazu beiträgt, den Blutzucker zu erhöhen, und der zu Situationen wie Depressionen, Fettsucht, Alkoholismus, Zucker- und Kaffeeabhängigkeit, Bulimie, Hysterie, Herzkrankheiten, Toxikomanie, Schwindel- und Angstzuständen führt. All diese „Problemsituationen" können im Übrigen als Auswüchse von schlechtem Stress, im Englischen „distress" genannt, betrachtet werden.

Distress

Wenn aber die wohltuende Stresssituation zu lange anhält, können die erwähnten Probleme ebenfalls auftauchen. Aus einem ausgeleierten Akkordeon bekommen Sie keinen Ton mehr heraus. Damit es funktioniert, muss das Akkordeon gleichmäßig auseinander gezogen und wieder zusammengeschoben werden. Wir können diese Situation mit unserem regnerischen Wetter vergleichen. Sollten schwerste Regengüsse tagelang anhalten, würden die Flüsse über ihre Ufer treten und für eine Katastrophe sorgen. Das Gleiche gilt für Stress. Wenn der starke Regen nicht von Sonnenstrahlen unterbrochen wird, führt das zu „distress". Stress, selbst Kurzfristiger, muss von einer Entspannungsphase gefolgt werden, weil sonst die Maschine überlastet wird (ein „nervous breakdown"). Wie ein Gummi, das so ausgeleiert ist, dass es die alte Form nicht mehr zurückgewinnen kann.

Ein guter Rat: Hören Sie auf Ihren Körper, so wie auch ich auf einige Zeichen achten muss. Auch ein Zug, der regelmäßig extreme Geschwindigkeiten erreicht, muss von Zeit zu Zeit anhalten, um einige müde Passagiere aussteigen zu lassen und neue Menschen mit neuen Ideen an Bord zu nehmen.

Neben schlechten Ernährungsgewohnheiten, müssen wir häusliche Spannungen, Arbeit, Verkehr und emotionale Probleme bedenken, die unsere Entspannungsphase behindern und den Heizkessel unter Spannung halten, bis er zu explodieren droht. Ebenso wie die Zuckerstücke, den Kuchen, die Limonade, den Kaffee, den Tee, das Weißbrot und die Kekse, die alle einen Anteil an der künstlichen Stresssituation unseres Organismus haben.

Den Bogen überspannen

Samstag nachmittag, ich liege am Strand von Maces (Portugal). Ich komme von einem langen Ausdauerlauf über ein recht bergiges Gelände zurück. Durch zwei pittoreske kleine Fischerdörfer bin ich gekommen und am Meer entlang zum Strand zurückgekehrt. Ein fantastisches Bild - der Blaue Himmel und die Brandung der hohlen See mit ihren immensen Wellen - verschaffen mir ein angenehmes Gefühl. Weiter entfernt beobachte ich einige mutige Surfer, die über die Wellen gleiten. Ich habe meine Dehnübungen am Ufer gemacht, halb in den Wellen. Schwer möglich, sich eine angenehmere Situation vorzustellen. Eine Reihe von Übungen hat meine Brust und meinen Bauch in Gang gesetzt.

Ich denke an Jacques jun., sein Fußballspiel wird wahrscheinlich gerade zu Ende sein. Heute Morgen war Julie Laure in ihrem Gymnastik-Kurs. Zur Zeit gehen beide auf verschiedene Schulen. Meine Frau Jacqueline, mit der ich heute Morgen telefoniert habe, wird wahrscheinlich gerade das Totaltherapie-Seminar mit Willy Hostens abschließen. Mein Schwiegervater Romain, der gerade eine Operation überstanden hat, ist wieder nach Hause gekommen. Er freut sich auf Zuhause, denn Krankenhausluft hat noch niemanden gesund werden lassen. Vorgestern habe ich ihn noch besucht. Drei Tage nach der Operation reichte man ihm schon eine Tasse Kaffee und den üblichen Keks. Armer Papa Romain. Glücklicherweise hatte die Familie ihm das nötige Obst mitgebracht, sodass er seine Energiereserven wieder auffüllen konnte. Seit Jahren folgt er unserem Ernährungsprogramm.

Schließlich hält mein Zug. Das ist meine Art, die Batterien wieder aufzuladen. Eine harte Arbeit leisten, aber auch alle Schönheiten der Natur genießen, einmal abschalten und das momentane Leben mit gewissem Abstand Revue passieren zu lassen. Früher verhielt ich mich anders, was nicht richtig war. Mein Akkordeon war ständig auseinander gezogen. Glücklicherweise schaffte ich es noch, wenigstens etwas leise Musik herauszubekommen. Ich habe meine Lektion gelernt und die Konsequenzen gezogen.

Meine Jahresplanung enthält immer mehrere intensive Arbeitsphasen, aber ich achte zumindest auf meine gesunde Ernährung. Von Zeit zu Zeit passiert es, dass ich mich abends von einem Glas Wein oder Champagner verführen lasse, aber am anderen Morgen befolge ich die Eliminierungsphase. Ich würde den Sport für nichts auf der Welt aufgeben. Während der Mittagspause verschlinge ich nicht eine schlecht zusammengestellte Mahlzeit. Sogar wenn ich vor schwierigen Besprechungen stehe, nehme ich mir die Zeit, mich mit etwas Sport zu entspannen. Meine Badehose und Schwimmbrille, meine Laufschuhe und gelegentlich auch mein Fahrrad sind meine treuen Begleiter. Aber das kann auch gefährlich werden.

Zu einem gewissen Zeitpunkt meines Lebens war der Triathlon für mich zu einer wahren Besessenheit geworden. Neben meinem voll ausgefüllten Berufsleben hatte ich mir eine Art künstlichen Beruf geschaffen, den des Triathleten. Der Sport, der ursprünglich zur Entspannung gedacht war, hatte sich in Stress, distress, verwandelt. Alles musste schnell gehen, in die Schuhe schlüpfen, eine kurze Dusche nehmen, einen Kurs abhalten oder einen Patienten behandeln, um danach umgehend aufs Fahrrad zu steigen. Es war höchste Zeit, mich selbst in Frage zu stellen.

Mit diesem Beispiel will ich darlegen, wie wichtig es ist, sich einer

Selbstkritik zu unterziehen. In diesem höllischen Karussell unser heutigen Welt, in der Leistung und materieller Erfolg die einzigen Werte sind, die zählen, ist es gut, einen Moment innezuhalten und sich zu fragen: „Entspricht das wirklich dem Ziel, das ich für mich verfolge, und meinen Bedürfnissen?" Heute sehe ich nach jeder intensiven Periode einen Moment der Ruhe vor. Vor allem will ich in dieser westlichen Welt in Harmonie leben.

Deshalb bin ich auch sehr froh, eine Menge passionierter Menschen zu treffen, die meine Ideen teilen und in der gleichen Richtung arbeiten, wie Professor Giorgio Barabine, den ich kürzlich in Savona wieder sah. Durch ihn machte ich die Bekanntschaft des indischen Professors R.H. Singh, einer Autorität in Panchkarma, der mich Ayurveda lehrte.

Lernen zu relativieren

Man muss auch lernen, Banalitäten zu relativieren. Wer ständig genervt ist, vergiftet seinen Körper. Früher, wenn ich in der Gegend von Lyon in den endlosen Staus gen Süden steckte, konnte ich mich oft nicht zurückhalten. Ich hörte nicht auf, mich über den unerträglichen Verkehr aufzuregen, der mich wertvolle Zeit kostete, was mir letztlich nur situativen Stress einbrachte, der dann meinen müden Organismus noch mehr auslaugte. Außerdem vergiftete ich das Dasein meiner Mitfahrer. „Es leben die Ferien", müssen sie sich mit verhohlenem Lächeln gesagt haben. Sich aufzuregen, löst keinen Stau. Im Gegenteil, die übertrieb noch kunstvoll. Jetzt höre ich während dieser erzwungenen Wartezeit eine gute CD und entspanne mich beim Klang der Musik.

Nervensystem

Um den Begriff Stress völlig zu verstehen, sollte man wissen, dass das Nervensystem in zwei Grundsysteme eingeteilt ist. Dem zentralen Nervensystem, das die verschiedenen Muskeln des Skelettes steuert, und dem autonomen Nervensystem, das die Emotionen steuert. In beiden Fällen spricht man von den „Nerven", aber der Begriff bezeichnet nicht die gleichen Umstände bei beiden Systeme.

Distress wird von einem Ungleichgewicht zwischen Ortho- und Parasympathikus hervorgerufen, und zwar zwischen dem Erregerkanal und dem hemmenden Kanal unseres Organsystems. Das autonome System teilt sich nämlich in zwei antagonistische Sektoren, einen sympathischen und einen parasympathischen Zweig. Letzteren nennt man auch das Perikard und Dreifacher Erwärmer (s. das Kapitel über die Organuhr). Wie immer verfügt unser Körper über sein eigenes kunstvolles System, auf das wir achten sollten. Diese beiden Systeme regeln den Tag-/Nacht-Rhythmus und die Hormonfunktionen.

Die Nerven werden von verschiedenen Emotionen angeregt. Eine Wahl vollzieht sich dann in Funktion des Gefühls. Konfuse Gefühle führen zu konfusen Nachrichten und unzusammenhängende Anstrengungen versuchen, eine Lösung zu erzielen.

Bewusstmachung

Wie ist dieser distress zu besiegen? Wir können damit beginnen, einige Dinge selbst zu unternehmen. Zu allererst muss man sich seiner persönlichen Situation bewusst werden. Später kann ein Berater aufgesucht werden, um die Ursache für diesen Distress zu suchen. Das kann ein professioneller Berater, ein Spezialist für Sophrologie - die Lehre der Weisen - oder ein anderer Therapeut sein, aber es kann sich auch einfach um einen Freund handeln, der Ihnen nahe steht und Ihnen ein sicheres Gefühl gibt. Selbst wenn Sie völlig von diesem distress beherrscht werden, gibt es noch andere Methoden, das Gleichgewicht der beiden Regulationssysteme wiederherzustellen. Alle guten Akupunkteure, Cranio- und Nasosympa-thico-Therapeuten, Homöopathen, alle Toataltherapeuten kennen diese Methode und ihre Resultate, und sie werden Sie gerne in diese Harmonie führen. Lassen Sie also die Finger von Schlafmitteln und Antidepressiva, die Sie noch weiter hinunterziehen. Nein, Sie müssen reagieren und Ihrem Körper den Schub und die notwendige Vitalität geben. Nehmen Sie ihr Leben in die eigene Hand, wählen Sie eine gesunde Ernährungsweise und vermeiden Sie, die Anormalität als Norm zu akzeptieren. In unserer Welt darf es keinen Platz für schlechten Stress geben.

„Ja", werden Sie sagen „aber meine Arbeit, meine Frau!". Und ich werde Ihnen darauf die erstaunliche Geschichte von Eric erzählen. Dieser Mann kam regelmäßig wegen Rücken- und Nackenproblemen zu uns in Behandlung. Er war Inhaber eines gut laufenden Lederwarengeschäftes, das ihn völlig in Beschlag nahm. Für seine Wareneinkäufe flog er durch die ganze Welt. Mit der Zeit hasste er das fade Flugzeugessen und die Geschäftsessen mit endlosen Unterhaltungen oftmals alkoholisiert. Er war sich auch absolut darüber bewusst, dass dieses stressige Leben, das er führte, nicht geeignet war, seine Probleme in den Griff zu bekommen. Eines schönen Tages entschloss er sich zu einem radikalen Ende dieses bewegten Lebens und gab sein florierendes Geschäft auf. Auf sehr konsequente Weise packte er das Übel bei der Wurzel.

Damit will ich nicht sagen, dass alle Leute von heute auf morgen kündigen oder sich von ihrer Frau trennen sollten, weil der Druck unerträglich wird. Ganz und gar nicht. Diese kleine Geschichte will lediglich aufzeigen, dass jeder, wenn er dazu die Möglichkeit und den Mut hat, seinen situativen Stress angehen und eine Veränderung zum Guten einschlagen kann. Aber dazu muss man sich seiner BEWUSST sein und etwas ändern WOLLEN. Die letztliche Entscheidung muss dennoch von einem gesunden Ernährungsplan unterstützt werden.

Denken wir an die Organuhr und an die spezielle Rolle der Leber. Die Leber ist der oberste General unseres Körpers. Er fällt die Entscheidungen, sofern er nicht ständig von schweren Mahlzeiten gestört wird, die unser System überlasten.

Ich hoffe, dass Stress und Arthrose Ihnen nun nicht mehr unbekannt sind. Sie brauchen davor keine Angst zu haben, weil Sie in der Lage sind sie zu beherrschen. Konzentrieren Sie sich einen Moment und schauen Sie aufmerksam in sich hinein. Ja, auch Ihnen hat die Natur einen herrlichen Körper und einen wachen Geist mitgegeben. Ich zögere daher nicht, den Slogan von NIKE zu zitieren, und ich bin überzeugt, dass man mir das in

Laakdal nicht übel nimmt: „JUST DO IT".

Noch einige Worte zum Thema "Kinder und Stress". Glauben Sie ja nicht, dass Kinder nicht unter Stress leiden. Es reicht, eine Kirlianfotografie heranzuziehen, um festzustellen, dass auch sie nicht unbeschadet durch diese Welt gehen. Auf diesen Fotos erkennt man oft jahrelangen Stress. Kinder sind ständig auf Entdeckungsreise, sowohl in der Schule als auch zu Hause oder in ihrem eigenen Körper. Vergessen Sie nicht all die Aggressionen, die noch dazu kommen und den Stress erhöhen. Süßigkeiten, die Versuchungen durch Erfrischungsgetränke und Fastfood. Sie beginnen zu verstehen. Arme Kinder, Erwachsene von morgen. Helfen Sie Ihnen und lehren Sie sie die wahren Werte des Lebens, auch wenn dies der härtere Weg ist. Folgen Sie nicht der Masse und stopfen Sie unsere Kinder nicht mit Cola, Pillen, Schokolade, Bonbons und Hamburgern voll.

Stress und Ernährung

Es ist offensichtlich, dass Stress und Ernährung einiges gemeinsam haben. Es besteht zum Beispiel ein Zusammenhang zwischen dem Pankreas und den Nebennierendrüsen. Unser Hormonsystem, das unter anderem den Tag-/ Nacht-Rhythmus regelt, steht in enger Verbindung zu den Nebennierendrüsen.

Wenn wir Kohlenhydrate zu uns nehmen, vollzieht sich ein sofortiger Anstieg des Zuckergehaltes im Blut, der seinerseits eine Ausscheidung von Insulin in den Pankreas hervorruft, um den Transport der Glukose in die Muskeln und die Leber zu verbessern. Die nicht verbrauchte Glukose wird dann in Glykogen umgewandelt. Der Organismus braucht dieses Glykogen, um lebhaft reagieren zu können und die Muskeln in Funktion zu halten. Sobald man Glukose-Lieferanten, also Kohlenhydrate isst, setzen sich Pankreas und Leber in Gang, um die Glukose in die Muskeln zu fördern. Bei emotionalem Stress, wenn man zum Beispiel sehr nervös, wütend oder einfach gehetzt ist, setzt die Nebennierenrinde Gluko-Kortikoide frei, die die Umwandlung von zusätzlichen Glykogen-Reserven in Glukose fördern. Unter diesen Bedingungen ist der Geist hellwach, die Muskeln sind bereit, dem Stressreize zu begegnen.

Die Aufnahme von Kohlenhydraten sowie eine Stresssituation überlasten immer die selben Systeme. Ein Sportler muss ungestört trainieren können, vor allem, wenn er den Sport als reinen Ausgleich betrachtet. Ich selbst war mir dessen nicht hinreichend bewusst. Nach einem vollen Vormittag mit Sprechstunde oder Kursen, beeilte ich mich in der Mittagspause zu joggen oder Fahrrad zufahren, um mich zu entspannen. Anstatt etwas aufzuatmen und mich 15 Minuten zu dehnen, zog ich mich schnell um. Das führte zu Stress. Ich durfte mich daher nicht wundern, dass das Training nicht gut lief und ich dadurch nicht besser wurde. Im Gegenteil, weil ich mich ständig abhetzte, war meine Leber blockiert, sodass ich mich während dieses so genannten Erholungslaufes nur noch weiter auslaugte. Ich verwandelte etwas Positives wie ein gutes körperliches Training in ein negatives Element, weil ich es falsch einsetzte.

Verstehen Sie nun, lieber Leser, warum man seine Leber und seinen Pankreas in Ordnung halten sollte? Diese beiden Organe dürfen nicht von Mengen unangebrachter Nahrung überlastet werden. Denken Sie immer daran, dass die Leber nicht nur das Blut reinigt. Es ist die Leber, die unsere Entscheidungen beherrscht. Dank der Leber sind wir in der Lage, energische Entscheidungen zu treffen, auch in weniger wichtigen Situationen.

Heißhunger auf Zucker

Isst man zu viel an raffinierten Zucker, wird eine große Menge an Glukokortikoiden ausgeschüttet. Ist der Organismus ständig mit Zucker überlastet, produziert der Pankreas ungeheure Mengen an Insulin. Die Glukose wird assimiliert und der Blutzuckergehalt sinkt. Störungen des Blutzuckergehaltes führen zu verschiedenen Symptomen wie Müdigkeit und Mutlosigkeit. Ein deutlicher Abfall des Glukosespiegels kann Depressionen, Zittern und psychische Beschwerden hervorrufen. Der Appetit auf Süßes, auf leere Kalorien ohne jeden Nährwert, steigt proportional. So gerät man in einen wohl bekannten Teufelskreis. Verstehen Sie nun, warum Sie nach einem anstrengenden Tag, an dem alles schief gelaufen ist, so großen Appetit auf Zucker haben? Es ist leicht, sich so einen Tag vorzustellen. Es ging morgens schon schlecht los, weil Sie sich unnötig über den Verkehr aufgeregt haben. Sie sind schon halb abgekämpft an Ihrem Arbeitsplatz angekommen. Der Chef war in mieser Stimmung, die Atmosphäre blieb den ganzen Tag gespannt. Die Marmeladenbrote und der Kaffee haben den Rest erledigt. Als Sie nach Hause gekommen sind, haben Sie sich auf die Bar oder die Keksdose gestürzt. Erkennen Sie das wieder? Ich schon. Wenn Sie diese Abhängigkeit vermeiden wollen, zögern Sie nicht, einige schlechte Gewohnheiten abzustellen. Nervösität und Ungeduld lösen bestimmt keine Staus auf.

Natürlich ist Vorsorge besser als Heilen. Besonders was unsere Kinder anbelangt. Wie werden sie erzogen. Was geben wir Ihnen zur Belohnung? Bonbons, Süßigkeiten zur Beruhigung. Aber das ist nicht alles... Das größte Opfer dabei ist die Nebennierenrinde. Bei chronischer Überaktivität gelingt es unserem Körper nicht mehr, sich selbst zu erholen, wir werden leichte Beute für Infektionskrankheiten. Der Weg ist frei für Grippe, Bronchitis und Angina. Zusätzlich wird dieses Organ teilweise ausgelaugt, was zu einem chronischen Glukosemangel führt.

Was ich über Zucker geschrieben habe, gilt natürlich genauso für Alkohol, der nichts anderes als ein schneller Zucker ist. Alkohol setzt den Pankreas und die Nebennierendrüsen ebenso unter Druck.

Allergische Abhängigkeit

Der durch Glukosemangel hervorgerufene Appetit auf Zucker verwandelt sich schließlich in eine allergische Abhängigkeit. Wir haben gesehen, wie schädlich Zucker und Alkohol sind, und trotzdem sind wir stets versucht, sie zu konsumieren. Auch Weizen, Getreide, Tomaten, Mais, Milch und viele andere tägliche Nahrungsmittel können, je nach Individuum, ebenfalls ähnliche Effekte hervorrufen. Der Genuss des fraglichen Lebensmittels lässt den Mangelzustand sofort verschwinden, aber man wird weiterhin in diesem Teufelskreis stecken und die allergische Reaktion erneut stimulieren.

Zum Glück verfügt der Körper über eine natürliche Weisheit und verlangt wirklich nur das, was er braucht. Aber, und das ist leider ein großes „aber", diese Selbstregulierung setzt nur dann ein, wenn die ökologischen und kulturellen Umstände ideal sind. Es stellt sich also folgende Frage, wo wir in unserer Gesellschaft solche idealen Umstände finden.

Es reicht, wenn Sie ihr eigenes Verhalten beobachten. Welcher Unterschied zwischen der Urlaubszeit und Ihrem beruflichen Alltag! Sobald der Druck weg ist, reagiert man auf viele Situationen ganz anders. In meiner eigenen Familie stellen wir immer wieder fest, mit welcher Leichtigkeit wir auf schlechte Nahrungsmittel wie raffinierte Zucker verzichten können, wenn wir im Urlaub sind. Wir haben keinerlei Schwierigkeiten, darauf zu verzichten.

Ruhezeiten einplanen

An einem bestimmten Punkt in meinem Leben war ich derart abgespannt, dass ich in die Provence „fliehen" wollte, um mich aufzutanken, um unter für mich scheinbar „idealen Bedingungen" zu leben. Ich dachte lange und intensiv darüber nach: Liebst du deine Arbeit wirklich? Verschafft dir die Sprechstunde immer die gleiche Befriedigung? Liebst du immer noch so sehr das Fußballtraining? Gibst du deine Kurse noch mit der gleichen Überzeugung wie früher?" Ich konnte alle Fragen mit Ja beantworten. Flucht machte also keinen Sinn. Nein, ich musste Erholungspausen einlegen, mit Zeit zum Meditieren, Nachdenken über „wie" und „warum", oder einfach das totale Nichtstun genießen.

Als ich Prof. Singh in Indien fragte, warum ich nur drei Stunden Unterricht erhielt, antwortete er mit ruhiger Stimme: „Jacques, Dein Wissensdurst ist groß, aber es gibt auch noch etwas, das man Ausruhen nennt. Du musst morgens aufstehen, frühstücken, benötigst eine drei viertel Stunde mit der Rikscha durch den Stadtverkehr, musst deinem Unterricht folgen und anschließend ins Hotel zurückkehren, wo du über alles nachdenken musst, was du gelernt hast." Ich war erneut gezwungen, der Realität ins Auge zu blicken.

Dort in Varanasi war ich ganz auf mich gestellt, alleine in einer Großstadt, in der es niemanden gab, der mir Mut gemacht hätte. Eingesperrt in einem Hotelzimmer, war ich mein einziger Zuhörer. Ich war darauf angewiesen, auf meinen Körper zu hören. Nach meiner Rückkehr stand ich wirklich mit beiden Beinen auf dem Boden, ich war völlig erholt und hätte Berge versetzten können.

Natürliche Weisheit

Irgendwo, in unserem tiefsten Innern, gibt es etwas, das den Kontakt mit der „natürlichen Weisheit" unseres Körpers hält. Dieses „etwas", das man „ätherischen Körper" nennen kann, weiß was gut oder schlecht für uns ist, selbst wenn der physische Körper gestört ist und sich von seiner eigenen, falschen biochemischen Information täuschen lässt. Diese „natürliche Weisheit" spricht zu uns. Wir müssen einfach nur lernen, ihr zuzuhören und ihre Signale zu beachten. Das ist einfacher während des Urlaubs zu realisieren, oder wie ich in „Quarantäne" in Banranasi, als im Alltagstrott. Diese natürliche Weisheit, die vom ätherischen Körper ausgeht, kann durch bestimmte Muskeltests objektiviert werden. Die Wahrnehmung bestimmter schädlicher Giftstoffe durch den ätherischen Körper, wird an die motorischen Nervenverzweigungen weitergeleitet. Diese Muskeltests sind Teil der „Applied Kinesiology" und liefern einer Vielzahl von Therapeuten komplementäre Informationen.

Nein zu Antidepressiva

Nach Dr. Marshall Mandell sind viele Beschwerden wie rheumatoide Arthritis, Wasseransammlungen im Gewebe (denken Sie an die Menschen mit geschwollenen Beinen), Lymphstaus und sogar psychischen Probleme das Ergebnis von Reaktionen einer allergischen Abhängigkeit. Eine gewisse Anzahl dieser Beschwerden werden derzeit falsch behandelt. Deprimierten Menschen verschreibt man Antidepressiva, sodass die Leber zusätzliche Arbeit verrichten muss und der Patient in eine ausweglose Situation gerät.

Ich erinnere mich an einen 33-jährigen Arbeiter, Vater von zwei Kindern, der mich zusammen mit seiner Frau aufsuchte. Sie war sein Sprachrohr, weil der Mann völlig amorph war, mit ausdruckslosem Gesicht, müde und abgeschlagen. Er war apathisch, spielte nicht mehr mit den Kindern und nicht einmal mehr Karten mit seinen Freunden. Er besuchte schon seit zwei Jahren einen Psychiater, der ihn mit Medikamenten voll pumpte.

Die Symptome dieser Kranken sind recht stereotyp. Ihr merkwürdiges und unbeherrschtes Verhalten ist Ausdruck ihres Versuches, die Nebennierendrüsen mit emotionalen Mitteln zu stimulieren. Das ist, als versetzten sie sich in eine künstliche Stresssituation. Sie fühlen sich in Problemsituationen lebendiger und versuchen, falls möglich, eine Krisensituation herbeizuführen. Sie machen einen riesigen Aufstand wegen der geringsten Kleinigkeit, ohne sich dessen bewusst zu sein. Ihnen ist nicht klar, dass sie aus einer Mücke einen Elefanten machen.

Mit dem Ziel, dieses unangenehme Gefühl aus Verwirrung und Depression zu mildern, greifen diese Menschen mit erschöpften Nebennierendrüsen nicht nur zu Süßigkeiten (der Geschmack des Pankreas ist ja „süß") oder anderen allergisierenden Lebensmitteln, sondern auch zu stimulierenden Substanzen wie starkem Kaffee und Alkohol. Denken Sie nur an den Direktor eines Unternehmens, der abends müde von all den Besprechungen nach Hause kommt und sich dem Whisky hingibt, um seinen Tag hinunterzuspülen. Die Situation unseres Patienten war identisch. Er trank eine Thermoskanne Kaffee und plünderte täglich den Süßigkeiten-Vorrat. Einige Betroffene setzen sogar andere Mittel wie Amphetamine und Kokain ein, die die Hormonproduktion durch die Rinde der Nebennierendrüsen beschleunigen und erhöhen. Ihre Nervosität und Gereiztheit sind daraus leicht erklärlich. Genau in diesen Fällen ist Alkohol gefährlich. Zunächst mindert er nur die Mangelerscheinungen anderer Nährstoffe. In diesem Stadium ist Alkohol noch kein Suchtmittel. Am Anfang ist das Gläschen Bier noch recht unschädlich. Schritt für Schritt können wir einen Vergiftungsprozess beobachten, der zu einer Reaktion von Hypoglykämie führt. Diese Reaktion verstärkt schließlich die besitzergreifende und selbstzerstörerische Natur von Alkohol. Geben Sie dem Alkohol keine Chance, das Ruder zu übernehmen und unterziehen Sie sich einer kritischeren Untersuchung, da Sie nun den Vergiftungsmechanismus kennen. Genau das passierte mit unserem Patienten. Nachdem er seine Ernährung umgestellt und eine entsprechende Behandlung erfahren hatte, ist er ein frischer und ausgeglichener Mann, den ich im Trainingsanzug in meiner Sprechstunde wieder sah.

Behandlung

Wie kann man diese ungewollte Disharmonie gegenüber Zucker behandeln? Es handelt sich hier sicher um eine übermäßige Lust auf Zucker. Ich selbst habe instinktiv mein ganzes Leben lang Vitaminpräparate eingenommen. Glücklicherweise erkannte ich schnell die Bedeutung orthomolekularer Vitamine, homöopathischer Medikamente, von Pflanzenextrakten und später auch den Methoden des Ayurveda. Mein Organismus konnte diese Substanzen gut absorbieren, im Gegensatz zu bestimmten chemischen Präparaten, die ihm mehr Schwierigkeiten bereiteten. Mich interessierten primär die hochdosiert eingesetzten Vitamine. Selbst wenn ein Überschuss an Vitaminen erzeugt wird, so hat der Organismus bei unserem heutigen Ernährungssystem Bedarf an einer bedeutenden Menge an Vitamin C, und zwar mehr als die klassische Medizin gewöhnlich angibt. Das Vitamin C ist nämlich ein Radikalenfänger, der den Alterungsprozess verlangsamt.

Andererseits gibt die Shelton-Methode vor, dass Vitaminzusätze bei einer vollwertigen Trennkost überflüssig seien. Leider lässt sich diese Regel nur unter ökologisch und kulturell idealen Bedingungen anwenden. Ich stelle mir also die folgende Frage: „Wer kann sich rühmen, unter solchen Bedingungen zu leben?" Wie ist es um den Wert der heutigen Nahrungsmittel bestellt? Ist das Obst noch frisch, wenn es von seinem exotischen Baum einen Monat lang unterwegs ist bis es beim westlichen Verbraucher ankommt? Zusätzliche Mineralstoffe und Vitamine einzunehmen ist also empfehlenswert, ja sogar unverzichtbar im Kampf gegen allergische Abhängigkeit. Das gilt auch für Chrom, das im Kampf gegen Zucker sehr nützlich ist.

Um einen durch Überfluss irritierten Pankreas zu beruhigen, muss der Organismus zuerst auf alle Nahrungsmittel verzichten, gegen die er allergisch ist, auf jeden Fall, auf alle raffinierten Zucker, Alkohol und andere sog. beruhigende Getränke.

Wer schafft es noch, sich zu entspannen?

Wer schafft es noch, sich hinreichend zu entspannen? Ohne die falschen und künstlichen Suchtmittel, die dazu angeboten werden? Es ist relativ einfach. Jeder kann das zu irgendeinem Zeitpunkt des Tages tun. Es reicht eine tiefe Bauchatmung, die das Zwerchfell richtig in Gang bringt, gegebenenfalls mit geschlossenen Augen. Nach dem Tao steht das Zwerchfell mit dem Pankreas in Verbindung. Auf diese Weise wird Meditation in einer tiefen Erholung und in Harmonie mit sich selbst eine einfache Angelegenheit.

Ich habe daher Jogaübungen in mein Fußballtraining eingeführt. Profispieler müssen in der Lage sein, ihre Ruhe nach einem harten Training wieder zu finden, das berühmte „cooling down", und zwar physisch als auch psychisch. Anfangs lachten sie über diese Übungen, aber heute wissen sie ihren Wert zu schätzen.

Es ist besser, mehrere leichte Mahlzeiten (mit natürlichen Nahrungsmitteln) einzunehmen, bevor sich ein echtes Hungergefühl einstellt. Wer nach diesen Regeln lebt, wird keine Lust auf störende Nahrungsmittel mehr haben und keine typischen Hypoglykämie-Symptome mehr zeigen.

Es gibt unzählige Symptome von Hypoglykämie. Ich beschränke mich hier auf einige Beispiele: Blähungen des Bauches, kalte Hände und Füße, unvorhergesehene Stimmungswechsel, Wutanfälle, Inkohärenz (nicht zusammenhängend), Gedächtnisverlust, morgendliche Müdigkeit, Schlaflosigkeit, unbegründete Angstzustände. Erkennen Sie diese Symptome wieder? Haben Sie diese schon selbst erlebt?

Kollektive Geständnisse sind weniger schwierig. Ich persönlich tue mir nicht schwer damit zuzugeben, dass in bestimmten Zeiten einige dieser

Symptome meine Existenz beherrscht haben. Wer würde schwören wollen, dass er jeden Morgen frisch und ausgeruht aufsteht? Wie viele Menschen nehmen abends ein Schlafmittel ein, das sie in einen künstlichen Schlaf versetzt, der nichts mit dem wirklichen und wiederherstellenden Schlaf gemein hat?

Angst

Und wer könnte ohne weiteres behaupten, dass er ein Leben ohne Angst führt? Angst ist eine viel kompliziertere Angelegenheit als sie auf den ersten Blick erscheint. „Nein, Angst kenne ich nicht", ist oft die erste Reaktion. Und doch gibt es sie, die Angst vor Arbeitslosigkeit, die Angst vor einer schweren Krankheit der Kinder, die Angst vor falschen Handlungen, die Angst vor dem Schicksal, vor einem drohenden Misserfolg. Angst ist ein immanenter Bestandteil unseres modernen Lebens.

Eine große Zahl abhängiger Allergien verwandelt sich in neurotisches Verhalten, obwohl die Ursache der Symptome in Wahrheit biochemischer Art ist. Diese Regel der Biochemie müsste eigentlich allen Psychotherapeuten bekannt sein.

In Amerika sucht man viel häufiger solche Therapeuten auf, aber geht es in diesen Sitzungen jemals um die genannten biochemischen Probleme? Selbst wenn die Depression schon vor der exzessiven Lust auf Zucker bestand, muss der Organismus durch eine Ernährungsumstellung erleichtert werden, um eine positive Reaktion zu erreichen. Leider beachten dies nur sehr wenige Therapeuten. So erhielt meine Tochter nach ihrem Besuch bei einem renommierten Homöopathen ein Bonbon. Man hält dies kaum für möglich. Probleme durch Zucker treten also sehr häufig auf., aber die traditionelle Medizin berücksichtigt die Menschen nicht, die davon krank werden. Diese Personen glauben oft, dass die Ursache ihrer Spannungen in ihrer Familie oder Arbeit gesucht werden müsse, oder dass die Symptome primär psychischer Natur sind. Egal, welches Problem es zu lösen gilt, es gibt nur ein wirksames Medikament. Sofort die Ursache angehen. Ohne das bleiben die so genannten Medikamente nur Ausschuss.

Kapitel 8

Gute Gewohnheiten

In diesem Kapitel wollen wir Sie mit einigen sinnvollen Lebensweisen bekannt machen, die dazu beitragen sollen, dass Sie sich „wohl in Ihrer Haut fühlen". Wir werden bestimmte Themen wie Fasten, Trinken und Bewegung genau untersuchen und einige Meridian-Übungen zur praktischen Umsetzung anfügen.

8.1 Fasten

Fasten ist nicht nur eine Art der Blutreinigung, sondern auch der Selbstdisziplin. Man kann Körper und Geist auch mit den Panchkarma-Techniken des Ayurveda oder mittels Phytotherapie-Kuren reinigen. Fasten erfordert allerdings eine wesentlich härtere Selbstdisziplin. Das Fasten lässt Sie sich selbst erkennen und sich selbst kontrollieren.

Während des Fastens nimmt man ab, auch wenn dies nicht das ursprünglich verfolgte Ziel sein mag. Eine gut aufgebaute Ernährung auf der Basis von Obst kann ebenso zum richtigen Gewicht führen. In einigen Fällen kann eine Gewichtszunahme nach Beendigung der Fastenkur beobachtet werden. Das hängt damit zusammen, dass der Körper das Doppelte von dem speichert, was ihm während des Fastens gefehlt hat.

Fasten ist bei weitem nichts Neues. Die amerikanischen Indianer fasten, um mit dem „großen Manitu" in Kontakt zu treten. Jesus war 40 Tage und 40 Nächte „in Quarantäne", um sich mental auf die vor ihm liegenden Aufgaben vorzubereiten. Das Fasten der Yogis zielt grundsätzlich darauf, den Geist und die Sinne zu beherrschen sowie den Körper zu reinigen und zu verjüngen. Unsere westliche Welt täte gut daran, das Fasten wieder zu entdecken. Fasten ist die natürlichste Art und Weise, um sich Krankheiten und Schmerzen entgegenzustellen. Ein kranker Hund frisst Gras, sofern er nicht von unzähligen Zuckerstücken verdorben ist. Ich habe ebenso festgestellt, dass Kinder bei geringster Übelkeit instinktiv zu Fruchtsaft oder Wasser greifen. Ich selbst habe intuitiv stets auf feste Nahrung verzichtet, wenn ich vor wichtigen Aufgaben wie einer Sitzung oder Konferenz stand. Während meiner Kurse nehme ich nie reichhaltige Mahlzeiten zu mir. Ich esse allenfalls einige Äpfel. Es ist schwierig, eine bestimmte Mentalität zu ändern, wenn man von allen Seiten gepredigt bekommt: „Man muss ordentlich essen, um gesund zu werden." oder „Iss richtig, bevor du vor Publikum auftrittst." Wie erwarten Sie, dass man so in Bestform ist? Im täglichen Leben wird ein Großteil unserer Energie von der Verdauung absorbiert. Wird dem Verdauungssystem eine „aktive" Pause gegönnt, kann mehr Energie für psychische Aktivitäten oder Selbstheilung frei. Man muss dem Körper Gelegenheit geben, sich der Gifte zu entledigen. Leider ist in unseren Tagen nicht viel von dieser Logik übrig geblieben. Wie viele Therapeuten empfehlen weiterhin, ein gutes Steak zu essen. Und sei es, um groß und stark zu werden. Oder sie raten zu einem Glas warmer Milch, wenn man erkältet ist.

Fastenkur

Wie soll man das Fasten angehen? Damit der Körper sich reinigen kann, benötigt er selbstverständlich mehr als einen Tag. Ein Fastentag pro Woche ist im Übrigen eine hervorragende Art, seinen Willen und seine Disziplin zu stärken
Eine viertägige Fastenkur birgt keinerlei Risiko. Bevor man aber die Dauer und den Zeitpunkt des Fastens endgültig festlegt, sollte eine ruhige Zeit gewählt werden. Persönlich hatte ich nie Schwierigkeiten, eine Fastenperiode während eines langen Indienaufenthaltes einzulegen, wo ich nichts anderes tat, als zu studieren, zu schreiben und zu meditieren. Es handelt sich vor allem darum, den Verdauungsmechanismus in dieser Zeit so wenig als möglich zu belasten. Es gilt, um jeden Preis konzentrierte Nahrung zu vermeiden. Die Möglichkeiten des Fastens beschränken sich auf eine Wasserkur, eine Teekur (Tees sind der Sud von Pflanzen) oder eine Obst- oder Gemüsesaftkur. Hat man seine Wahl getroffen, darf man das System während des Fastens nicht mehr ändern. Man darf beispielsweise nicht von einem auf den anderen Tag zwischen Obst- und Gemüsesäften wechseln.

Bei der Wasserkur muss man täglich sechs bis sieben Glas Quellwasser (ohne Kohlensäure!) trinken. Dieses Wasser darf nicht in einem Zug heruntergestürzt, sondern sollte langsam genossen werden, um das Prana, den Geschmack zu erkennen. Das Gleiche gilt für Obst- und Gemüsesäfte.

Für die meisten Menschen - wie auch mich selbst - sind die beiden ersten Tage die härtesten. Der ganze Körper muss sich an die neue Situation anpassen und er versucht, die Gifte loszuwerden. Eine schwere Zunge, Kopfschmerzen, schlechte Laune, leichte Übelkeit und gelegentlicher Schwindel sind Symptome, die während dieser Kur auftreten können. Wenn Sie während der Wasserkur unter Tachycardie leiden, trinken Sie etwas Fruchtsaft. Wenn Atembeschwerden und Tachycardie anhalten, muss das Fasten korrekt abgebrochen werden - was wir weiter unten erklären werden. Glücklicherweise sind ernsthafte Probleme äußerst selten.

Die pure Lust auf Essen kann nicht als schweres Problem angesehen werden. In unserer Gesellschaft kennen wir wirkliches Hungergefühl nicht. Ein hohler Magen wird leicht als Hungergefühl interpretiert. Die kleinste Schwäche gilt als Entschuldigung, das Fasten genau in dem Moment abzubrechen, wenn der Körper dabei ist sich zu reinigen. Man erfindet alle möglichen Ausreden, um nach dem ersten Abend wieder aufzuhören oder gar nicht erst anzufangen. Es gibt eine ganze Litanei davon: „Nichts zu essen kann ja nicht gut für die Gesundheit sein" oder „So schlecht sehe ich doch gar nicht aus" oder „Na ja, an irgendetwas muss man ja sterben".

Man fühlt sich leicht wie eine Feder

Fasten erfordert eine hohe Selbstdisziplin und ein gewisses Maß an Geduld, bis man sich schließlich besser fühlt. Im Allgemeinen stellt sich ab dem dritten Tag ein Wohlgefühl ein. Man fühlt sich leicht wie eine Feder, hat einen klar sehenden Geist. Sogar das Joggen und Stretchen geht jetzt leichter. Die Probleme vereinfachen sich und die Lösungen erscheinen klarer. Man relativiert die Schwierigkeiten und lernt, die wirklich wichtigen Dinge zu erkennen. Der Körper wird kälteempfindlicher, weil das Kreislaufsystem sich verlangsamt. Hier reicht es sich wärmer anzuziehen. Ich rate auch von großen körperlichen Anstrengungen und intensivem Training ab. Man muss während des Fastens seine Energie einteilen. Aber man kann natürlich sehr wohl ein leichtes Training, oder einen ausgedehnten Spaziergang unternehmen. Dies wird den Reinigungspro-zess positiv beeinflussen. Und vergessen Sie nicht, dass der Körper sich nicht nur über die Verdauung und die Blase reinigt, sondern ebenso über die Poren, die schließlich eine große Fläche ausmachen. Verstopfen Sie daher nicht die Hautöffnungen mit Deodorants oder anderen künstlichen Schönheitsprodukten.

Zur Beschleunigung der Darmentleerung erinnert das Ayurveda an die „Vasti"-Technik. Diese Technik hat mehr oder weniger den gleichen Effekt wie eine Spülung auf der Basis harmloser Pflanzenöle. Man kann die Magenschleimhaut ebenso reinigen, indem man einige Gläser stilles Wasser mit einem Kaffeelöffel Salz trinkt. Anschließend spannt man den Magen an und steckt den Finger in den Hals, um die Flüssigkeit wieder zu erbrechen. Jeder Student erinnert sich daran, dies nach einem Abend mit Freunden mal gemacht zu haben. Allerdings ist es dann im Allgemeinen kein Wasser, das man dann erbricht.

Nach einigen Fastentagen werden bestimmte Körperfunktionen aktiviert. Geruchs- und Geschmackssinn haben sich verfeinert. Sie denken über Dinge nach, die Ihnen vorher unbedeutend erschienen. Sie beherrschen absolut ihr Denken und Ihre alten Essgewohnheiten. Sogar eine alte Brotkruste wird Ihnen lecker erscheinen.

Das Fasten korrekt abbrechen

Sie bewegen sich auf das Wesentliche zu, die Einfachheit der Dinge. Ein guter Teller Lauchsuppe wird Ihnen wie eine Delikatesse vorkommen, was für mich allerdings schon immer der Fall war. So kommt jetzt der wichtige Moment der Beendigung der Fastenkur. Es wäre schade, alle Gewinne dieser kurzen Periode wieder zu verlieren. George Bernard Shaw sagte: „Jeder Idiot kann eine Fastenkur anfangen, aber um sie zu beenden muss man ein weiser Mann sein!"

Der Abbruch des Fastens muss logisch und systematisch erfolgen. Wenn der Verdauungsapparat mit einer ausgiebigen und schwer verdaulichen Nahrung überrollt wird, ist der Schock zu groß und der Organismus blockiert. Und es wäre doch schade in einem unkontrollierten Fressanfall alles zu zerstören, was man während der Fastentage sorgsam aufgebaut hat. Denn es ist „tüchtig essen", wozu Sie beim ersten Kontakt mit dem Geschmack eines Lebensmittels versucht sein werden, essen, unaufhörlich essen. Es ist an Ihnen, das Gelernte nun in die Praxis umzusetzen und ihr Denken und Ihren Speiseplan zu beherrschen. Es ist daher gut das Fasten am Ende eines Tages abzubrechen. Wenn Sie ein vegetarisches Abendessen gewohnt sind, wählen Sie ein halbes Kilo frisches Obst wie Kirschen, Trauben, Ananas oder Melone. Ich rate von Bananen und Äpfeln ab. Diejenigen, die eine „schwere" Ernährung wie z.B. Fleisch verfolgt haben, können ein halbes Kilo gedämpftes Gemüse (z.B. Spinat) essen.

Am anderen Morgen nimmt man das übliche Frühstück mit Obst zu sich. Mittags isst man eine Gemüsesuppe und gedämpftes Gemüse, abends eventuell Getreideprodukte wie Brot und Buchweizen mit Gemüse. Am nächsten Tag kehrt man zur gewohnten Ernährung zurück.

Sie werden schnell feststellen, dass ihr Geschmack sich verändert hat. Ihre Lust auf Zucker und Salu wird geringer sein. Fleischliebhaber werden weniger davon essen.

8.2 Trinken

In diesem Buch haben wir bereits lange über Ernährung und die Kombination von Nahrungsmitteln gesprochen. Es wird nun Zeit, dass wir uns dem Problem des Trinkens zuwenden. Essen und Trinken sind effektiv Grundbedürfnisse, die das Dasein vieler Menschen bestimmen. Wir haben hinreichend aufgezeigt, dass Kaffee, der klassische Tee und Erfrischungsgetränke keine empfehlenswerten Getränke sind. Sprechen wir also über die Menge an Wasser (ohne Kohlensäure), die täglich absorbiert werden sollte. Es ist wesentlich wichtiger, über ausreichende Flüssigkeit zu verfügen, als über Nahrung, da unser Körper zu 70% aus Wasser besteht. Die größte

Gefahr für einen gesunden Körper ist in der Tat die Austrocknung. Alle Marathonläufer können Ihnen dies bestätigen. Ich muss vehement vor der Gefahr warnen, die uns droht, wenn wir zu wenig Flüssigkeit zu uns nehmen. Eine Gefahr, die insbesondere aus unserer zu konzentrierten Nahrung und überwiegend sitzenden Lebensweise resultiert. Die Arbeit der Nieren wird dadurch gebremst. Sie sind nämlich zwischen den anderen Organen eingeklemmt. Wenn der Darm zu viel Stuhl enthält, wird die Möglichkeit der Dilatation der Nieren stark beeinträchtigt. Erinnern wir uns, dass die Nieren durch ihre minimalen Bewegungen täglich mehr als 600 Meter zurücklegen, eine Distanz, die einige unter uns nicht einmal zu Fuß erreichen. Wie viel Flüssigkeit muss man pro Tag absorbieren? Ich habe bewusst den Begriff „absorbieren" statt „trinken" gewählt. Die Organe eliminieren zirka drei Liter Wasser pro Tag. Diese Ausscheidung vollzieht sich vor allem durch die Haut (in der Tat das Größte unserer Organe), die Därme, die Blase und die Lunge. Diese Menge hängt natürlich vom Klima ab, in dem wir uns befinden. Diese drei Liter stellen also eine Ausgangsbasis dar. Wer zu wenig Flüssigkeit absorbiert, wird austrocknen und sich selbst vergiften, weil die Toxine nicht mehr ausgeschieden werden. Viel Obst zu essen, garantiert eine ausreichende Eliminierung von angesammelten Giftstoffen über die Ausscheidungsorgane.

Außerdem hat Obst, besonders Zitrusfrüchte und Bananen, einen hohen Kaliumgehalt, ein stark abführendes Mineral. Dieses Phänomen kann manchmal Unannehmlichkeiten hervorrufen. Ich konnte das vor einigen Jahren feststellen, als ich an dem Radrennen Mailand - San Remo teilnahm. Start dieses Rennens ist irgendwann zwischen 6.30 und 10 Uhr. Tausende Fahrradfreunde aus verschiedenen Ländern kommen jedes Jahr in Scharen, um an diesem Fahrrad-Happening teilzunehmen.

An jenem Tag gehörte ich zu einer Gruppe von Radfahren aus Schelderode. Zu Beginn des Rennens musste ich, im Gegensatz zu meinen Kollegen, mehrmals zum Urinieren vom Rad steigen. Ich hatte nämlich mein traditionelles Obstfrühstück zu mir genommen, und das zeigte nun seine Wirkung. Es war nicht lustig, jedes Mal den Anschluss um ein paar hundert Meter zu verlieren. Frans Daalman, mein Freund und Kollege aus dem JeeCee-Team führte mich in rasantem Tempo wieder zum Feld. Die häufige Ausscheidung war hier also keineswegs vorteilhaft für mich. Aber ich akzeptierte das mit einem Lächeln, weil ich dadurch die Giftstoffe aus meinem Körper eliminieren konnte, zumal ich es schaffte, die Etappe in Rekordzeit zurückzulegen.

Wenn Sie den ganzen Tag nur Obst essen, etwa fünf Kilogramm, werden Sie feststellen, dass ihr Durstgefühl fast verschwindet, selbst wenn Sie sich in einem warmen Land wie Indien befinden. Ich konnte mich davon überzeugen, als ich mit einem Freund eine Rundreise durch das Himalaya-Gebiet machte. Wir aßen den ganzen Tag über Ananas und Äpfel. Wir hatten eine Flasche Wasser mitgenommen, die bei weitem reichte unseren Durst zu stillen, trotz der Tatsache, dass wir schwieriges Gelände durchquerten und fünf Stunden harte körperliche Anstrengung bei fast dreißig Grad durchzustehen hatten.

Während unserer Indienreise nach Goa im Dezember des selben Jahres tranken Jacqueline, die Kinder und ich zusätzlich zu unserer Ananas-Ration nur frischen Ananas- und Orangensaft. Diesem Umstand verdankten wir unsere gute Verfassung. Wenn Sie an einem Tag fünf Kilogramm Obst essen, nehmen Sie zirka drei Liter Flüssigkeit auf. Man kann noch Quellwasser trinken, möglichst ohne Mineralien. Wenn Sie lieber etwas Warmes trinken, dann nehmen Sie eine Tasse Pflanzenaufguss. Lindenblüten, Salbei, Kamille, Rosenblüten und andere Pflanzen, die man überbrühen kann.

Aber unsere zu konzentrierte und gesalzene westliche Nahrung, wie Marmeladenbrot oder Fleisch mit Reis macht uns wirklich durstig. Und das ist ganz sicher der Anfang der Probleme. Man versucht das Durst-gefühl mit Kaffee zum Marmeladenbrot oder einem Erfrischungsgetränk zum Reis auszugleichen. Wasser verdünnt die Amylase (das Verdauungsenzym für Kohlenhydrate) und verzögert oder blockiert völlig den Verdauungsprozess, sodass die Kohlenhydrate zu fermentieren beginnen.

Trinken bedeutet nicht, den Magen zu überschwemmen

Man kann einen Vergleich zu Zimmerpflanzen ziehen. Es reicht, Ihnen von Zeit zu Zeit je nach Bedarf einen Schuss Wasser zu geben, damit sie sich in aller Pracht präsentieren. Es ist eine Kunst, in der Familienväter und Mütter sich auszeichnen. Aber wenn wir in Urlaub fahren und diese Aufgabe einem wohl wollenden Nachbarn übertragen, der sich nicht immer gut mit Zimmerpflanzen auskennt, finden wir sie völlig verdorrt - weil übergossen - wieder. Das verursacht der Fermentierungsprozess, der sie umbringt.

Genauso ergeht es unserem Körper. Jeder sollte das wirklich wissen, vor allem die Therapeuten, die den Leuten den guten Rat geben „viel zu trinken", ohne zu spezifizieren was, wie viel und wann. Sie bringen die Leute nicht nur zum Trinken, sondern „schädigen" ihre Organe! Nein, die Flüssigkeit muss, soweit als möglich über eine natürliche Nahrung aufgenommen werden (sprich: Gemüse und Obst). Weiter rate ich, während der Eliminierungsphase (morgens) viel Fruchtsaft zu trinken, ohne das Glas warmes Wasser auf nüchternen Magen zu vergessen.

Wer das tut, führt eine innere Reinigung durch und legt gleichzeitig die notwendigen Flüssigkeitsreserven an. Während der Mahlzeiten beschränken wir das Trinken oder unterlassen es sogar völlig, um dem Verdauungssystem die Arbeit mit voller Leistung zu ermöglichen. Ich habe viele Jahre schwer gegen diese Regel verstoßen. Ich dachte man müsse während des Essens viel trinken. Aber da war mir der Zusammenhang des Duos Milz/Pankreas noch nicht bewusst, das wir im Kapitel über die Organuhr ausführlich beschrieben haben. Ich versuchte auch, mein Gläschen Rotwein zum Essen zu rechtfertigen. Ich hielt es für richtig viel Wasser zu trinken um den Alkohol zu verdünnen. Alkohol, der ein schneller Zucker ist, stört auf jeden Fall die Verdauung der absorbierten Nahrung. Außerdem behindert eine große Menge Wasser ernsthaft die Aktion der Enzyme. Die Stärke beginnt zu fermentieren, was zu Diarrhö und Gasbildung führt. Selbst wenn man erst zwei bis vier Stunden nach einer kohlenhydrat-haltigen Mahlzeit trinkt, kann das noch zur Fermentierung der tiefer verborgenen Kohlenhydrate führen. Der allgemeine Rat, „viel zu trinken", macht keinen Sinn.

Einfache Regeln

* Trinken Sie morgens so viel Fruchtsaft als möglich. Beginnen Sie den Tag immer mit einem Glas warmem Wasser (30 bis 50 ml).
* Vergessen Sie nicht, nach einem Fruchtsaft eine halbe Stunde zu warten, bevor Sie ein Brot oder den Rest der Mahlzeit (z.B. Gemüsereis) essen. Andernfalls werden diese Nahrungsmittel im Magen gemischt und beginnen zu fermentieren.
* Vermeiden Sie es, während des Essens zu trinken. Trinken Sie bis maximal zwanzig Minuten vor der Mahlzeit. Bedenken Sie, dass eine gute Gemüsesuppe auch als Getränk angesehen werden kann. Warten Sie zwanzig Minuten, bevor Sie zum nächsten Gang übergehen.
* Warten Sie nach einer stärke- oder proteinreichen Mahlzeit mindestens vier Stunden, bevor Sie Wasser trinken. Glauben Sie ja nicht, es wäre nützlich, den Magen zu spülen, um die Nahrung besser durchzuschleusen.

Diese Regeln werden Ihnen helfen, sich besser in Form zu fühlen und werden häufige „unerklärliche" Blähungen vermeiden.

8.3 Bewegung

Oft höre ich den Satz: „Ich müsste mich mehr bewegen". Wir haben es bereits erwähnt, dass ein Ausdauersport wie das Laufen die allgemeine Gesundheit fördert. Aber, wie soll man mit dem Laufen anfangen, wenn man seit Jahren keinen Sport mehr gemacht hat?

Gibt es Trainingspläne für echte Anfänger? Um diese Frage zu beantworten, haben wir Willy Goossens besucht, der mir eine ungeheuer wertvolle Hilfe für dieses Buch war. Er arbeitete zusammen mit dem Sportwissenschaftler Jan Olbrechts an der Studie: „200 Fragen für Langstreckenläufer". Ausgehend von diesen grundlegenden Fragen haben wir die folgende Antwort zusammengestellt.

Leistung oder Gesundheit?

Beginnen wir, die Dinge auf den Punkt zu bringen. Wollen Sie laufen, um Ihre Gesundheit zu verbessern, oder um sich und anderen Ihre Leistungsfähigkeit zu beweisen?

Damit will ich nicht etwa andeuten, dass ein leistungsorientiertes Lauftraining nicht die Gesundheit fördert. Ein solches Training kann mit dem Fahren eines PS-starken Autos vergleichen werden. Das Risiko, in gesundheitsschädliche Situationen zu geraten ist größer, als wenn man einfach nur läuft, um seine Gesundheit zu verbessern.

„Ein Sport, den Sie für die Gesundheit ausüben" kann nie zum individuellen Leistungsmaximum führen. Das einzige Ziel, das ansteuert wird, ist die Optimierung der Funktion des ganzen Organismus.

Wer Sport treibt, um sich gut in Form zu halten, muss zwei wichtige Regeln kennen:

1) Die Anzahl der Wochenkilometer darf keinen Muskelkater verursachen, der länger als einen Tag anhält.
2) Die Intensität (beim Laufen die Geschwindigkeit) darf die Herzfrequenz nicht über 130 Schläge pro Minute treiben.

Während der ersten zwei oder drei Wochen, können Sie sich ruhig auf zwei „Trainingseinheiten" von zehn Minuten beschränken.

Kein Problem, Sie werden feststellen, dass Ihre Trainingseinheiten Schritt für Schritt länger werden, ohne gegen die beiden oben genannten Regeln zu verstoßen.

Bevor Sie allerdings mit dem Lauftraining beginnen, sollten Sie sich einem vollständigen Gesundheitscheck unterziehen. Dies gilt besonders für die nicht mehr ganz jungen unter Ihnen. Es ist besser, mögliche Anomalien rechtzeitig zu erkennen.

Kontinuierliche Steigerung

Wenn Sie sich zum Laufen entschlossen haben, gehören zwei Befehle in Ihre Agenda: „Steigerung" und „Kontinuität". Deswegen müssen Sie damit anfangen, die Tage und Uhrzeiten festzulegen, zu denen Sie ein Training einplanen können. Das Laufen muss letztlich eine Gewohnheit wie Essen und Schlafen werden. Anfangs ist es erforderlich zwischen zwei Trainingseinheiten einen Tag zu pausieren.

Das Anfangstempo sollte nicht viel schneller als schnelles Gehen sein. Etwa sechs Minuten pro Kilometer. Sie müssen nur darauf achten, nicht außer Atem zu kommen, so einfach ist das, weil Sie sonst gegen die goldene Regel des Sauerstoff-Gleichgewichtes verstoßen. Sie müssen also noch eine normale Unterhaltung mit Ihrem Laufpartner führen können.

Der erste Trainingsplan teilt sich in elf Phasen, wobei jede einzelne Phase mindestens eine Woche lang durchgeführt werden muss. Es läuft wie in der Schule. Man kann zur nächsten Stufe übergehen, sobald man kein Problem mehr mit der vorhergehenden hat. Die Steigerung ist völlig individuell. Bestenfalls benötigen Sie elf Wochen, um ans Ziel zu kommen, andere brauchen sechs Monate. Aber die Dauer ändert nichts. Suchen Sie von Beginn an ein geeignetes Gelände aus, da der Trainingsplan mit einem Wechsel zwischen Laufen und Gehen Sie schnell auf eine Gesamtdistanz von vier Kilometern bringt. In dem unten aufgeführten Schema werden die Zeiten sowohl in Metern, als auch Minuten angegeben, weil es nicht immer angenehm ist, auf die Uhr zu sehen. Jetzt müssen Sie sich nur noch ein Paar gute Laufschuhe kaufen und loslaufen.

Der erste Schritt

Am ersten Tag laufen Sie 100 Meter ohne Pause (oder 40 Sekunden) und gehen dann sofort nochmals 100 Meter, während Sie auf eine gründliche Atmung achten. Diese Erholungsphase wird von einer zweiten Laufeinheit über 100 Meter gefolgt, und so weiter. Jeder Zyklus (Laufen plus Gehen) wird acht mal wiederholt. Bis Sie auf eine Gesamtdistanz von 1600 Metern kommen, von der Sie die Hälfte im Laufen zurückgelegt haben. Wenn Sie nach mindestens einer Woche keinerlei Schwierigkeit mehr damit haben, gehen Sie zur nächsten Phase über. Am Ende des Trainingsplanes werden Sie in der Lage sein, vier Kilometer zurückzulegen, und davon 80% im Laufen.

Das unten beschriebene Anfangsschema wurde schon von vielen Menschen unterschiedlicher Altersklassen verfolgt, vor allem aus gesundheitlichen Gründen. Personen in den Dreißigern, den Vierzigern, sogar den Sechzigern, denen klar wurde, dass sie unbedingt Bewegung brauchen. Wenn Sie zudem noch mutig und motiviert genug sind, ist der Erfolg garantiert. Ab dem Moment, an dem Sie die Basis hinter sich haben, können Sie die Distanz erhöhen. Wenn man die Strecke sukzessiv bis auf 1500 Meter erhöht und die Gehpausen mit 100 bis 200 Metern beibehält, erreicht man einen weiteren Schritt nach vorne.

Beispiel: 1 km Laufen, 200 m Gehen, 6 Wiederholungen mit 400 m Laufen und 100 m Gehen, 1 km Laufen. Damit haben Sie eine Strecke von ungefähr fünf Kilometern zurückgelegt.

Nach zwei Monaten wird die Gesamtdauer des Trainings bis auf 50 Minuten ausgedehnt und die maximale Laufdistanz ohne Pause beträgt 2 500 Meter, ohne die Erholungszeiten im Gehen zu vergessen. Danach gehen wir zu Trainingseinheiten von zirka einer Stunde über, die eine maximale Laufdistanz ohne Pause von vier Kilometern umfasst.

Beispiel: 4 km Laufen (in 25 Minuten), 5 Minuten Gehen, 4 km Laufen (in 25 Minuten). Das Endziel ist eine Stunde ohne Pause zu laufen. Die meisten Anfänger schaffen das innerhalb eines Jahres.

Sie müssen vor allem darauf achten, nach Ihrem eigenen Rhythmus zu laufen und sich nicht von jemand anderem antreiben zu lassen, der schneller laufen will. Wer ohne jeden Trainingsplan bis zur Erschöpfung trainiert, wird die Sache schnell wieder aufgeben. Ein Aufbauschema erlaubt Ihnen, mit einer klaren Zielsetzung voranzukommen, und das bedeutet einen unübersehbaren gesundheitlichen Trumpf.

Anmerkung: „W" bedeutet Wiederholungen.

Phase	Laufen	Zeit	Gehen	W	Gesamt	Zeit
01	100 m	40 Sek.	100 m	8	1600 m	16 Min.
02	100 m	40 Sek.	100 m	10	2000 m	20 Min.
03	150 m	1 Min.	150 m	10	3000 m	30 Min.
04	200 m	1Min.20Sek.	200 m	8	3200 m	32 Min.
05	200 m	1Min.20Sek.	200 m	10	4000 m	40 Min.
06	300 m	2 Min.	200 m	8	4000 m	37 Min.
07	300 m	2 Min.	150 m	8	3600 m	32 Min.
08	300 m	2 Min.	100 m	8	3200 m	27 Min.
09	300 m	2 Min.	100 m	10	4000 m	33 Min.
10	300 m	2 Min.	80 m	10	3800 m	30 Min.
11	400 m	2Min.40Sek.	100 m	8	4000 m	32 Min.

8.4 Meridianübungen

Unser menschlicher Körper wird hauptsächlich von der Vitalenergie aufrechterhalten, die die Zellen zusammenhält. Muskeln, Haare, Haut und Knochen - sie alle bestehen aus vielen Millionen Zellen. Diese organische Energie, der Treibstoff unseres Lebens benötigen wir zum Wachsen, zum Heilen... Hippokrates nannte sie die Heilkraft der Natur, die Heilung, die von außen kommt. In der lateinischen Literatur findet man sie unter dem Namen „vis mediatrix naturae", im Joga spricht man von „prana", in der japanischen Literatur von „ki", im Tao von „chi".
Diese Sichtweise weicht völlig von der Auffassung unserer westlichen Medizin ab. Die klassische Medizin verabreicht nämlich gegen jede Krankheit ein Medikament, das die Beschwerden mindert, aber nicht heilt. In vielen Fällen wird die Krankheit verschleiert. Eine echte Heilung bedarf immer einer deutlichen Verhaltensänderung durch den Patienten in Bezug auf sich selbst und auf das Leben.

Die so wichtige Vitalenergie liegt in der Luft, aber sie ist weder greifbar noch sichtbar. Sie dringt durch die Atmung in den Körper. Daher rührt die Bedeutung von Atemtechniken (pranayama), einerseits zur Reinigung des Körpers, andererseits zur Erhöhung der Beweglichkeit. Wenn Sie jeden Abend zwanzig Minuten üben, werden Sie sich beruhigen und sich warm fühlen. Die Vitalenergie fließt durch die Akupunkturmeridiane und liefert die erforderliche Energie für alle Organe und Gewebe.

Die weisen Taoisten sprechen von fließendem Wasser, das seinem natürlichen Lauf folgt und nicht von seinem Weg abweicht.

„Auf Erden strömt das Wasser langsam durch Bäche und Flüsse und gibt einen Impuls an alles Leben. Es fließt weiter ohne Unterbrechung und nimmt nur den Platz ein, wo es fließt. Es hat keine Angst vor einer gefährlichen Stelle oder einem Sturz. Es verliert durch nichts seine wahre Natur. Es bleibt in jeder Situation selbstbewusst", schreiben Richard Wilhelm und Cary Barnes im „I Ching".

Eine Störung, eine Blockade oder ein Ungleichgewicht im Energiefluss verursachen Beschwerden oder Krankheit. Wenn wir gesund sind, strotzen wir vor Lebensenergie und Liebe. Wir fühlen uns seelisch hervorragend und haben einen perfekten Durchblick. Natürlich gibt es immer soziale Spannungen. Aber wenn Sie gesund sein wollen, müssen Sie ein Gleichgewicht zwischen Anstrengung und Erholung finden. Der soziale Druck, die persönlichen Zwänge hindern viele Menschen daran, dieses Gleichgewicht zu finden. Sie wissen nicht, wie sie ihren Organismus mit Energie auftanken können, um sie durch ihr Dasein fließen zu lassen. Wenn die Energie verbraucht ist, verfallen sie in Müdigkeit oder Krankheit. Deshalb ist es notwendig, bestimmte Methoden zu erlernen, um den durch verschiedene Spannungen verursachten Energieverlust zu kompensieren.

Wir können zum Beispiel unsere Ernährung anpassen, wodurch unsere Organe besser funktionieren können, ohne überlastet zu sein. Die Energie des Körpers kann sich so besser verteilen und sich auf andere Anforderungen wie Arbeit und Sport konzentrieren.

Wir können eine positive Einstellung annehmen, um noch mehr Energie zu produzieren und damit einen wohl tuenden Einfluss auf unsere Organe auszuüben. „Die Kraft des positiven Denkens" ist eine Tatsache und nicht nur der Titel eines erfolgreichen Buches.

Aber die Meridian-Übungen können auch den Energiefluss positiv beeinflussen, um mögliche Hindernisse zu überwinden. Diese Übungen beeinflussen das jeweilige Organ, für das sie verantwortlich sind. Die Organe funktionieren nur dann gut, wenn sie richtig ernährt werden. Unsere Vitalität steigt und wir fühlen uns moralisch stark. Wir entwickeln gesunde Gedanken und dieser positive Geisteszustand wird einen anregenden Einfluss auf den ganzen Körper haben. Körper, Geist, Gefühle und Seele bilden nämlich ein untrennbares Ganzes.

Gerade als ich diese Zeilen schreibe sind wir in Gangotri, dem Wallfahrtsort im indischen Himalaya, vom Schnee eingeschlossen. Gemeinsam mit Jacqueline und Dr. Udai Singh habe ich sechs Tage lang das Tal durchquert. Wir zwingen uns, zweimal am Tag unsere „asanas" (Übungen) zu machen. Warum ich Ihnen das erzähle? Um Ihnen einen erneuten Beweis dafür zu liefern, dass auch ich ein Wesen aus Fleisch und Blut bin. Ob ich will oder nicht, stehe ich doch ständig unter Spannung im täglichen Kampf gegen die Versuchungen der westlichen Konsumgesellschaft. Daher muss ich mich auch um mich selbst bemühen. Hier habe ich die Übungen wieder entdeckt, die ich in den letzten Monaten nicht mehr gemacht hatte. Im Moment haben Jacqueline und ich einen guten Vorsatz gefasst, aber nach unserer Rückkehr nach Westeuropa werden wir wieder von allen Seiten gefordert werden. Unsere guten Pläne werden vielleicht durchkreuzt, aber wir werden uns bemühen, Ihnen treu zu bleiben. Die Übungen, die ich weiter unten in diesem Kapitel beschreiben werde, helfen uns, ein Leben in perfekter Harmonie zu führen. Sie entstammen dem Joga und der Akupressur. Nur wenige Leute kennen sie, aber unter technischen Gesichtspunkten sind sie einfach zu lernen und durchzuführen.

Wir sind mittlerweile von einem ein Meter hohen Schneeteppich umgeben. Das mishagt mir, weil wir unseren Rundgang nach Gamukh (wörtlich übersetzt: Kuhmaul), der Quelle des Ganges, nicht fortführen können. Die Wege durch die Schluchten sind völlig blockiert. Sei's drum denk ich mir, so kann ich wenigstens weiter schreiben. Wir haben in dem völlig verlassenen Polizeigebäude ein Lagerfeuer entzündet. Im Moment ist Gangotri wie ausgestorben. Nur vier Sadous (Priester) leben immer hier. Die Wetterbedingungen werden sich erst gegen Mitte Mai wieder bessern und erst dann werden die Straßen freigemacht, damit die Autos wieder passieren können. Dann wird dieser kleine Ort von 6.000 Pilgern heimgesucht. Früher hätte ich nicht aufgehört zu meckern. Mich bei einem Lauftraining auf 3.000 Metern Höhe auszutoben, ist offensichtlich nicht möglich bei diesem Schnee. Gegen das harte Klima kann man nicht viel ausrichten. Ich besänftige mich mit dem Gedanken, dass mein Körper sich von den Anstrengungen der vorhergehenden Tage erholen kann. Man muss positiv denken, Jacques.

Joga und Akupressur

Die Meridian-Übungen basieren auf Joga und Akupressur. Joga ist ein System aus Atmung, Bewegung und Stellungen, das die großen orientalischen Philosophen schon vor 6.000 Jahren praktiziert haben. Es hat sich nach der gleichen instinktiven, objektiven und subjektiven Art entwickelt wie die Akupunktur. In „The complete illustrated book of joga" lesen wir: „Die Wissenschaft lehrt uns, dass Joga prähistorisch ist, aus einer Zeit, da der Mensch ein natürliches Dasein führte und nicht von der modernen Zivilisation besessen war".

Im Grunde ist uns die Akupressur nicht wirklich fremd. Wir neigen immer dazu, schmerzende (oder verletzte) Stellen unseres Körpers anzufassen oder zu drücken. Denken Sie nur an den Fußballer, der sich nach einer harten Attacke vor Schmerzen windet und sein verletztes Bein umklammert hält, während er auf den wundersamen Schwamm des Therapeuten wartet. Wenn man sich gestoßen hat, versucht man instinktiv, den Schmerz mit den Händen weg zu reiben. Und dann ist da noch der Manager, der sich während einer ermüdenden Besprechung die Schläfen massiert, um sich ankündigende Kopfschmerz zu bekämpfen. Die Akupressur ist etwas Alltägliches. In China weiß man schon seit hunderten von Jahren, dass die Massage nicht nur gegen Schmerzen hilft. Man hat erkannt, dass ihr Effekt nicht nur lokal ist, sondern die Stimulation bestimmter Körperpartien genauso die inneren Organe anregt. Dank jahrhundertelanger Erfahrung stellte man die Verbindung zwischen Heilmassage, Akupunkturpunkten und Meridianen her (Stephen Ralos, The Chinese Art of Healing).

Die unten beschriebenen Übungen sind eine Rekonstruktion von Joga und Akupressur und sollen in erster Linie als Anstoß dienen. Es bedarf sicher einer gewissen Disziplin, ihnen in unserem Leben genügend Aufmerksamkeit und Zeit zu widmen. Dank dieser Übungen wird sich Ihre Lebensweise positiv verändern und Ihre Lebensenergie erwachen.

Die Rolle der Meridian-Übungen

Diese Übungen befreien die Vitalenergie, die durch die Meridiane fließt, von Störungen und möglichen Blockaden. Wenn die Vitalenergie frei fließen kann, wird sie einen wohl tuenden Einfluss auf die inneren Organe und die anderen Systeme unseres Körpers (wie die endokrinen Drüsen) haben. Dieser Zustand wird also als Gefühl „blühender" Gesundheit erlebt. Manchmal sagen wir: „Du strahlst ja richtig." Der Ausdruck „strahlend" bezieht sich auf die Energie, die man ausstrahlt. Aber wir müssen realistisch sein. Eine vollständige Deblockierung des Stromflusses bleibt eine Utopie. Natürlich gibt es immer soziale Spannungen. Für eine intakte Gesundheit brauchen wir ein Gleichgewicht zwischen Anstrengung und Erholung. Leider unterliegen die meisten von uns permanenten sozialen und persönlichen Spannungen. Hinzu kommt, dass wir ständig noch negativen Einflüssen, wie etwa Arbeitsumgebung und -bedingungen ausgesetzt sind.

Gestern haben wir mit einem Sadou gesprochen, einem der Priester, der sechs Stunden pro Tag die Mantras (religiöse Gesänge) singt. Seine anderen Beschäftigungen sind Joga und Meditation. Wie er sagt, ist er von göttlicher Macht ergriffen. Natürlich leben wir nicht in einer Höhle am Fuße des Himalaya. Wir können uns lediglich bemühen, die Behaglichkeit unseres spirituellen Lebens zu perfektionieren. Die wahren Werte des Lebens finden sich nicht in einem noch schöneren Auto oder einem noch größeren Haus. Aber um ein spirituelles Gleichgewicht erreichen zu können, ist eine gute Gesundheit unverzichtbar.

Diese Meridian-Übungen können unsere Gesundheit positiv beeinflussen und uns gegen Krankheit wappnen. Wenn unsere Energie richtig fließt, fühlen wir uns lebendig, gesund, glücklich und in perfekter Harmonie mit uns selbst.

Die Energie für die unterschiedlichen organischen Funktionen fließt durch die verschiedenen Meridian-Bahnen (die Chinesen sprechen von Flüssen der Gesundheit). In jedem Meridian erreicht diese Energie ihren Höhepunkt (maximale Präsenz) während einer klar umrissenen Periode und wird anschließend an einen anderen Meridian weitergeleitet. Innerhalb von 24 Stunden schließt sich der Kreis. Das ist also unsere biologische Uhr.

Worauf müssen Sie achten?

Beginnen Sie mit einer langsamen und tiefen Atmung. Das ist eine der grundlegendsten Techniken, um die Meridiane ins Gleichgewicht zu bringen. Die Bauchatmung ist die natürlichste Atmung. Sie stimuliert das Hara (aus dem Japanischen, das Innerste, die Mitte), das Energiezentrum, das sich drei Finger breit unterhalb des Bauchnabels befindet und eine wichtige Rolle in den Shiatsu-Techniken spielt. In der Lehre der Chakren nimmt diese Atmung ebenfalls eine wichtige Stellung ein. Die Chakren sind die sieben wesentlichen Zentren des Körpers. In der Neurophysiologie werden sie als Nervenreservoir (Plexus) der Wirbelsäule und der endokrinen Drüsen dargestellt. Dieses Reservoir, ein wahres Energiekraftwerk, steht in Verbindung mit unseren Organen und korrigiert unser physisches, emotionales, psychisches und spirituelles Wohlbefinden. Es bildet die Grundlage für die Entwicklung persönlicher Stärke. Anfangs werden Ihnen die Körperstellungen fremdartig erscheinen, sodass Sie versucht sein werden, den Atem anzuhalten. Bleiben Sie locker und behalten Sie eine tiefe Atmung bei. Bleiben Sie konzentriert. Ich fordere auch von den Fußballern höchste Konzentration bei den Dehnübungen während des Trainings. Während der Übungen dürfen sie sich nicht mit ihrem Nachbarn über das Wetter unterhalten. Diese Konzentration ist auch Vorschrift bei den Meridian-Übungen. Wenn wir uns während der

Sitzung entsprechend einstellen, verstärkt sich der physische Effekt. Der Wille erlaubt noch immer, scheinbar unüberwindbare Hindernisse zu meistern. Außerdem erleichtert die Auto-Inspiration positiver Gedanken die Übungen. Währenddessen erfährt man eine Dehnung und eine Spannung. Es ist Unsinn zu behaupten: "Das ist nichts für mich, ich bin zu alt und zu steif." Für jeden Meridian können Sie ein paar positive Gedanken ausprobieren:

Lunge:	Ich bin bescheiden, tolerant und anspruchslos;
Dickdarm:	Ich bin schön und gut, ich verdiene es, geliebt zu werden;
Magen:	Ich bin zufrieden und ruhig;
Herz:	Ich bin freundlich, ich verzeihe, mein Herz ist voller Vergebung;
Dünndarm:	Ich bin voller Freude;
Blase:	Ich bin ruhig und in perfekter Harmonie;
Niere:	Ich fühle mich sexuell sicher und ausgeglichen;
Perikard:	Ich löse mich von der Vergangenheit, ich bin entspannt;
Dreifacher Erwärmer:	Ich fühle mich leicht, heiter, voller Hoffnung;
Gallenblase:	Ich nehme deine Hand voller Liebe, ich begegne der Welt mit Vergebung;
Leber:	Ich bin glücklich, ergeben, heiter.

Zwingen Sie sich zu nichts und denken Sie daran, dass jede auch noch so kleine Übung besser ist als gar keine. Üben Sie also ganz nach Ihren Möglichkeiten. Nehmen Sie sich auch vor, Ihre Übungen jeden Tag zu machen. Übung macht den Meister. Was Sie gestern mit genügend Zeit erreicht haben, kann heute nicht verloren sein. Wählen Sie einen ruhigen Moment zum Üben. Tragen Sie weite, warme Kleidung, weil Kälte zu Muskelkontraktionen führt und zu enge Kleidungsstücke nicht angenehm sind. Ideal ist es natürlich, bei Sonnenschein zu üben. Nutzen Sie also die in unseren Breitengraden seltenen Sonnenstunden.

Ich werde nun die Meridian-Übungen beschreiben, indem ich dem Weg der Vitalenergie durch die Organe, also dem natürlichen Zyklus folge. Denken

Sie daran, dass es sich nicht um einen Wettbewerb handelt. Jeder übt entsprechend seiner eigenen Fähigkeiten. Nichts kann Sie davon abhalten, während des Tages bestimmte, speziell für Sie wichtige Stellungen einzunehmen. Vergessen Sie nicht, auf Ihre Fortschritte zu achten. Auch die längste Wanderung beginnt mit dem ersten Schritt, hat Gandhi gesagt.

Auf der Vorderseite des Körpers verlaufen:

der Lungenmeridian;
der Dickdarmmeridian;
der Magenmeridian;
der Milzmeridian.

Auf der Rückseite des Körpers verlaufen:

der Herzmeridian;
der Dünndarmmeridian;
der Blasenmeridian;
der Nierenmeridian.

Seitlich verlaufen:

das Perikard;
der Dreifacher Erwärmer;
der Gallenblasenmeridian;
der Lebermeridian.

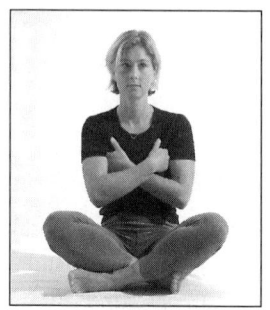

1. Lungenmeridian:
Setzen Sie sich bequem hin: Lotusstellung für die Geübten, die anderen im Schneidersitz. Setzen Sie sich auf ein Kissen. Verschränken Sie die Unterarme und üben Sie mit den Daumen Druck auf die Außenseite des Pectoralis-Muskels aus. Die Finger liegen in den Achselhöhlen. Auf diese Art verbindet man den Anfang und das Ende des Lungenmeridians. Beginnen Sie mit einer Bauchatmung, ge-folgt von einer Thorakal-Atmung. Richten Sie den Oberkörper auf und halten Sie den Atem einige Sekunden an. Atmen Sie gleichmäßig aus und

senken Sie den Oberkörper wieder. Führen Sie diese Übung einige Minuten durch und behalten Sie dabei die positiven Gedanken der Lunge.

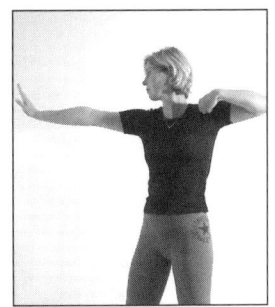

2. Dickdarmmeridian:

Diese Übung wird im Stehen durchgeführt, die Beine leicht gespreizt. Überkreuzen Sie die Handgelenke über dem Bauch und lassen Sie die Handflächen auf dem Bauch ruhen. Einatmen, den rechten Arm seitlich ausstrecken und den linken Arm knicken, als ob Sie einen Bogen spannen wollten. Drehen Sie den Kopf nach rechts und richten Sie den rechten Zeigefinger auf sich (so wird der Anfang des Dickdarmmeridianes gedehnt). Halten Sie diese Stellung einige Sekunden. Atmen Sie aus und nehmen Sie die Ausgangsposition wieder ein. Führen Sie nun die Übung zur anderen Seite aus.

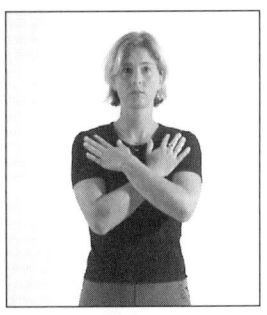

3. Übung für Lunge und Dickdarm:

Diese Übung dient der Stärkung des Elementes Metall. Beginnen Sie mit gespreizten Beinen, die Knie leicht gebeugt und die Hände hinter dem Rücken verschränkt. Legen Sie die gespreizten Zeigefinger aufeinander und verschränken Sie die Daumen. Einatmen, ausatmen, nach vorne beugen und die Arme nach oben strecken. Halten Sie diese Position, atmen Sie mehrmals ein und aus.

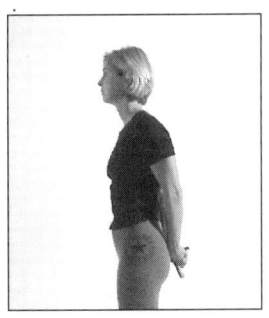

4. Magenmeridian:

Knien Sie sich hin, setzen Sie sich auf die Fersen. Atmen Sie aus und senken Sie langsam den Körper ab. Der Atem wird so in der Lunge komprimiert, während sich das Zwerchfell senkt. Auch die Verdauungsorgane werden zwischen Zwerchfell

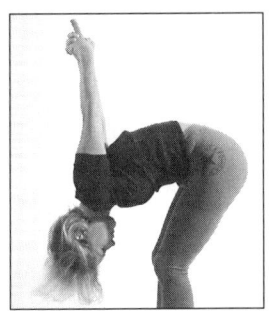

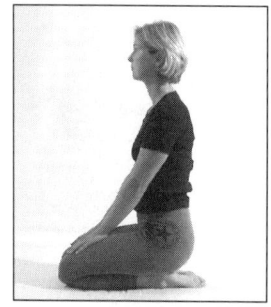

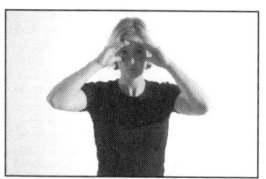

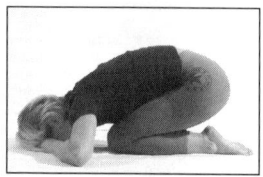

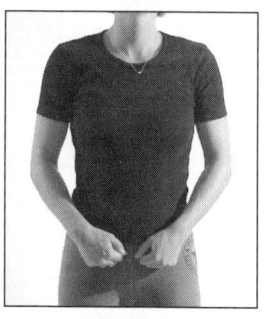

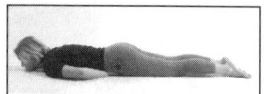

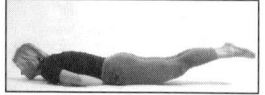

und Becken komprimiert und einer inneren Massage unterzogen. Während des Ausatmens legen Sie die Daumen auf den Wangenknochen, zirka zwei Finger breit unterhalb der Augen (Magen 3). Gleichzeitig beugen Sie sich langsam nach vorne. Während des Einatmens richten Sie sich langsam wieder auf. Wiederholen Sie diese Übung in einer Minute. Richten Sie sich während der Einatmung langsam auf, und beugen Sie sich während des Ausatmens langsam nach vorne.

5. Milzmeridian:

Legen Sie sich auf den Bauch, die Handgelenke liegen unter der Leiste. Ihr Kinn (oder die Spitze) hat Bodenkontakt. Die Füße zusammennehmen. Einatmen und die Füße hochheben, bis das Becken langsam den Kontakt zum Boden verliert. Dann drücken Sie mit den Handgelenken auf die Leiste (die Milz- und Magenpunkte beeinflussen). Halten Sie diese Stellung und atmen Sie tief ein. Atmen Sie aus und liegen Sie völlig entspannt. Strecken Sie die Arme entlang des Körpers aus und halten Sie diese gestreckte Position für einige Zeit.

6. Übung für Magen und Milz:

Diese Übung soll das Element Erde stärken. Gehen Sie auf die Knie und setzen Sie sich auf die Fersen (die Knöchel seitlich nach außen) und beugen Sie sich mit gewölbtem Oberkörper nach hinten. Lassen Sie sich langsam sinken. Beginnen Sie mit ausgestreckten Armen und führen Sie die Ellbogen auf den Boden. Strecken Sie die Arme in Verlängerung des Rumpfes über den Kopf. Atmen Sie während der Abwärtsbewegung aus. Wenn sie ausgestreckt liegen, atmen Sie ruhig. Lassen Sie sich auf die positiven Gedanken des Magens und der Milz ein und richten Sie sich wieder auf, indem Sie die verschiedenen Stationen wieder rückwärts durchgehen. Wer nicht gelenkig genug ist oder Knieprobleme hat, kann auch die Kamelposition einnehmen.

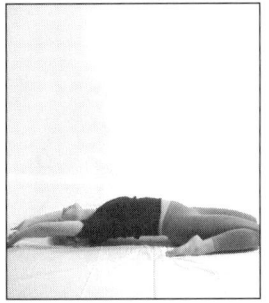

7. Herzmeridian:
Gehen Sie auf die Knie, setzen Sie sich auf die Fersen und beugen Sie sich nach vorne, bis der Kopf mit dem Kinn den Boden berührt. Legen Sie die Handflächen unter die Füße und die kleinen Finger zwischen die erste und zweite Zehe. Bewegen Sie die Hüfte hin und her wie ein Hund, der mit dem Schwanz wedelt. Machen Sie eine Minute weiter.

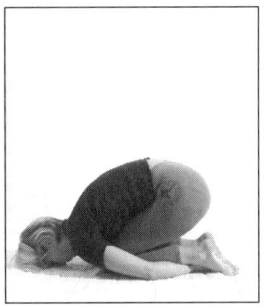

8. Dünndarmmeridian:
Gehen Sie auf die Knie, setzen Sie sich auf die Fersen und lassen Sie das Gesicht auf dem Bo-den ruhen. Nehmen Sie die Hände hinter dem Rücken zusammen, die Daumen zueinander ge-dreht. Während Sie einatmen strecken Sie die Arme in die Höhe. Halten Sie diese Position für 30 Sekunden (das spannt die Schulterblätter). Einatmen, einen Moment die Luft anhalten, ausatmen, wieder ein-atmen und versuchen, die Arme noch höher zu strecken. Halten Sie die Stellung einen Moment. Atmen Sie aus und lassen Sie die Arme am Körper hinabsinken. Fühlen Sie diese Entspannung und denken Sie natürlich an die positiven Gedanken des Dünndarms. Diese Übung steigert die Abwehr gegen Grippe und Erkältungen.

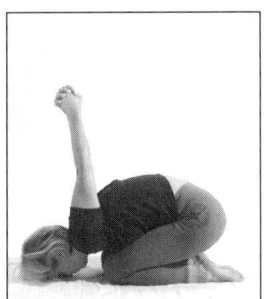

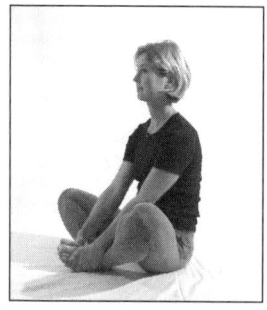

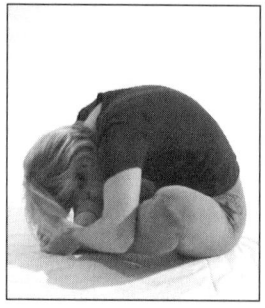

9. Übung für Herz und Dünndarm:
Diese Übung verbessert das Element Feuer. Setzen Sie sich im Schneidersitz hin, die Fußsohlen zusammen. Halten Sie den Oberkörper gerade, während die verschränkten Hände die Füße festhalten (Zehen). Atmen Sie aus, während Sie sich langsam nach vorne lehnen, den Kopf zu den Füßen. Halten Sie die Position und atmen Sie ruhig mit dem Bauch aus. Atmen Sie ein und richten Sie sich auf.

10. Blasenmeridian:
Setzen Sie auf den Boden, die Beine nach vorne ausgestreckt. Beugen Sie ein Knie und führen Sie die Ferse zur Leistengegend, das andere Bein bleibt gestreckt. Heben Sie beide Arme während Sie einatmen. Atmen Sie aus und strecken Sie sich in Richtung des ausgestreckten Beines. Machen Sie ein Doppelkinn, sodass die Wirbelsäule eine gerade Linie bildet. Strecken Sie die Arme so weit als möglich zu den Füßen. Nicht übertreiben. Versuchen Sie nun, den Kopf zum Kinn zu führen. Halten Sie diese Stellung etwa eine Minute lang. Die Dehnung wird umso leichter, wenn Sie tief atmen und sich gut entspannen. Bevor Sie die Übung mit dem anderen Bein durchführen, strecken Sie beide Beine aus, um den Unterschied zu spüren. Das gedehnte Bein wird sich schon leichter anfühlen. Machen Sie dann die Übung mit dem anderen Bein. Es ist möglich, dass Ihnen die Dehnung auf einer Körperseite schwerer fällt als auf der anderen. Auf dieser Seite sollten Sie die Übung etwas länger machen, um das Gleichgewicht herzustellen.

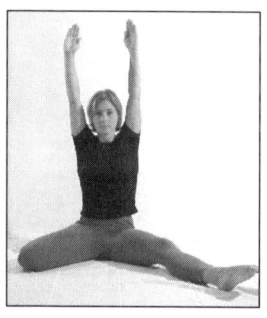

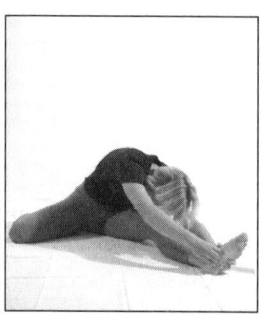

11. Nierenmeridian:

Setzen Sie sich auf den Boden und beugen Sie die Knie. Die Fersen gegeneinander halten. Diese Haltung verbindet die beiden Zweige des Nierenmeridians. Umfassen Sie Ihre Füße und üben Sie mit den Daumen Druck auf die Fuß-Innenseiten aus, etwas vor dem Fersenbein (Niere 2). Führen Sie die Fersen so weit als möglich zum Darmbein. Atmen Sie ein und halten Sie den Rücken gerade; atmen Sie aus und führen Sie die Stirn zu den Füßen. Halten Sie diese Stellung für eine Minute. Atmen Sie langsam ein und aus und denken Sie an die positiven Gedanken der Niere.

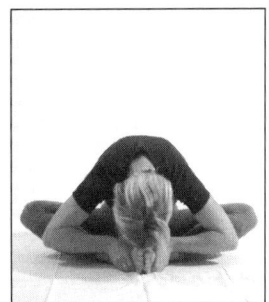

12. Übung für Blase und Nieren:

Diese Übung dient zur Stärkung des Elementes Wasser. Verfahren Sie genauso wie bei der vorherigen Übung, aber lassen Sie die Beine vor sich ausgestreckt, die Fersen nach außen gedreht. Üben Sie mit den Fingern Druck auf die Innenseite der Füße aus, etwas vor dem Fersenbein. Atmen Sie ruhig ein und aus.

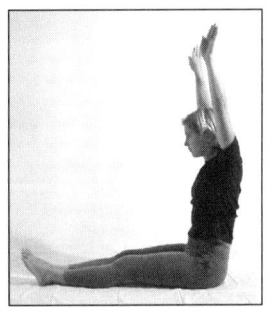

13. Kreislaufmeridian (Perikard):

Setzen Sie sich im Schneidersitz hin, die Fersen gegeneinander. Legen Sie die Handflächen unter die Füße und achten Sie darauf, dass die Außenknöchel einen Druck auf die Handgelenke ausüben (KS7), zwischen dem Daumen und dem kleinen Finger. Atmen Sie aus und beugen Sie sich nach vorne. Halten Sie diese Position einen Moment und atmen Sie ruhig. Wiederholen Sie diese Bewegung, aber legen Sie die Hände etwas weiter unter die Füße, sodass die Innenknöchel einen Druck zirka fünf cm über den Handgelenken ausüben (KS6).

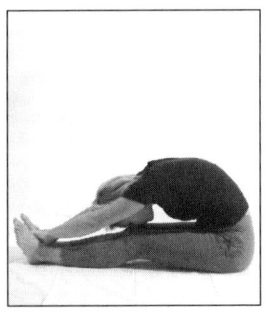

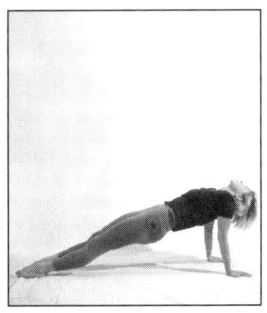

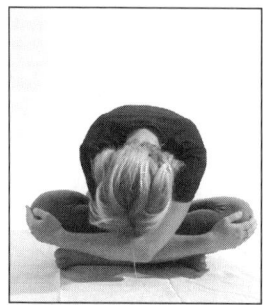

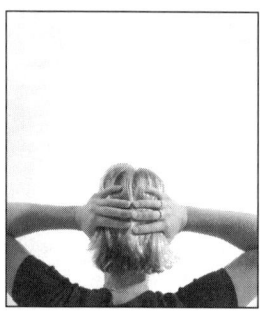

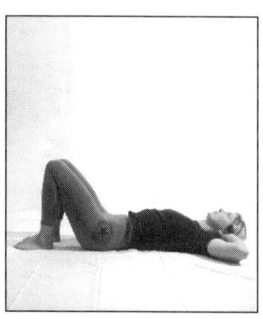

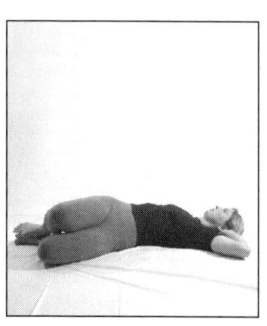

14. Dreifacher Erwärmer:

Setzen Sie sich hin, die Beine nach vorne ausgestreckt, die Hände nach hinten auf den Boden gestützt. Auf diese Weise üben Sie Druck auf die Hände und Handgelenke aus, wodurch der Dreifacher Erwärmer stimuliert wird. Heben Sie das Becken an und bilden Sie eine Linie von Kopf bis zu den Füßen, wie bei einer Brücke. Atmen Sie einen Moment langsam. Senken Sie sich dann langsam wieder ab und entspannen Sie sich in Rückenlage. Versuchen Sie, die Wirkung der Übung gut zu spüren.

15. Kreislaufmeridian und Dreifacher Erwärmer:

Setzen Sie sich im Schneidersitz und ziehen Sie eine Ferse zum Schambein und legen Sie die andere darauf. Verschränken Sie die Arme und umfassen Sie die Knie. Ziehen Sie die Ellbogen ein und entspannen Sie sich, indem Sie sich nach vorne beugen. Der Kopf ruht zwischen den verschränkten Ellbogen. Entspannen Sie die ganze Wirbelsäule. Das Becken bleibt entspannt am Boden. Führen Sie in dieser Position einige Bauchatmungen (hara) durch. Überkreuzen Sie die Beine andersherum und wiederholen Sie die Übung.

16. Gallenblasen-Meridian:

Legen Sie sich auf den Rücken, die Beine leicht angezogen und die Füße auf den Boden gestellt. Führen Sie die Fersen so nah als möglich zum Rücken. Legen Sie die Hände über den

Kopf und drücken Sie die Daumen gegen die posteriore Seite des Kopfes (Hinterkopf). Atmen Sie ein und dann langsam wieder aus. Schwingen Sie mit den Knien von links nach rechts. Wiederholen Sie das mehrmals, mindestens zwei Minuten lang. Entspannen Sie sich anschließend in Rückenlage.

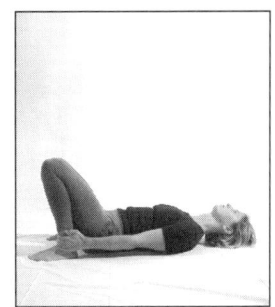

17. Lebermeridian:
Legen Sie sich mit angezogenen Beinen auf den Rücken, die leicht gespreizten Füße auf dem Boden an den Po gedrückt. Umfassen Sie die Knöchel. Atmen Sie ein und heben Sie das Becken. Atmen Sie aus und senken Sie das Becken. Wiederholen Sie diese Bewegung für einige Momente. Heben Sie dann das Becken so hoch als möglich. Spannen Sie die Pomuskulatur kräftig an. Atmen Sie ruhig. Nach einem Moment senken Sie das Becken langsam, während Sie ausatmen. Entspannen Sie sich gänzlich in Rückenlage.

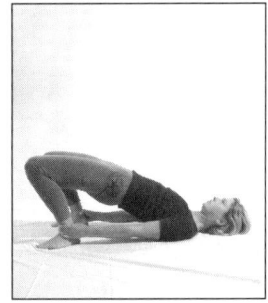

18. Übung für Galle und Leber:
Diese Übung stärkt das Element Holz. Setzen Sie sich hin, die Beine gestreckt und gespreizt. Der Rücken muss gerade bleiben wie eine Kerze. Beugen Sie sich zur rechten Seite. Die linke Hand wird seitlich über den Kopf geführt, während die rechte Hand um die linke Seite gelegt wird. Atmen Sie einige Male in dieser Stellung. Führen Sie dann diese Übung zur anderen Seite durch.

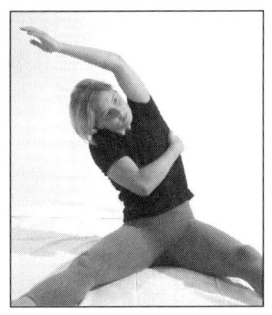

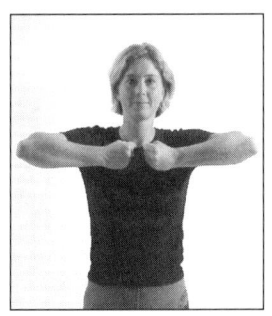

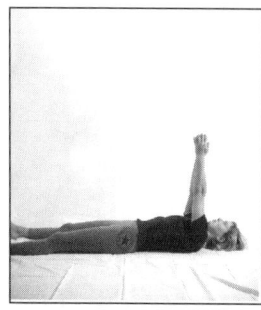

19. Kommen wir zum Lungenmeridian zurück: Legen Sie sich auf den Rücken, die Arme nach oben. Atmen Sie tief ein, halten Sie den Atem an, verschränken Sie Ihre Finger und spannen Sie die Armmuskulatur an. Atmen Sie langsam aus und drücken Sie die Fäuste gegen den Bauch. Wiederholen Sie das mehrmals.
Entspannen Sie sich anschließend völlig auf dem Rücken. Die Arme liegen jetzt neben dem Körper, die Handflächen nach oben.

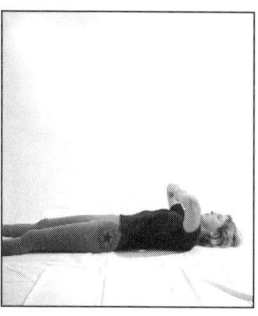

20. Toter Mann:
Fühlen Sie, wie sich alle Teile Ihres Körpers entspannen: Die Füße, die Waden, die Knie, die Hüften und der Po. Alle Organe entspannen sich im Bauch. Die Wirbelsäule entspannt sich von Kopf bis zum Fuß.
Entspannen Sie die Schultern, die Arme und die Finger. Das Kinn, die Wangen, die Stirn und die Schläfen, alles ist entspannt. Lassen Sie auch den Geist entspannen, lassen Sie Ihre Gedanken fließen. Lassen Sie sich völlig gehen, bewahren Sie einen hellen Geist und freuen Sie sich über den Augenblick.
Entspannen Sie sich völlig und lassen Sie die Energie fließen.

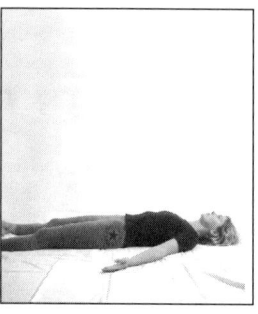

Kapitel 9

Totaltherapie

Den Körper nicht fragmentiert behandeln

Eines der Probleme unserer westlichen Medizin ist ihre begrenzte Vorstellung von den meisten dieser Diagnosen. Bei Knieschmerzen wird die Aufmerksamkeit einzig auf dieses eine Knie fokussiert, während andere Segmente des Körpers meist keiner einzigen Untersuchung unterzogen werden. Im Fall von Rückenschmerzen und Arthrose sind Irrtümer recht häufig. Die Ätiologie des Schmerzes kann individuell so unterschiedlich sein, dass sie mehr denn je eine ganzheitliche Annäherung erfordert.

9.1 Rückenschmerzen

Einer der Schmerzen, über die am häufigsten in therapeutischen Praxen geklagt wird, befindet sich im Bereich des Rückens. Genau in diesem Fall ist es sinnlos, sich nur auf den Rücken selbst zu konzentrieren. Die Totaltherapie predigt eine Annäherung über den Organismus in seiner Gesamtheit. Rückenschmerzen können tatsächlich aus sehr verschiedene Ursachen resultieren.

Um sich eine klare Vorstellung der genauen Ursachen zu verschaffen, müssen bestimmte Aspekte genauer betrachtet werden, die wir schon dargelegt haben. Da ist der biomechanische Aspekt (der Mensch als Baukasten), der viszerale Aspekt (die Rolle der inneren Organe) und letztlich der energetische Aspekt (die Meridiane der Akupunktur zum Beispiel). Rückenschmerzen sind ganz sicher kein isoliertes Phänomen. Beginnen wir mit der Biomechanik.

Biomechanik

Wenn wir laufen, muss unser Körper bei jedem Tritt eine Kraft aushalten, die dem Doppelten oder Dreifachen unseres Körpergewichtes entspricht. Die Laufschuhe spielen die Rolle eines äußeren Puffers, aber zum Glück verfügt unser Körper selbst über einige innere Puffer, wie die Dorsalflexion des Fußes, den Meniskus, die Innenrotation der Hüfte und die Bandscheiben.

Selbstredend ist die Aufgabe der Füße eine sehr wichtige. Um die Stöße richtig abzufangen, benötigt man eine Dorsalflexion von 10°. Das bedeutet, wenn man den Fuß zum Wadenbein zieht, muss man einen Winkel von 10° erreichen. Wie viele Leute schaffen das wirklich? Bei wie vielen von uns ist ein Fuß beweglicher als der andere? Man kann sich also leicht vorstellen, dass bei unzureichender Schockdämpfung jeder Schritt eine gewisse Zahl von Schlägen an die übergeordneten Zonen weitergibt, die unweigerlich versuchen werden, das zu kompensieren: Der Vorfuß, das Knie, die Hüfte, der Rücken.

Das gilt auch für die Hüfte. Viele Menschen - auch Sportler - haben eine Hüftrotation. Und wieder muss der Rücken die Schläge einstecken. Um die Dorsalflexion des Fußes auf einem befriedigenden Niveau zu halten, müsste regelmäßig die Fußmuskulatur trainiert und gedehnt werden. Aber wer nimmt sich schon die Zeit dafür? Eine leichte Schwäche der Fußwölbung kann schon eine ganze Reihe von Komplikationen hervorrufen, die untereinander wie eine Kette verbunden sind.

Wenn die Fußwölbung leicht gesenkt ist, verrutschen bestimmte kleine Fußknochen. Ein millimeterfeiner Bruch reicht schon aus, dass sich das Sprungbein (der Fußwurzelknochen, der sich mit der Tibia und dem Wadenbein ineinander fügt) nach innen dreht. Dieser Knochen ist durch feste Bänder mit dem Ilium verbunden, sodass man das bekannte Phänomen einer supronation (Bewegungsmöglichkeit eines Gelenkes in die Supination einwärts und Pronations auswärts) beobachtet. Die Tibia, die mit dem Sprungbein verbunden ist, wird sich ebenfalls nach innen drehen. Der Femor muss also kompensieren und dreht sich nach außen. In der Folge schwenkt das Becken leicht nach vorne, nimmt in dieser

Bewegung das Sakrum mit und dann auch die Wirbelsäule, den Thorax und die Halswirbelsäule.

Wenn man sich dieses Schema ansieht, wird klar, dass Rückenschmerzen in ihrer Gesamtheit behandelt werden müssen. Eine Massage, die sich nur auf die Rückenregion beschränkt, kann keine Wunder vollbringen. Das ist schlicht logisch. Unter biomechanischen Gesichtspunkten ist unser Körper eine gut strukturierte Kette, in der alle Glieder ihre (kompensatorische) Rolle perfekt spielen.

Und für den Moment betrachten wir das Problem nur unter knochenspezifischen Gesichtspunkten. Aber die Knochen sind ihrerseits mit Muskeln und Bändern verbunden. Und hier liegt ein weiterer Aspekt, den man nicht übersehen darf. Um Rückenschmerzen zu lindern, reicht eine (korrekte) Dehnung des Rückens also nicht , sondern auch Achillessehne und Nackenmuskeln müssen gedehnt werden. Beschwerden, die in einer unteren Körperzone auftreten, betreffen - ipso facto - darüberliegende Zonen. Deshalb plädiere ich für eine Untersuchung der Füße, der Dorsalflexion und der Beweglichkeit der Hüfte ab frühester Kindheit, zum Beispiel bei den medizinischen Untersuchungen in der Schule. Langfristig könnte das viele Beschwerden verhindern.

Innere Organe

Rückenschmerzen sind sehr eng mit den Organen verbunden. Die Organe verfügen nämlich über eine gewisse Beweglichkeit. So führt das Zwerchfell täglich 27 000 kleine Bewegungen durch. Wenn wir unsere Organe durch unsere Ernährungsgewohnheiten schlecht behandeln, können sich diese krampfartig zusammenziehen. Ein einfaches Beispiel: Wenn Sie nach dem Training einen Schluck Eiswasser trinken, reagieren unvermeidlich einige Reflexmuskeln, was die Bewegungsfreiheit der Organe stört. Um die Funktion dieses biomechanischen Getriebes zu sichern, muss die Wirbelsäule kompensieren, bis sie - vom Kampf ermüdet - blockiert. Die mögliche Konsequenz sind Rückenschmerzen.

In der Akupunktur gilt ein Organ als „tief" (Yin) und ein Wirbel als „oberflächlich" (Yang). Eine Yin-Störung äußert sich immer im Yang. Bevor die ersten Symptome auftreten, hat eine Krankheit bereits verschiedene Phasen durchlaufen: Die energetische Phase, die funktionelle Phase und die Verletzungsphase (der Moment, an dem die Störung sichtbar wird und die Schmerzen auftreten). Eine Menge Therapeuten befassen sich leider nur mit dieser letzten Phase.

Jeder ist an seinem Schicksal beteiligt. Während eines Trainings muss die Leber eine große Leistung vollbringen. Wenn Sie gleich nach einem anstrengenden 20 km-Lauf einen Hot-Dog mit fetter Soße essen, verdammen Sie dieselbe Leber zu Überstunden, die sie irgendwann verweigern wird. Ihre Leistung wird nicht mehr befriedigend sein (siehe Kapitel zur Organuhr). Das wird auch die Arbeit der Nieren stören, die dann nicht mehr in der Lage sein werden, die Giftstoffe auszuschwemmen. Wenn dann auch noch die Darmflora auf Grund falscher, nicht getrennter Ernährung überlastet ist, wird der Austausch von Giftstoffen mit den Nieren unzureichend sein. Diese Toxine sammeln sich folglich an bestimmten Stellen im Körper.

Energie

Wenn wir Kirlianfotografien von Personen mit Rückenschmerzen anfertigen, stellen wir jedes Mal eine Leere der Nieren fest. Die Nieren leiden am meisten unter unserer Ernährung. Aber auch die Haltung spielt eine grundlegende Rolle. Das ständige, gekrümmte Sitzen während des ganzen, langen Tages blockiert die Nieren. Ich ziehe bei weitem härtere Arbeit vor, die wenigstens den Nieren eine normale Funktion erlaubt.

Durch unsere sitzende Lebensweise werden unsere Nieren auch zwischen den anderen Organen eingeklemmt, wodurch ihre Elastizität sehr stark (zur Hälfte) nachlässt. Grund dafür, dass viele Menschen nach dem Schwimmen häufig urinieren müssen. Der Körper wurde stark gedehnt, wodurch die Nieren genügend Platz erhalten haben, um richtig zu funktionieren.

Die Harnausscheidung wird durch Kalium stimuliert, das man reichlich in Trockenfrüchten und Bananen findet. Kalium ist nämlich stark abführend. Und außerdem müssen wir sehr viel trinken, weil unsere zu stark konzentrierte Nahrung eine chronische Austrocknung hervorruft. Um diesen Mangel auszugleichen, darf man auf keinen Fall Leitungswasser trinken, da es gechlort ist. Vielmehr sollte man zu Rosen- und Kamillentee greifen, sofern man sie richtig kombiniert. Man verwendet die Rosenknospen und muss daher die Regeln zur Kombination von Früchten beachten, wenn man diesen Tee zum Essen trinkt. Zur weiteren Kompensation kann man einige Joga-Übungen machen und Seiten dehnen, um die Nieren zu befreien. Nach der Akupunktur hat der Meridian des Duos Niere/Blase die stärkste Verbindung zum Rücken. Bei Patienten mit Rückenbeschwerden stoßen wir immer auf eine energielose, schwache oder blockierte Niere. In diesem Fall muss der Therapeut die Niere stimulieren. Nach dem Ayurveda führt eine blockierte Niere zu einer Schwächung des Allgemeinzustandes. Dazu kommt der psychische Aspekt, den wir in einem anderen Kapitel noch genauer behandeln werden. Negative Gefühle, Stress und negatives Verhalten rufen ebenfalls eine Ansammlung von Toxinen hervor. Wie oft stellen wir fest, dass die Rückenschmerzen im Urlaub und in entspannter Atmosphäre, fernab von Anforderungen und Alltagstrott, plötzlich verschwinden.

Behandlung

Der Patient kann selbst einiges dazu beitragen um Rückenschmerzen zu verhindern. Ein Ganzkörper-Stretching zum Beispiel, sofern es richtig durchgeführt wird. Bevor Sie damit beginnen, können Sie sich einfach fünf Minuten lang in die „Toter Mann" - Stellung begeben und sich nicht bewegen (s. Meridian-Übungen). Die Konzentration, Ruhe und Stille sind sehr wesentlich, bevor Sie ein Stretching machen.
Unter podologischen Gesichtspunkten kann man die Fußstellung positiv und propriozeptiv korrigieren. Eine passive Korrektur mittels orthopädischer Einlagen kann eine vorläufige Erleichterung verschaffen, nutzt aber nichts im Kampf gegen die Entleerung des Nierenmeridians. Der podologische Ansatz darf also nicht unabhängig von der übrigen Behandlung

gesehen werden. Der Therapeut kann seinem Patienten eine Menge interessanter Joga-Übungen zeigen. Auch Chiropraktiker spielen eine wichtige Rolle in diesem biomechanischen Behandlungsteil, sofern sie natürlich bei einer Halswirbelblockade nicht nur diesen Teil behandeln. Ein guter Chiropraktiker wird automatisch eine Totaltherapie durchführen.

Und vergessen wir nicht die Ernährung. Nicht nur das was wir essen, sondern auch wie wir uns ernähren. Wer zu schnell isst oder nicht genug kaut, sammelt Giftstoffe an.

Einmal pro Woche Spargel oder Paprika zu essen, hat eine abführende Wirkung. Bei einer etwas schwachen Milz sollten Karotten gegessen werden. Morgens Obst essen, wie wir ja schon breit ausgeführt haben, und zwar auf selektive Weise. So sollten Menschen, die stark „pitta" sind, keinen Orangensaft trinken, sondern eher Apfelsaft. „Kapha"-Typen dagegen sollten Bananen vermeiden. Es sind also die Dosjas, anhand derer wir die Obstsorten auswählen können. Mittags und abends sollte Gemüse den größten Teil der Mahlzeit darstellen.

9.2 Arthrose

Viele Menschen „leiden" an der so genannten Arthrose, einer Krankheit, die für viele Probleme verantwortlich gemacht wird, und die uns zeigt, wie sehr unsere Gelenke beansprucht werden. Die Diagnose „Arthrose" sagt dem, der sie stellt zweifellos mehr als dem Kranken selbst. Im Allgemeinen läuft das wie folgt ab. Der Patient geht wegen starker Schmerzen zum Art oder Therapeuten. Zunächst wird er üblicherweise zum Radiologen geschickt, um einige Röntgenaufnahmen machen zu lassen. Nach genauer Betrachtung der Röntgenbilder stellt der Arzt dann die Diagnose „Arthrose" mit dem Hinweis „Sie müssen lernen, mit diesen Schmerzen zu leben. Gegen diese Abnutzungserscheinungen kann man nichts machen". Der unwissende Patient resigniert in dieser Situation und betrachtet seine Schmerzen als etwas das er hinzunehmen hat. Das wird seine ganze Zukunft belasten.

Ich verfügte über genau fünf Jahre praktischer Erfahrung, als eine Frau mit Rückenschmerzen zu mir kam. Nach einigen Gesprächen entstand eine Art Vertrauensverhältnis zwischen uns. Als ich mich näher über eventuelle Ursachen für ihre Schmerzen informierte, vertraute sie mir an, dass sie seit der Geburt ihrer Tochter keine normalen sexuellen Beziehungen zu ihrem Mann mehr hatte. Die Schmerzen, die sie seither hatte, waren so unerträglich geworden, dass ihre Lust dem Leiden gewichen war. Die Geburtshilfe war von einem Allgemeinmediziner geleistet worden, der ihr versichert hatte, dass solche Schmerzen nach einer Geburt völlig normal wären. „Nach einer Geburt ist es nicht mehr wie vorher." Als ich meine Patientin zu einem Gynäkologen schickte, stellte sich heraus, dass der Arzt sie nach der Geburt gegen alle Vernunft vernäht hatte. Diese Frau hatte 18 Jahre lang leiden und auf die Freuden der Liebe verzichten müssen. Das wäre nicht nötig gewesen, wenn man sie gleich nach der Geburt richtig behandelt oder wenigstens den geringsten Versuch unternommen hätte, ihren Zustand genauer zu untersuchen. Und wenn man sich die Mühe gemacht hätte, sich selbst in Frage zu stellen.

Ernährung der Gelenke

Wörtlich übersetzt bedeutet Arthrose eine Abnutzung der Gelenke. Es ist nichts Unnormales, dass sich die Gelenke ab einem bestimmten Alter abnutzen. Wenn die Arthrose selbst der Grund für auftretende Schmerzen wäre, dann müssten alle Menschen ab 30 Jahren unter ständigen Schmerzen leiden. Nein, die Schmerzen selbst haben eine andere Ursache. Wenn man genau weiß, wie ein Gelenk ernährt wird, ist das alles leicht zu verstehen.

Ein Gelenk wird durch die Osmose ernährt, einer progressiven Bewegung von Spannung und Entspannung, die mit der Wellenbewegung des Meeres verglichen werden kann. Wenn das Gelenk nicht mehr richtig funktioniert oder die Rotation nicht mehr richtig um seine Achse verläuft, führt das an einigen Stellen zu einem Überdruck, zu einem Unterdruck an anderen Stellen. Dieses Phänomen ist mit einer Tür vergleichbar, die leicht aus den Angeln geraten ist.

Unter- und Überdruck sind gemeinsam für den Schmerz verantwortlich. An den Stellen, an denen ein kontinuierlicher Überdruck vorliegt, vollzieht sich die Abnutzung ungewöhnlich schnell, ähnlich wie die Felsenerosion an Wasserfällen. An Stellen mit Unterdruck bilden sich osteophytes (Knöcherne Wucherungen bei Fehlbelastungen, zum Beispiel Auszielungen an Wirbelkörpern). Dabei handelt es sich um die Bildung (Deformation) knöcherner Strukturen wie Papageienschnäbel auf unseren Wirbeln. Wir stellen regelmäßig solche Verknöcherungen am Hüftgelenk fest, was den Oberschenkelhals noch mehr aus dem Gelenk drückt.

Ist dieser Mechanismus verstanden, dann besteht die Arbeit des Therapeuten in der Beseitigung der Ursachen von Überdruck und Unterdruck. Die Statik des menschlichen Körpers besteht aus einer Vielzahl von Teilen, nach einem einfachen Prinzip, ähnlich wie bei vielen Baukästen oder Spielen, die wir als Kinder so gerne mochten, nur eben komplexer. Die knöchernen Strukturen unseres Körpers werden von den weichen Strukturen, der „Logik" unseres Körpers, an ihrem Platz gehalten. Die Bänder, Muskeln, Sehnen und Sehnenscheiden halten die Knochen an ihrem Platz, respektive bringen sie im umgekehrten Fall ins Ungleichgewicht. Ein schlecht ausgerichtetes Gelenk wird von den Weichteilen in dieser falschen Position gehalten. Das Puzzle ist fast vollständig. Wenn wir den Mechanismus der Entstehung von Arthrose verstehen, können wir nach Lösungswegen suchen. Therapeut und Patient müssen alles tun, um die Statik im Rahmen der gegebenen physischen und natürlichen Möglichkeiten ins Gleichgewicht zu bringen.

Äußert mir ein neuer Patient mir seine wohlklingenden Diagnose „Arthrose", versuchen wir herauszufinden, wo und wie diese Disharmonie aufgetreten ist. Bei Rücken- oder Hüftproblemen muss man, wie beschrieben, an der Basis (den Füßen) beginnen und sich dann Stück für Stück nach arbeiten. Der Mensch ist eine Konstruktion aufsteigender Ketten. Sollte nach der ersten Untersuchung eine Aussage zu treffen sein, so würde diese lauten, dass der Patient in hundertprozentiger Disharmonie lebt. Mithilfe einer Reihe von Behandlungen und einigen Übungen für zu Hause, durch die der Patient aktiv am Heilungsprozess beteiligt wird, versuchen wir das Unmögliche, um auf 0% zu kommen, also zur völligen Harmonie.

Es ist offensichtlich, dass ein Abnutzungsprozess von nahezu einhundert Prozent nicht gänzlich rückgängig gemacht werden kann. Aber man kann sicher einige Verbesserungen erzielen, sowohl in Bezug auf die Haltung, als auch die Ernährung der Gelenke. Indem wir die Weichteile (Muskeln, Sehnen) und ihre entsprechenden Druckpunkte behandeln, können wir die Statik deutlich verbessern. Wir arbeiten also an dem Gesamtgefüge des Körpers. Wir versuchen, die Spannung in den Gelenken zu normalisieren, indem wir Reharmonisierungs-Techniken für die knöchernen Strukturen und Dehnungs-Techniken für die Sehnenscheiden einsetzen. Wir nehmen auch eine Untersuchung der Füße vor, und unsere aktiven podologischen Einlagen vermitteln der gesamten Organstruktur die notwendige Stimulation.

Bewegungseinschränkung

Willy Hostens ist der Mann, der mich seit Jahren durch ganz Europa begleitet, um unsere Totaltherapie an Therapeuten zu vermitteln, die bereit sind sich weiterzubilden. Als Dreißigjähriger erhielt er bei einem Fußballspiel einen harten Tritt gegen die linke Hüfte. Die Folge dieses Traumas war eine schlechte Durchblutung der linken Hüfte und Nekrose des Oberschenkelhalses. Es bildete sich eine schwere Hüftarthrose, zumal er nicht behandelt wurde. Es ist merkwürdig, wie wenig Aufmerksamkeit wir, die wir uns Tag für Tag intensiv mit der Heilung anderer befassen, unserer eigenen Person widmen, selbst wenn wir wirklich eine Behandlung bräuchten. Jeder Schritt wurde für Will zunehmend be-schwerlicher.

Nach einiger Zeit begann er, auch im Alltag so stark zu hinken, dass ich ihm dazu riet, einen Chirurgen aufzusuchen. Ehrlicherweise muss man dazu sagen, dass Willy seine eigenen Reharmonisierungs-Behandlung nicht sehr konsequent verfolgte. Er versäumte es auch, Kräftigungsübun-gen für die Hüftmuskulatur zu machen. Er wollte vor allem andere Menschen behandeln und nicht viel Zeit für sich selbst aufwenden.

Willy konsultierte mehrere renommierte Orthopäden. Nach jedem Besuch kam er immer wieder zu dem selben Schluss: „Ich sollte besser noch etwas warten. Ein chirurgischer Eingriff wäre noch verfrüht." Man fragte ihn jedes Mal, ob er Schmerzen habe. Das Ausmaß seiner Schmerzen schien letztlich ausschlaggebend dafür zu sein, ob er operiert werden müsse oder nicht. Seine Schwierigkeiten beim normalen Gehen und die extreme Bewegungseinschränkung schienen keinen Einfluss auf die Entscheidung zu haben. Die Röntgenbilder zeigten eine stark von Arthrose betroffene Hüfte. Warum litt er nicht darunter? Ganz einfach, weil er unserer Ernährungsweise folgte und sein Körper dadurch so wenig als möglich übersäuerte. Er verzichtete auf Kaffee und vermied rotes Fleisch, weil er wusste, dass es große Mengen an Harnsäure produziert. Er hielt die Eliminierungsphase ein und schränkte den Genuss leckere Desserts ein. Er trank - vor allem zu Hause - kaum Alkohol. Außerdem stellte er seine Mahlzeiten richtig zusammen und reduziert den Verzehr konzentrierter Proteine wie Fisch und Fleisch auf ein Minimum. Diese Proteine hinterlassen Kristallablagerungen an unseren Gelenken, die letztlich für den Schmerz verantwortlich sind. Zusätzlich ging er regelmäßig schwimmen und versuchte, sich so oft als möglich zu bewegen, ohne dabei die Hüften zu überbeanspruchen. Im Fitnessstudio regte er den Entfigtungsprozess seines Organismus an.

1993 suchte er schließlich einen Genter Spezialisten für Hüftoperationen auf. Die erste Frage, die dieser ihm stellte, war natürlich: „Warum haben Sie so lange gewartet?" Dieser Mann teilte meine Auffassung, dass die funktionelle Einschränkung des Gelenkes das einzige Entscheidungskriterium für eine Operation sein muss. Diese funktionelle Einschränkung ist ein wesentlich wichtigerer Anhaltspunkt als die Schmerzen. Willy stimmte trotz seiner natürlichen Abneigung gegen Skalpelle und Spritzen in eine Operation ein. Nach einer Periode mit ausgewogenem Aufbautraining und einem optimalen Ernährungsprogramm ging er zwei Monate nach der Operation zu einer Nachuntersuchung. Der Spezialist war angenehm überrascht. Zum ersten Mal hatte sich einer seiner Patienten nach einer so schweren Operation derart schnell wieder erholt. Herzlich Willkommen im Kreis der Lebenden.

Vorurteile

Ein Arzt hatte erfahren, dass einer seiner Patienten gegen seine Empfehlung wegen einer Schulterverletzung bei uns in Behandlung war. Seine Reaktion war wenig ermutigend: „Das ist vergebene Mühe, mein Lieber, dort kann man dir sicher nicht helfen". Ein Beweis dafür, dass dieser Arzt keine Ahnung von der Verbindung zwischen Schmerz und einem übersäuerten Organismus hatte.

Ein Mann, mit dem ich regelmäßig zusammenarbeitete, war von unserer Methode so fasziniert, dass er mir die Geschichte seiner alten Mutter erzählte. Diese tapfere Frau konnte wegen ihrer „abgenutzten" Knie nicht mehr laufen. In Anbetracht ihres Alters hielt man ihr Übergewicht für völlig normal. „Das ist Vererbungssache, da kann man nichts ändern." Das ist eine Bemerkung, die man allzu häufig hört. Bei einer ersten funktionellen Untersuchung stellte ich fest, dass ihr Gelenk steif war. Sie hatte starkes Übergewicht. Früher war sie immer sehr aktiv gewesen, musste sich aber nun damit zufrieden geben, dass andere sie besuchen kamen. Ihre Stimmung und ihr Geisteszustand begannen darunter zu leiden.

Ich schlug dem Mann vor, ihr ein originelles Muttertagsgeschenk zu machen. Seine Mutter sollte kostenlos einen Monat lang von unserem Team behandelt und betreut werden. Diese intelligente, einfache Frau war einverstanden, mit uns zusammenzuarbeiten und stimmte einer radikalen Ernährungsumstellung zu. Das war nicht kompliziert, bedurfte aber eines eisernen Willens um durchzuhalten. Die Totaltherapie erledigte den Rest. Etwas später traf ich diesen Mann wieder. Er konnte es selbst kaum glauben. Seine über Jahre hinweg völlig unbewegliche Mutter gewann stetig ihre Energie und ihr Gehvermögen zurück. Diese Worte klangen wie Musik in meinen Ohren. In Momenten wie diesen wird mir bewusst, welchen herrlichen Beruf ich ausüben darf. Der Versuch, Menschen zu helfen und meine über Jahre erworbenen Kenntnisse weiterzugeben. Jeder Therapeut hat in seiner Praxis die Chance, die richtigen Ratschläge zu erteilen, um so zu einem schöneren und harmonischeren Leben beizutragen.

Kapitel 10

Tagebuch vom Himalaya

Mittwoch 13. Oktober 1993. - Wir sind heute Morgen an Bord einer alten, klapprigen Maschine in Dehradun, einem kleinen Ort eine Flugstunde von der indischen Hauptstadt Delhi angekommen. Olivier Richi und ich haben uns vorgenommen, eine große Rundreise von zwei Wochen durch die Himalaya-Region zu machen. In dieser herrlichen Natur, mehr als 3.000 Meter über dem Meeresspiegel, finden wir die erforderliche Zeit, unsere Kenntnisse der traditionellen chinesischen Medizin zu vertiefen.

Stabilisierung

Meine Lungen fernab der Hektik und Aufregung der Großstädte wieder mit Sauerstoff aufzutanken, das ist meine Art, meine Reserven wieder aufzufüllen und dem Druck eines zu bewegten Lebens zu widerstehen. Man darf sich nicht vom distress bestimmen lassen, erinnern Sie sich? Vor einigen Tagen haben wir noch in Heidelberg gearbeitet, wo wir erstmals die medizinische Trainingstherapie in unsere Kurse eingeführt haben. Sie stellt eine ideale Ergänzung zur Totaltherapie dar. Wenn der Körper in der richtigen Haltung harmonisiert wurde, ist die Stabilisierung sehr wichtig. Das hat vor 40 Jahren schon der Norweger Olaf Horn festgestellt. Er hat dazu beigetragen, die ersten Grundtechniken zur Stabilisierung zu entwickeln. Wir haben diese Techniken an unsere Therapie angepasst, sodass ich ein neues Behandlungskonzept entwickeln konnte. In unserem JeeCee-Zentrum in Bassevelde werden wir die Behandlungsliege in die Mitte des neu eingerichteten Sportstudios stellen. Wir werden damit beginnen, unsere Patienten und Athleten zu harmonisieren. Sofort im Anschluss müssen sie eine Reihe von Übungen unter der persönlichen Kontrolle ihres Therapeuten durchführen. Es ist enorm wichtig, dass diese Übungen richtig gemacht werden.

Ein verletzter Athlet (oder ein Patient) hat sich oftmals falsche Bewegungen angewöhnt. Um die verletzte Körperpartie zu schonen, nimmt er eine Fehlhaltung ein, die oftmals ihrerseits eine Verkürzung und Schwächung verschiedener Muskelgruppen hervorruft. Und das Empfinden des Körpers und der Muskeln wird häufig gestört. Deshalb müssen die Übungen in der Anfangsphase von einem Profi angeleitet werden. Der Patient darf diese Übungen nicht, wie es häufig geschieht, anhand eines simplen Schemas zu Hause durchführen und Gefahr laufen, sich weh zutun.

Nach jeder Übungsreihe muss der Patient eine Pause machen, um dem Muskel die Möglichkeit zum Auffüllen seiner Energie zu geben, die er für eine Serie braucht. In der Praxis planen wir Pausen von drei bis fünf Minuten ein. Dabei verlieren wir keine Zeit und wenden Reharmonisierungs-Techniken an, in Form von manueller Therapie oder mittels Microcurrent. Kurzum, eine abwechslungsreiche Arbeit für uns wie für den Patienten.

Diese Dinge beschäftigen mich auch hier in Dehradun. Morgen werde ich Dr. Udai Singh, einen Arzt für Ayurveda, begleiten, um ein Gebiet am Fuße des Himalaya zu besuchen. In diesem zehn Hektar großen Gebiet werden wir eine „holistic village", einen Ort für Totaltherapie errichten. Wir planen 20 Hütten, in denen unsere Gäste wohnen werden. Dazu gehört eine ganze Infrastruktur mit Restaurant, Schwimmbad, Turnhalle, Tennisplatz usw. Hier können unsere Gäste dann verschiedene natürliche Methoden wie Akupunktur, Ayurveda, Totaltherapie, Joga und Meditation sowie ein intensives Höhentraining wahrnehmen. Der Ort liegt 1.000 Meter über dem Meeresspiegel. Über das ganze Jahr hinweg sind die Temperaturen mild und die Nächte kühl, ideal also für eine Kur in Verbindung mit einem schönen Ferienaufenthalt. Dehradun ist übrigens der Ort, an dem die früheren englischen Kolonialherren ein Sanatorium errichtet hatten.

Donnerstag, 14. Oktober 1993. - gestern Abend hatten wir mit Dr. Udai Singh ein hervorragendes vegetarisches Abendessen. Olivier erzählte mir, dass er einen guten Artikel gelesen hatte, indem dazu geraten wurde, morgens regelmäßig Obst zu essen, und zwar vorzugsweise jedes Mal die gleiche Sorte, um mögliche Komplikationen zu vermeiden. Zum Beispiel ein Glas Orangensaft morgens um sieben Uhr, zwei Äpfel um neun Uhr und eine Banane um elf Uhr.

So wie ich aß er den ganzen Tag nur Obst. Das merkwürdige daran ist, dass er bis vor kurzem der Meinung war, Obst sei kein Grundnahrungsmittel. Er konnte die Äpfel nicht verdauen und sein Magen nahm die Melone nur ungern an. Ich erklärte ihm, dass man Obst vor allen anderen Nahrungsmitteln essen muss und dass Melone ganz zuerst kommen muss. Seit er meinem Rat folgt, hat er keine Probleme mehr mit Obst. Er musste sogar zugeben, dass er sich noch nie so gut gefühlt hatte.

Olivier hält sich an das Sprichwort: „Genug der Worte, lasst Taten sprechen!". Im Ayurveda steht: „Ich trage die Wahrheit nicht in mir, sondern ich lebe sie". Olivier wusste eine Menge über seine Ernährung. Er hatte ein etliche Bücher gelesen, auch über das Säure-Basen-Gleichgewicht. Er war und ist noch immer ein guter Therapeut, vor allem in Akupunktur und Homöopathie. Aber Obst war für ihn immer ein Bereich, in dem er sich wenig auskannte, und dem er nur geringe Aufmerksamkeit schenkte.

In diesem Moment sitze ich auf einer kleinen weißen Korbbank am Straßenrand nach Dehradun. Ich ruhe mich einen Augenblick zwischen zwei Indern im Schatten aus. Ein Glas frischer Ananassaft liefert mir die notwendige Energie zur Erholung. Wir kommen gerade von einem Besuch in unserem künftigen holistischen Ort zurück. Um dort hinzugelangen, mussten wir drei Kilometer klettern. Die meisten haben den Weg in einem Allrad getriebenen Jeep zurückgelegt. Ich bin den ganzen Weg bis zum Flussufer geklettert. Dabei hörte ich ständig das Rauschen des Wasserfalls. Das vermittelte mir ein Gefühl von Wärme und Ruhe. Von oben ließ ich den Blick schweifen über die herrlichen Reisfelder, auf denen der berühmte Basmati-Reis angebaut wird. Hinter uns liegt das Himalaya-Gebirge. Jeden Tag haben wir unsere Reise mit Schwimmen und Laufen verbunden. Nachmittags haben wir eine wohl tuende Behandlung genossen, gefolgt von einer kurzen Meditation über die - aus dieser Entfernung - verrückte Welt unserer westlichen Zivilisation.

Auf dem Rückweg habe ich eine Pause am Flussufer mit Dehnübungen im Wasser eingelegt. Wir befinden uns in der Trockenzeit, das Wasser reichte mir gerade mal zehn Zentimeter über die Knöchel. Ein mehrwöchiger Aufenthalt oder wenigstens eine Woche in dieser ursprünglichen, zauberhaften Natur würde jedem von uns gut tun. Ein wunderschönes Panorama genießen, je nach Fähigkeiten Spaziergänge oder Wanderungen unternehmen, sich von Ananas und frisch geernteten Mangos ernähren. Wir sind von den in Europa so seltenen Eukalyptus-Bäumen umgeben, die Affen rennen frei auf den Straßen herum. Erst zwei Tage, seit ich von zu Hause weg bin, und ich fühle mich schon völlig erholt. Das Plateau liegt auf der Höhe des Ortes Dudhai, zirka dreißig Kilometer vor Dehradun. Dr. Udai Singh, der uns überall hin begleitet, hat hier die Blätter des Uitex Migundo geerntet, einer Pflanze, die eine heilende Wirkung auf alle Formen von Muskel- und Gelenkschmerzen zeigt. Heute Abend werde ich die Blätter kochen und in einem Tuch auf meine Hüfte legen, die nicht ganz in Ordnung ist. Die Phytotherapie spricht von einem Umschlag. Es ist wirklich notwendig, dass sich alle Therapeuten und Ärzte - eigentlich die ganze Welt - perfekt darin auskennen, damit man sich selbst von einigen Beschwerden befreien kann. Ich behaupte keinesfalls, auf die Arbeit unserer Fachärzte zu verzichten, beileibe nicht. Aber lassen wir die Natur dort wirken, wo sie heilen kann. Nur eine optimale Zusammenarbeit kann Synergien freisetzen. Wir Therapeuten werden von vielen Menschen konsultiert, die nicht rechtzeitig auf die Zeichen ihres Körpers geachtet haben. Eines ist sicher, der Körper sendet stets seine Signale aus. Im Allgemeinen werden sie nicht beachtet, weil es uns nicht gelingt, sie zu verstehen.

Abnehmen

Ich koste eine Mango, entsprechend dem Gesetz von Nostradamus, nach dem Nahrungsmittel dort gegessen werden müssen, wo sie wachsen. Das Fruchtfleisch ist saftig, leicht faserig. Man muss sehr reife Mangos auswählen. Mango und Papaya gehören zu den leicht sauren Obstsorten. Ananas dagegen gehört zu den sauren Sorten, die gut mit den halbsauren kombiniert werden können.
Eines schönen Tages in jungen Jahren hatte ich mich dazu entschlossen drastisch abzunehmen und beging den Fehler, Ananas und Papaya völlig aus meiner Diät zu verbannen. Ich hatte die Vorstellung, dass ich zum

Abnehmen fast nichts essen dürfte. Stattdessen enthalten diese Obstsorten die zur Verbrennung von Fettreserven notwendigen Enzyme. Wenn Sie sich dazu entschließen, sehr wenig zu essen, dann wird ihr Stoffwechsel, der ohnehin schon verlangsamt arbeitet, noch langsamer werden. Aus ökonomischen Gründen paßt er sich an die geringeren Mengen an, sodass Sie trotz aller Mühe noch zunehmen. Früher glaubte ich, dass intensiver Sport kombiniert mit wenig Essen die ideale Methode zum Abnehmen wäre. Aber abends stürzte ich mich dann wie ein ausgehungerter Wolf auf ein reichhaltiges Mahl aus Gemüse mit Nudeln, Reis und Kartoffeln.

Oftmals gab ich mich der Vorstellung hin, diese Mühe verdiene eine Belohnung mit einem Schokokeks oder einem Eis. Mein Körper sog alles was ich aß gierig auf, wie ein trockener Schwamm, der sich mit Wasser vollsaugt. Am nächsten Tag konnte ich wieder von Null anfangen. Aber das Schlimmste ist, dass ich auf diese Art meinen Organismus völlig auslaugte. Heute empfehle ich jedem, der abnehmen will, dass er den Sport nicht übertreiben und regelmäßig frisches Obst essen soll. Man muss schrittweise abnehmen. Viele Menschen verwechseln Abnehmen mit Wasserverlust. Das ist der Grund dafür, dass viele Jogger noch einen kleinen Spurt beim Training einlegen. Um ordentlich zu schwitzen und abzunehmen, sagen sie. Einige Fußballer gingen so weit, dass sie bis zu drei Trainingseinheiten nacheinander einlegten, um anschließend stolz zu verkünden, dass sie dadurch über zwei Kilogramm abgenommen hätten.

Sie haben tatsächlich eine große Menge Wasser verloren. Sie müssen diesen Verlust so schnell als möglich mit „guten" Mineralien und Vitaminen ausgleichen, also mit Fruchtsaft. Ich kann diese Situation leicht nachempfinden, weil ich selbst wie ein Verrückter trainierte, eingepackt wie ein Michelin-Männchen, in der Vorstellung, dass ich dadurch schnell Gewicht verlieren würde. Es liegt auf der Hand, das Schwitzen wichtig für die Ausscheidung von Giftstoffen ist, aber nicht zum Abnehmen beiträgt. Wenn man wirklich abnehmen will, dann heißt das FETT VERBRENNEN. Um ein Kilogramm Fett zu verlieren, muss man 8.000 Kalorien verbrennen. Theoretisch entspricht das drei aufeinander folgende Stunden des Fastens. Fett abzubauen ist nicht so einfach. Abnehmen in normaler Geschwindigkeit entspricht einem täglichen Gewichtsverlust von 125

Gramm. Es ist also schon ein großer Erfolg, wenn man pro Woche ein Kilogramm abnimmt.

Sport hilft sicher beim Erreichen dieses Ziels, weil er den Stoffwechsel anregt. Um durch Sport Fett zu verbrennen, muss ein Ausdauertraining von mindestens zwanzig Minuten absolviert werden. Der primäre Energielieferant während des Trainings ist die Glukose (Kohlenhydrate). Erst wenn die Glukose verbraucht ist, zieht der Körper seine Energie aus den Fetten und die kleinen Polster beginnen zu schwinden.

Wenn Sie sich nach einer langen Zeit der Inaktivität dazu entschließen, Ihre Strandfigur wiederzuerlangen, dann fangen Sie bitte nicht an, wie besessen herum zu rennen oder mit vierzig Stundenkilometern Rad zu fahren, wenn das denn überhaupt möglich ist. Sie werden nur Glukose verbrauchen, die von den Kohlenhydraten geliefert wird. Sie müssen sich vornehmen, langsam aber sicher auf ein bestimmtes Gewicht herunterzukommen.

Der Vorteil unserer Lebensweise ist, dass der Körper sehr schnell Gewicht verlieren kann. Ich brauche nur drei Tage in Indien, an denen ich den ganzen Tag nur Obst esse. Abends verwöhnen wir uns dann mit einer Gemüseplatte mit Basmati-Reis. Ich kann gut auf Bier verzichten.

Oase

Sie werden mir zweifellos entgegenhalten, dass schließlich nicht jeder das ungewöhnliche Glück hat, sich an diesen bevorzugten Ort zurückzuziehen und am Fuße des Himalaya zu meditieren. Natürlich bin ich mir in diesen Momenten darüber bewusst, dass ich mich in einer privilegierten Situation befinde. Ich bin aber auch davon überzeugt, dass viele Menschen, die sich eine solche Reise gut leisten könnten, einen eher traditionellen Urlaub wählen. Deswegen will ich ein Stück Himalaya nach Bassevelde mitnehmen, oder nach Deutschland, Italien, Portugal. Wo immer ich bin, will ich eine Ruheoase schaffen, in einer gastlichen Umgebung, das ist wahr. Statt ein dickes Steak mit Pommes-frites zu verschlingen. Könnten Sie einen mürben Apfel vom Baum pflücken und den gesunden Saft auf ihren Lippen schmecken. Anstatt sich vor den Fernseher zu setzen, könnten Sie eine gesunden Spaziergang machen oder eine halbe Stunde Joggen gehen. Die Ruhe ist zu finden, wo immer man sich auf diesem Planeten befindet. Es ist klar, dass eine kleine idyllische Ecke in einem Park oder einem Garten die Meditation eher begünstigt als ein überfülltes Straßencafé. Jeder findet, wenn er will, seine kleine Himalaya-Ecke ganz in der Nähe seines Sessels. Aber Sie sehen vielleicht keine verschneiten Hügel? Wenn ich in Bassevelde bin, schweifen meine Gedanken zum Strand der Nordsee, die ich so liebe, und die nur 25 Kilometer entfernt ist. Dort kann ich richtig durchatmen. Eine Viertelstunde mit dem Auto und ich finde ein angenehmes Versteck. Aber nach einem hektischen Arbeitstag erscheint mir diese Entfernung oftmals unüberwindlich. Wenn ich von einer Reise zurückkehrte, habe ich mir immer vorgenommen, gleich nach dem Essen einen Spaziergang zu machen. Ich habe mein Versprechen immer nur für kurze Zeit gehalten. Wenn ich nach Hause komme, dann muss ich noch...

Verstopfung

Viele Personen, auch ich, leiden unter Verstopfungen, besonders auf hektischen Reisen, mit etlichen Stopps uns Hotelaufenthalten.
Diese Verstopfungen können durch bestimmte Akupunkturpunkte mit Moxa behandelt werden. „Ich kenne die Punkte nicht, wozu auch?", werden Sie zweifellos entgegnen. Jeder Therapeut mit Kenntnissen in Akupunktur sollte diese auch seinen Patienten vermitteln. Moxastäbchen sind in allen guten Fachgeschäften erhältlich. Moxa wird aus einem chinesischen Baum hergestellt und zu Stäben geformt, die völlig herunterbrennen, wenn sie anzündet werden. Während der Verbrennung gibt das Moxastäbchen eine intensive Wärme von 600°C ab. Ich erhitzte speziell die folgenden Punkte, ohne sie natürlich zu verbrühen:
* einen halben Finger breit unterhalb des Bauchnabels, dann zwei Finger breit seitlich des Bauchnabels (25mg), dem Dickdarm-Punkt;
* 1 Finger breit unterhalb des Bauchnabels (der Punkt 6 Jenn Mo).
  Danach machte ich noch zwei Rückenübungen und beendete die Behandlung mit Dehnungen des Zwerchfells und des Magens.

In Wahrheit kann jeder diese Methode anwenden, die eine gute Darmtätigkeit gewährleistet, sei es zur Prävention oder zur Heilung. Sie werden feststellen, dass diese Gewohnheiten zusammen mit einer gesunden Ernährung Sie für immer von der künstlichen Welt der Abführmittel entfernen werden.

Übergewicht

Vor nicht allzu langer Zeit wog ich noch 86 Kilogramm. Ich bin 1,86 Meter groß. Als ich meine Kurse in Griechenland machte, hatte ich 10 Kilo mehr als mein Idealgewicht. Während der aktiven Fußballsaison lag mein Kampfgewicht um die 78 Kilogramm. Am Ende meiner Fußballkarriere war mir mein Gewicht gleichgültig.

Jetzt einige Jahre später fühle ich, dass mein Gewicht ideal ist. Wenn es um das Idealgewicht geht, für das so viele Formeln existieren, dann halten Sie sich an Folgendes. Welche Diät Sie auch immer zum Erreichen Ihres Idealgewichtes wählen, sie muss gesund und risikofrei sein. Wie viele Heiler versprechen ihren Patienten, dass sie schnell abnehmen werden, wenn sie ihre Pflanzenaufgüsse trinken. Frauen, die sich dazu entschlossen haben stark abzunehmen, werden systematisch mit Appetitzüglern (Medikamente, die den Appetit reduzieren) voll gestopft, die oftmals schädliche Amphetamine enthalten.

Ich erinnere mich an eine Patientin, die unter Juckreiz litt, den sie loswerden wollte. Nach einigen ergebnislosen Besuchen bei Hautärzten hatte sie sich sogar ins Krankenhaus einweisen lassen, aber ihr Zustand verbesserte sich nicht. Bei Hautproblemen muss man primär an die Leber denken. Ich habe sie über ihre Ernährungsgewohnheiten ausgefragt. Sie erzählte mir, dass sie eine sehr strenge Diät gemacht hatte, mit Pflanzenextrakten zur Dämpfung ihres Hungers. Nach dieser strengen Diät hatte sie eine Phase von regelrechter Bulimie durchgemacht. Jeden Tag stopfte sie sich mit Zucker, Schokolade und manchmal einer großen Tüte Chips an einem einzigen Abend voll. Sie litt seit Jahren unter Verstopfung und nahm chemische Abführmittel. Außerdem führte sie ein sehr gestresstes Berufsleben und fand sich oft in bedrückenden Situationen.

Die Kirlianfotografie zeigte eine stark belastete Leber. Der Juckreiz war nach einer Solarium-Kur aufgetreten. Die chemischen Medikamente, die sehr schädliche Ernährung, und vor allem die Amphetamine hatten das ganze Hormonsystem in eine Stresssituation gebracht, die noch von ihrem Berufsleben verstärkt wurde. Kein Wunder, dass die Leber genug von diesen Überstunden hatte und über die Haut reagierte. Das Solarium brachte das Durcheinander schließlich zum Ausbruch. Zu viel Sonne stimuliert das Pitta, was zu einer Reizung der Leber und des Verdauungsprozesses führt. Keiner der aufgesuchten Spezialisten hatte an die unvermeidliche Verkettung dieses Prozesses gedacht. Im Gegenteil, sie gingen sogar so weit, noch mehr Kortison zu verordnen. Abnehmen erfordert primär eine gute Portion Geduld und Selbstdisziplin. Der Weg zum Idealgewicht darf nicht mit Frust und unnützen Spannungen gepflastert sein. Ich ziehe eine etwas molligere Person einem Menschen mit „galligem" Temperament vor, der sein Umfeld vergiftet. Starkes Übergewicht verursacht natürlich bei vielen Menschen ernsthafte Probleme und hindert sie daran, ihre physischen und psychischen Möglichkeiten auszuschöpfen. Auch unter biomechanischen Gesichtspunkten (denken Sie an die kleinen Bausteine in ihrem Körper) ist der „kleine runde Bauch" keine gute Sache, weder für den Rücken noch für die inneren Organe. Jede schwangere Frau kennt die Ermüdung, die ihr Kind für den Rücken verursacht. Und ein Mensch mit einem dicken Bauch ist nicht nur für neun Monate schwanger, sondern über viele Jahre. Pflegen Sie also Ihren Rücken und Ihre Organe, die dieser Überbelastung jahrelang ausgesetzt bleiben.

Es gibt so viele Menschen, die sich klare Ergebnisse von einer unnatürlichen und gefährlichen Diät wie der Atkins-Diät (die auf einen völligen Verzicht auf Kohlenhydrate abzielt) erwarten, oder der Mayo-Diät, die schon so viele Opfer gefordert hat. Seit ein solches Diätprogramm in Frankreich kürzlich in die Bestseller-Liste aufgestiegen ist und zehntausende von Exemplaren wie warme Semmeln verkauft wurden, ist die Angelegenheit für mich erledigt. Was soll man dazu noch sagen? Lassen Sie sich bitte nie von ungesunden Diäten in Versuchung führen oder von Medikamenten, die Ihnen ein gefährlicher Scharlatan verschreibt.

Fisch

Fisch ist und bleibt ganz einfach tierisches Eiweiß, was bedeutet, dass man ihn nicht mit Kohlenhydraten kombinieren darf. Gut sind vor allem die fetten Fische wie Makrelen, Tunfisch, Lachs, Sardinen und Hering. Diese senken den Triglycerin-Spiegel und wirken vorbeugend gegen Thrombose. Das schlechte Cholesterin (LDL) sinkt, während das gute Cholesterin (HDL) steigt. Man darf aber vor allem nicht vergessen, dass Fisch konzentriertes Eiweiß enthält, das bei der Verdauung Kristalle bildet, die sich an bestimmten Gelenken ablagern können. Ich weiß, wovon ich rede. Jedes Mal, wenn ich in Portugal bin, lasse ich mich von den herrlichen Fischplatten verführen. Nach einigen Tagen treten beim Training wieder Hüftschmerzen auf, und auch die Dehnübungen fallen mir schwerer.

Propriozeptive Sensibilität

Unterwegs bei einem langen und steilen Abstieg, bei einer unserer Wanderungen in Indien, kam mir der Gedanke, dass ein solcher Abstieg, bei dem jeder einzelne Schritt kontrolliert und koordiniert werden muss, eine hervorragende Übung für Fußballer und Basketballer wäre. Bei diesen Sportlern spielt die Koordination der Fußknöchel und der Knie eine wesentliche Rolle in der Verletzungsprävention. Ein gutes propriozeptives Empfinden könnte eine Reihe von Unfällen verhindern und die Erholungsphase deutlich erleichtern. Das propriozeptive Empfinden lässt sich wie folgt beschreiben. Jede Bewegung, die in der Kindheit gelernt wird, „prägt" sich im Gehirn ein, als ob man eine CD aufnimmt. Sobald ein Kind Laufen oder Rad fahren lernt, wird diese Bewegung für immer festgehalten. Wenn man sich den Knöchel verstaucht, tritt sofort eine Störung im Gehirn auf. Das entspricht einem Kratzer auf der Platte. In der Aufbauphase ist es entscheidend diesen Kratzer unbedingt wieder entfernen, weil man sich sonst ständig wieder völlig grundlos den Knöchel verletzt. Ein Mangel propriozeptiver Sensibilität ist daher ursächlich für diese vielfachen Rezidive (wiederholt auftretende gleiche Probleme) oder chronischen Verletzungen.

In meiner täglichen Praxis werde ich natürlich mit ungeheuer vielen anderen Problemen konfrontiert. Bei einem verstauchten Knöchel bekommen viele Sportler über Monate hinweg einen Gips. Und danach werden sie wieder auf den Platz geschickt ohne jede Reharmonisierungs-Behandlung. Erleiden sie einen Rückfall, klagen sie über ihre schwachen Knöchel. Es gibt also noch viel zu erreichen, indem wir Sportler und ihre „Pfleger" richtig informieren. Diese einfachen propriozeptiven Übungen basieren allerdings auf einem komplizierten neurologischen System in unserem Organismus, das wir in diesem Buch nicht weiter behandeln werden. Gute Kenntnisse über „propriozeptive Sensibilität und Koordination" könnte viele Verletzungen und Überlastungen verhindern. Bei mangelhafter Koordination belasten wir ständig Muskeln, die eigentlich nicht dazu gedacht sind, und was zu einer Verschwendung von Energie führt. Auf diese Art sind Ermüdung und Überlastung unvermeidlich, und wir werden leicht Opfer von Verletzungen. Sportler oder Trainer, die diese Übungen für unnötig halten, täten gut daran, besser darüber nachzudenken. Letztlich erweisen sich solche Übungen für jeden einzelnen als nützlich.

Kleine Ursache, große Wirkung

Um ein guter Therapeut zu werden, müsste man alle Verletzungen an sich selbst ausprobieren können. Während des Abstiegs war ich durch die Blasen an meinen Füßen derart verkrampft, dass das eine Überbelastung meiner linken Hüfte hervorrief. Aber auch die ständige Überlastung ohne Erholungsphase spielte eine große Rolle. Wir können uns hier auf das Auftreten von Arthrose beziehen. Die Osmose ist also sicher erforderlich, erinnern Sie sich an das Wechselspiel von Anspannung und Entspannung. Kurz vor Mitternacht wachte ich vor Schmerzen auf. Ich konnte nicht einmal mehr auf der rechten Seite liegen, weil dadurch die Strukturen der linken Seite gedehnt wurden. Mich auf die linke Seite zu legen (auf meine kranke Hüfte) war genauso wenig möglich. Ich war sehr beunruhigt.
In meinen Kursen lehre ich, dass der Grad einer Entzündung der Schulter (oder jeder anderen Form von Arthritis) anhand der folgenden Frage ermessen werden kann: „Kann ich im Schlag auf der schmerzhaften

Schulter liegen?" Wenn die Antwort Nein ist, deutet das auf eine sehr starke Entzündung hin. Das zeigt deutlich, dass kleine Ursachen (Blasen) große Wirkungen haben können.

Zum Glück schlief Olivier, mein Begleiter noch nicht. Nach einer Akupunktur-Behandlung schlief ich endlich ein. Am nächsten Morgen konnte ich kaum laufen. Diesmal waren alle anderen Muskeln völlig überreizt. Ich hatte noch nie so starke Hüftschmerzen gehabt. Ich konnte mich leicht in all die Menschen, all die Sportler hineinversetzen, die schlimmes Leiden ertragen müssen. Unsicher schaue ich auf meine Laufschuhe und frage mich, ob ich definitiv mein tägliches Jogging aufgeben sollte. „Eine typische Reaktion für einen Widder", sagt Olivier. Nach ihm sind alle Widder fanatische Sportler, die beim geringsten Wehwehchen das größte Geschrei anfangen, wenn sie nicht schnell genug davon befreit werden. Vielleicht hat er Recht. Für die Zukunft nehme ich mir jedenfalls vor, meinem Körper mehr Zeit zu widmen. Sobald ich wieder zu Hause bin, werde ich meine Hüfte vom JeeCee-Team gründlich reharmonisieren lassen. Und dann werde ich mich in meinem Sportstudio mit einer genau ausgearbeiteten medizinischen Trainingstherapie wieder aufbauen. Und dieses Mal, das meine ich ernst, wird dieser Vorsatz nicht wie die zum neuen Jahr wieder gleich vergessen sein.

Joga

Nach dem Abstieg und einer etwa sechs Stunden dauernden Fahrt machen wir in der kleinen Stadt Shrinagar halt. Meine Begleiter nehmen eine warme Mahlzeit ein, während ich mich in meinem Hotelzimmer einer Akupunktur-Behandlung meines Kollegen Olivier unterziehe. Wie gut, dass ich meinen persönlichen Totaltherapeuten zur Verfügung habe. Danach mache ich ein kleines Schläfchen. Wenig später, entschließen wir uns, unseren Weg durch das wunderschöne Tal von Shrinagar fortzusetzen. Der Schmerz hat sich bereits sehr stark verändert. Ich halte mich an die Hoffnung, die für morgen geplante Wanderung von acht Stunden auf 4.500 Metern nicht absagen zu müssen. Wir brauchen noch über neun

Stunden, um die Etappe von 200 Kilometern zurückzulegen. Wir befinden uns jetzt in Karampraya, im Herzen des Tales der Yogis.

Joga hat nichts Fremdartiges, wie uns viele Leute glauben machen wollen. Auch wenn ich gestehen muss, man hätte mir vor fünfzehn Jahren gesagt, dass ich einmal Joga machen würde, wäre ich entrüstet gewesen. Der Begriff Joga ist oftmals von einer mystischen Atmosphäre mit Gurus und anderen fremdartigen Leuten umgeben. So wie Tennis, früher fälschlich als elitärer Sport betrachtet, heute ein Volkssport geworden ist, ist Joga nicht mehr das Schicksal ausgewählter, halb nackter Menschen mit langen, grauen Bärten. Joga ist eine der Grundlagen der 6.000 Jahre alten indischen Medizin. Dieses Fachgebiet hat seinen Wert schon hinreichend bewiesen, und zwar sowohl im Bereich der Prävention, der Behandlung von Krankheiten, als auch in der Gesundheitsförderung. Überall in der Welt kann man an Kursen erfahrener Jogameister teilnehmen. Um sicherzugehen, die richtige Schule zu finden, habe ich meine Erfahrungen an der Quelle selbst gesucht. Der Benares Hindu University, an der das Fach Joga meisterlich unterrichtet wird. Natürlich bin ich weit davon entfernt, ein fertiger Yogi zu sein, auch wenn ich in diesem Buch einige nützliche Übungen für alle Organe aufzeige. Ich konnte selbst, nicht ohne Erstaunen, feststellen, wie schnell mein Körper Fortschritte machte. Vorher schaffte ich es nicht, mich auf meine Fersen zu setzen. Ich dachte, dass ich durch den Fußball die Beweglichkeit der Knöchel völlig verloren hätte. Nach etwa drei Joga-Sitzungen war das kein Problem mehr. Die Grundbedingung für Joga ist eine ruhige und sichere Atmosphäre, in der man sich ganz von seiner Umgebung lösen kann. Auch ein gutes Stretching muss in Ruhe durchgeführt werden. Im Grund ist Stretching Joga.

Man sollte sich vorhalten, dass die Übungen (Asanas genannt) nur eine sekundäre Rolle spielen, wenn das wahre Ziel die Meditation ist. Meditieren lässt es sich auch auf einem einfachen Stuhl während man dem leisen Plätschern eines Baches lauscht, einen süßen Traum träumt, oder vor dem offenen Feuer sitzend. Eigentlich waren die Bauern, die sich zu Großmutters Zeiten vor den rot glühenden Ofen setzten und ruhig an ihrer alten Pfeife zogen, perfekte Yogis. Nun ja, zu der Zeit hatten die Fernsehapparate unsere Wohnzimmer noch nicht erobert!

Immunabwehr

Heute sind wir in Pana, einem kleinen Ort mitten in einem riesigen Tal, 2.054 Meter über dem Meeresspiegel. Ab Ende Dezember leben die Einwohner hier für ein bis zwei Monate im Schnee. Trotzdem gibt es nichts zum Heizen. Die Kinder laufen barfuß, keine Rede von Schule. Wer hier geboren wird, hat eine Chance von 1:1.000, den uralten Traditionen zu entkommen.

Während der ersten Hälfte unserer Wanderung sind wir wirklich Stein um Stein die Berge hochgeklettert, bis auf 3.300 Meter Höhe. Danach folge der steile Abstieg bis auf eine Höhe von 1.670 Metern. Unterwegs hatte ich kaum Gelegenheit, eine Gruppe von Gibbons zu bewundern, die von ihrem grau-weißen Führer angetrieben wurde. Ich konnte meine Beine kaum bewegen, weil die Sandalen nicht den Dämpfungseffekt normaler Joggingschuhe haben. Außerdem hat mir der Riemen die Haut zwischen den Zehen aufgerieben, sodass mein linker Fuß wie ein Schlachtfeld aussieht. Vor fünf Jahren, als ich meinen heutigen Ernährungsplan noch nicht folgte, hätte ich sicher durch mangelnde Immunabwehr große Probleme bekommen. Die Wunden hätten sich entzündet, mit entsprechenden Folgen. Jetzt desinfiziere ich meine Füße mit Calendula, nachdem ich sie sorgfältig im Bach gewaschen habe.

Am nächsten Morgen versorgte ich meine Blasen wieder sehr sachgerecht. Bevor wir zu unserem zehn Kilometer langen Ausflug aufbrechen, habe ich die Wunde desinfiziert und einen Verband aus fettigem Tüll aufgelegt. Diese Art von Verband wird auch bei Verbrennungen eingesetzt. Um den Verband herum habe ich noch eine Auflage aus steriler Gaze angebracht und alles mit einer elastischen Binde überdeckt.

Zucker, auch im Himalaya

Während ich meinen Tag in strahlendem Sonnenschein verbrachte und mich nur von Äpfeln, Orangen und frischer Ananas ernährte, vertraute sich ein indischer Arzt des Ayurvedas völlig den eigens mitgebrachten

Glukose-Tabletten an. Wozu sind all die perfekten Kenntnisse über Pflanzen gut, wenn man die Gefahren aus raffinierten Zuckern kaum kennt? Inder benutzen diese Zucker sogar übermäßig. Jeder Tasse Tee fügen sie zwei Löffel Zucker bei.

Auch Eis am Stil prägt auch das Straßenbild in Indien, genau wie es einfacher ist, Erfrischungsgetränke oder Cola zu kaufen, als ein normales Mineralwasser. Der Verbrauch von Kristallzucker oder Puderzucker hat in unserer Welt vielleicht ein wenig abgenommen, dafür steigt der indirekte Verbrauch alarmierend.

Ein Glas Cola oder ein viertel Liter Limonade entsprechen vier Stück Zucker. Da die Getränke gekühlt werden, schmecken sie weniger süß und der abhängige Verbraucher denkt nicht gleich an den Konsum von Zucker. Zu Beginn des Jahrhunderts betrug der Zuckerverbrauch nur acht Kilogramm pro Person. 1960 war er bereits auf 30 Kilogramm gestiegen, 1972 erreichte er schon 38 Kilogramm. In den U.S.A., die so gerne als Beispiel angeführt werden, erreicht der Zuckerverbrauch sogar 50 Kilogramm pro Person, und das trotz der Verbreitung von „low calories" und „Cola Light".

In der Antike existierte das Zuckerproblem nicht. Als ich in der Schule Griechisch lernte, suchte ich vergebens nach einer Übersetzung des Wortes „Zucker". Kein Wunder, weil die Griechen diesen Begriff nicht kannten. Alexander der Große (325 v. Chr.) beschreibt den Zucker zum ersten Mal als eine Art Honig, der im Schilf am Flussufer gefunden wurde. Zur Zeit von Kaiser Nero wurde der Begriff Sacharin erstmals verwendet, um Rohrzucker zu beschreiben. Heute, viele Jahrhunderte später, kennen sogar die Sherpas auf 3.000 Metern Höhe dieses „exotische" Produkt bestens. Ihr morgendliches Frühstück besteht aus Weißbrot, dick mit Marmelade bestrichen. Danach isst unser Führer, der westliche Gewohnheiten übernommen hat, einen Teller weißen Reis mit reichlich Ketschup. Natürlich verbrennen die Sherpas enorme Mengen Fett durch ihre sehr harte Arbeit.

Dennoch sind Zucker Auslöser einer großen Zahl von Zivilisationskrankheiten. Sie sind unter anderem die Ursache Nummer eins von cardio-vaskulären Krankheiten. Fettreiche Nahrung nimmt nur die zweite Stelle ein. Trotz ihrer fettreichen Ernährung kennen die Massai- und Samburu-Stämme Ostafrikas fast keine Infarkte. In ihrer Ernährung kommt fast kein Zucker vor.

Synthetische Süßstoffe

Bleiben noch die Ernährungswissenschaftler, die das Problem mit der Verbreitung von synthetischen Süßstoffen umgehen wollen. Ich verstehe ihre Motive nicht. Sie verlagern das Problem, ohne eine grundlegende Lösung anzubieten. Sie bringen keinerlei Veränderung, weder für das Verhalten, noch für die Mentalität der Erwachsenen. Auch wenn diese Süßstoffe langfristig zumindest weniger toxisch sind, so stören sie doch den Metabolismus. Der Pankreas reagiert auf den süßen Geschmack und bereitet sich auf die Verdauung von Kohlenhydraten vor. Außerdem verliert der unglückliche Verbraucher dieser synthetischen Alternativen wie Sacharin, Cyclamat, Aspartam und Polyosid sicher nicht die Lust auf Zucker.

Sacharin hat eine 35-mal höhere Süßkraft als Sacharose. Es ist der älteste Nachfolger von Zucker.

Die Cyclamate wurde bereits 1937 entdeckt. Sie haben eine weniger starke Süßkraft und vertragen sehr hohe Temperaturen. Neben Kalziumcyclamat und Cyclamatsäure verwendet man häufig Natriumcyclamat. 1969 wurde ihr Gebrauch in den U.S.A. verboten.

Aspartam wird aus zwei natürlichen Aminosäuren gebildet. Sie wurden 1965 von James Schlatter entdeckt. Er bescheinigte ihnen eine 180 bis 200-fache Süßkraft im Vergleich zu Sacharose. Die amerikanische „Food and Drug Administraion" bescheinigte ihnen offiziell ihre Unschädlichkeit, auch bei sehr hoher Dosierung. Man könnte sogar zwei Tabletten pro Kilogramm Körpergewicht einnehmen. Mit meinen 75 Kilogramm könnte ich also 150 Tabletten vertragen. Die Süßkraft einer Tablette entspricht einem Stück Zucker von fünf Gramm und enthält 0,07 Gramm Kohlenhydrate. Diese Zahlen decken aber noch nicht alles auf. Man vergisst nämlich, dass der Organismus trotz allem den süßen Geschmack erkennt und darauf genauso reagiert, als ob es sich um Zucker handeln würde.

Polyocide werden vor allem für Bonbons und Schokolade verwendet. Sie haben fast den gleichen energetischen Wert wie Zucker. Sie können im Darm fermentieren und Durchfall verursachen oder Blähungen fördern. Die Hersteller profitieren ebenso hinterhältig von der Ignoranz und Gutgläubigkeit der Verbraucher, wenn sie Produkte unter dem Namen Xiletol, Mallitol, Lyacin oder Polydextrose präsentieren - alles Produkte, die dick machen.

Brennendes Holzfeuer

Das Himalaya-Gebirge fasziniert uns. Gestern Abend haben wir zum letzten Mal im Zelt geschlafen. Hinter uns liegt ein Abstieg von 3 200 Metern auf 2.400 Metern. Heute beenden wir unseren Abstieg nach Tapovan (1.800 Meter), etwa 100 Kilometer vor Tibet. Es war noch nie so kalt wie in den letzten Tagen, als wir uns einem Temperatursturz bis auf 10°C unter Null ausgesetzt sahen. Unser Stoffwechsel muss auch nachts auf Hochtouren arbeiten, sodass die Fettverbrennung anhält.
Auch zu Hause schlafe ich nicht in einem überheizten Schlafzimmer, doch In unserem Zelt brauchen wir nicht einmal ein Fenster zu öffnen, um die klare, frische Luft hereinzulassen. Heizen kommt natürlich nicht in Frage. Das stimmt nicht ganz. Das Lagerfeuer war immer unsere letzte Station, bevor wir uns in unsere Schlafsäcke einrollten. Ich kann den roten Flammen stundenlang zusehen, diesem Leuchten, immer in Bewegung, den Schattenwürfen. Ein Holzfeuer hat den gleichen Effekt wie das Meer, das auf mich eine faszinierende Macht ausübt, durch die ich die Tiefen meines Daseins ergründen kann. Unmöglich, ein Holzfeuer durch einen offenen Elektrokamin zu ersetzen. So wie man Gewürze nicht durch chemische Substanzen ersetzen kann. Natürlich gibt auch der offene Elektrokamin ein rotes, leicht flackerndes Licht ab. Vergleichen? Nein, jeder weitere Kommentar ist überflüssig. Fangen wir doch alle wieder an, auf die Natur zu hören und die Nachrichten unseres Körpers zu empfangen!
Vor dem knisternden Feuer zu sitzen, zu schweigen, spielen meine Gedanken mit den Erinnerungen an die Abende meiner Jugend, als wir

uns um ein Feuer versammelten. Mein Vater konnte am besten Lagerfeuer machen, die Luft war nie verqualmt. Eigentlich war mein Vater Hausarzt, auf Hautkrankheiten spezialisiert, und seine Praxis war sehr gut besucht. Meine Mutter war mit der Apotheke und der Erziehung ihrer sechs Kinder stark eingespannt. Außerdem spielte sie die Telefonistin für Papa. Müssen wir unser Schicksal beklagen? All diese Faktoren trugen dazu bei, dass wir Kinder sehr schnell eine gewisse Selbstständigkeit erreichten, dass wir mit dem Äthergeruch groß wurden und mit dem lästigen Telefonklingeln in den Ohren.

Mittags wurden unsere Mahlzeiten meistens vom größten Störenfried, dem Telefon, unterbrochen. Manchmal konnte Papa einen deftigen französischen Fluch nicht unterdrücken, wenn er vom Tisch aufstehen musste. Dass in unserer Gesellschaft so viele Menschen unter Magen-Darm-Störungen leiden, braucht uns nicht zu verwundern. Eine Mahlzeit muss in aller Ruhe eingenommen werden und unwichtige Dinge müssen für den Moment beiseite gelassen werden, nicht wie der ungeduldige Geschäftsmann, der sein Mittagessen im Gehen einnimmt, oder seinen Hamburger runterschlingt, mit dem Telefonklingeln zur Einen und der Zeitung, die er noch schnell durchgehen muss, zur anderen Seite. Und der danach zu einem Seminar über Stressbewältigung geht!

Die Sonne war fast untergegangen und legte einen letzten rosa Schimmer auf die verschneiten Hügel, die im Halbrund vor uns lagen. Ich dachte an die Geschichte, mit der ich meinen letzten Kurs in Portugal abgeschlossen hatte. Die Weihnachtszeit und Sylvester spielen eine wichtige Rolle in meinem Leben. Zu dieser Zeit will ich bei meiner Familie sein. Wer mich kennt weiß, dass für mich die Familie heilig ist, der Fels, an dem ich mich in den Stürmen meines Lebens festgehalten habe.

Am Weihnachtsabend lasse ich das vergangene Jahr vor mir vorüberziehen, die schönen und weniger schönen Dinge. Jeder Mensch muss eine persönliche Bilanz ziehen. Jacques jun. wird das sicher auf seine Art tun, indem er darüber nachdenkt, ob seine Fußball-Lieblingsmannschaft Antwerpen eine gute oder weniger gute Saison gemacht hat. Oder zählt er vielleicht seine Freundinnen? Ich weiß es nicht. Julie Laure wird sicher darüber nachdenken, dass sie lieber einen Vater hätte, der öfter mit ihr spielt, wie Onkel Jacques oder Onkel Erik, die nicht so oft weg sind.

Ich persönlich denke oft an den schönen Beruf, den wir ausüben. Aber ich frage mich auch, wie zum Beispiel ein Drogenhändler oder Waffenverkäufer das abgelaufene Jahr betrachtet, in dem er große Mengen an Rauschgift verkauft hat. Sagt er sich dann: „Das war ein gutes Jahr, weil ich 20.000 Einheiten mehr verkaufen konnte?" Nimmt er glücklich und zufrieden am friedlichen Weihnachtsessen teil, spricht Friedensgebete und geht anschließend mit seinen Kindern zur Mitternachtsmesse? Lassen Sie mir lieber unser anstrengendes Metier, in dem wir mit unseren Kenntnissen und unserem savoir-faire versuchen, die Lebensbedingungen der Menschen zu verbessern, damit sie selbst Freude an diesem schönen Planeten Erde haben können.

Den Körper reinigen

Nunmehr verbringen wir den zehnten Tag unter herrlichem Sternenhimmel. Das ist der richtige Moment, Bilanz zu ziehen. Was haben wir während der ganzen Zeit gegessen? Jeden Abend frischen Gemüseeintopf oder eine Tomatensuppe, eine Kürbissuppe oder auch eine Karottensuppe mit Erbsen. Etwa eine drei viertel Stunde später hatten unsere Sherpas warme Kartoffeln zubereitet. Ich aß jeden Abend acht bis zehn Kartoffeln. Kartoffeln machen absolut nicht dick, wenn man sie richtig kombiniert. Und dennoch lassen sich Millionen von Menschen vom Gegenteil überzeugen, nachdem Sie alle möglichen Sensationsberichte gelesen haben.

Zwölf Tage lang haben wir tagsüber Äpfel und Ananas gegessen, während wir abends die oben beschriebene warme Mahlzeit zu uns nahmen. Ich wiege nicht mehr als 74 Kilogramm und fühle mich fantastisch. Natürlich hatte ich auf 2.000 Metern Höhe den ganzen Tag genug Bewegung und trank keinen Schluck Bier oder Wein. Die Schmerzen in der Hüfte sind völlig verschwunden. Dabei hatte ich zu Beginn der Reise einige Beschwerden, wahrscheinlich die Nachwirkungen meines Aufenthaltes in Portugal, wo ich jeden Tag fünf Fischmahlzeiten, gefolgt von Käse gegessen hatte, zehn Tage lang. Natürlich wurden die Mahlzeiten in Gesellschaft immer mit Rotwein begossen.

Wer noch immer nicht den Zusammenhang zwischen Ernährung und arthritischen Schmerzen, Rheumatismus und Gelenkschmerzen erkennt, ist herzlich eingeladen, eine viertägige Kur mit mir zu machen. Ich kann es nicht laut genug verkünden! Suchen Sie ihr Heil nicht in Medikamenten, die Ihren Körper noch mehr vergiften. Nein, reinigen Sie Ihren Körper und lassen Sie ihn die Abfallstoffe eliminieren.

Diese Empfehlung klingt vielleicht etwas monoton, aber ich kann sie Ihnen nicht oft genug wiederholen. Dabei denke ich an all die Therapeuten, die ihre Patienten mit den tollsten Techniken behandeln und doch vor anhaltenden Beschwerden kapitulieren müssen. Die Besten unter ihnen werden sich selbst in Frage stellen, so wie ich es getan habe, und weiter suchen. Die Anderen, leider die Mehrzahl, betrachten die Beschwerden als psychosomatisch, würdigen ihren Patienten herab und geben ihm letztlich selbst die ganze Schuld für seinen Zustand.

Verständnis

Diesmal fliegen wir in einem größeren Flugzeug, einer DC-3, von Dehradun nach Neu Delhi. Meine Blasen an den Füßen heilen gut ab. Gestern habe ich noch einmal ein Ayurveda-Öl benutzt, um den Heilungsprozess natürlich zu beschleunigen. Wenn ich an die staubigen Wege denke, über die ich stundenlang in offenen Sandalen gelaufen bin, mir einen Weg zwischen den Exkrementen der Schafe und Schweine bahnend, kann ich mich glücklich schätzen, dass die Wunden nicht total entzündet sind.

Welch Unterschied zum Sommer 1987. Ich erinnere mich noch wie anfällig ich zu dieser Zeit war. Kaum kratzte ich mich an einem Mückenstich, fing ich mir eine Entzündung ein. Meine Lymphknoten waren ständig geschwollen. Diese Beschwerden deuteten auf ein ernsthaft geschwächtes Immunsystem hin. Es war höchste Zeit, meine Lebensweise und meine Ernährung einer genauen Analyse zu unterziehen, und die notwendigen Veränderungen vorzunehmen.

Gestern Abend haben wir von unseren indischen Freunden Abschied genommen. Wir haben einige Biere getrunken und ein leckeres vegetarisches chow-meng genossen. Ein kleiner Seitensprung, das stimmt, aber wir sind uns dessen bewusst. Heute werde ich den ganzen Tag nur Obst essen, außer bei der kleinen Party, die heute Abend stattfinden soll. Olivier wird nämlich 36. Da sollte man eine Flasche indischen Champagner köpfen, finde ich.

Ich erzähle Ihnen das Alles, um Ihnen zu beweisen, dass Jacques Caluwé sein burgundisches Temperament bewahrt hat und weiterhin die schönen Dinge des Lebens genießen kann. Nur versuche ich eben, das bewusst zu tun und nicht unbedacht wie früher, ohne wirklich das Prana zu genießen, den Geschmack oder die Atmosphäre. Wer denkt, dass der Autor dieses Buches ein Langweiler geworden ist, ein Pedant, der vor Langeweile vergeht, der irrt sich gewaltig. Der Unterschied liegt darin, dass mir wenige Gläser Bier genügen, um mich in einen leicht euphorischen Zustand zu versetzen. Am anderen Tag verfolge ich die Eliminierungsphase vehement, um meinen Körper die Möglichkeit zur Reinigung zu geben. Heute zum Beispiel werde ich mich mit Orangensaft am Abend zufrieden geben.

Vielleicht sagen Sie sich: „Wie langweilig, immer darüber nachzudenken, was man isst, morgens stilles Wasser zu trinken und Dehnübungen zu machen. Was für eine Zeitverschwendung, wie selbstsüchtig!" Sind Sie da wirklich sicher? Mein Körper bleibt MEIN vorrangiges Arbeitswerkzeug und das trifft auch für Sie zu. Ich versuche, ihn zu pflegen. Ein Geschäftsmann wird es sicher nicht versäumen, seinen nagelneuen, sündhaft teuren Mercedes pfleglich zu behandeln. Na gut, der Körper ist ein noch viel größeres und höher entwickeltes Gut, das keinen Preis hat. Wir müssen ihn daher gut pflegen, ihn warten und seine Lebensdauer verlängern. Sind Sie noch immer der gleichen Meinung? Sie haben die Angelegenheit wohl noch nie aus folgender Warte aus betrachtet? Als mein Freund Wim, der in der Fahrradbranche arbeitet, mich wegen leichter körperlicher Beschwerden aufsuchte, machte ich ihm klar, dass er viel zu lange damit gewartet hatte. „Wie kann ein intelligenter Geschäftsmann wie du seinem eigenen Körper so wenig Interesse entgegenbringen?", warf ich ihm vor. Natürlich hatte ich etwas vergessen. In meinem Leben dreht sich alles um Gesundheit. Seine Reaktion traf ins Schwarze. „Wie kannst du immer noch auf diesem alten Drahtesel fahren? Das kann dir doch wohl keinen Spaß machen!" Ich verstand. Ich hatte keine Ahnung von Fahrrädern und dachte nicht einmal an eine Wartung. Alles ist eine Frage des Bewusstseins und des Verständnisses für eine bestimmte Materie. Jetzt warte ich mein Fahrrad oder besser lasse ich es warten, und Wim isst morgens Obst.

Ein immer während er Lernprozess

Manchmal frage ich mich, was mich dazu bewegt, Ihnen das Alles zu erzählen. Warum hat unsere Gesellschaft die Neigung zum Widerspruch? Ist unsere Vorstellung von Gesundheit denn so schlecht? Ist das angeneh-me westliche Leben denn wirklich die eine und einzige Wahrheit? Das schwere Frühstück mit Eiern und Speck, die leckere Schokolade, die prickelnden Limonaden, die guten kleinen Kuchen, die Salami und der Schinken, nun ja, wir leben nur einmal! Aber dann müsste unsere Welt doch voll von glücklichen, kerngesunden Menschen sein, die vor Energie strotzen? Müsste die Zahl der Ärzte und Therapeuten nicht auf Null gesenkt werden?

Dass die Menschen anfangs neuen Gewohnheiten, die ihr tägliches Leben völlig auf den Kopf stellen, eher skeptisch gegenübertreten, ist normal und verständlich. Als ich die Microcurrent-Therapie zum ersten Mal gesehen habe, reagierte ich auch eher zurückhaltend. Uns bleibt die Möglichkeit zwei Haltungen einnehmen: Die Augen verschließen (die wohl bekannte Straußentaktik) und der Realität entfliehen, oder den schwierigen Weg einschlagen und empfänglich sein für das, was uns angeboten wird. Hat nicht jeder von uns das Recht, sich weiter zu entwickeln? Es kann sein das Ihnen etwas, was Sie vor einigen Jahren noch mit Begeisterung erfüllt hat, heute völlig überholt vorkommt. Jeder hat, ebenso wie ein Kind, das Recht auf einen Lernprozess. Das wünsche ich mir.

Alles, was ich bis heute erreicht habe, was ich jetzt tue und was ich in Zukunft noch unternehmen werde, war und ist nur durch das JeeCee-Team möglich, die anderen Mitglieder, die Kollegen und Freunde des JeeCee-Teams. Bewusst wurde nicht der Name Jacques Caluwé - Team gewählt, weil ich vor allem eine Mannschaft von Totaltherapeuten und wertvollen Mitarbeitern heranbilden möchte, von denen jeder Einzelne seine eigene Persönlichkeit, Kenntnisse und Erfahrungen besitzt.

Und doch stand und steht immer der Patient im Mittelpunkt unseres Tuns, getreu unserem Slogan: „Für den Patienten ist das Beste noch nicht gut genug." Und so vereinen wir unsere Kräfte auf der Suche nach neuen Wegen, um jenen noch besser und gezielter helfen zu können, die unsere Hilfe benötigen. Jeder von uns lebt als „Total"-Therapeut, eine Definition die ich in allen meinen Kursen vertrete. Wir haben ganz bewusst diesen „way of life" gewählt und legen unsere Profession nicht an der Praxistür ab. Wir gehen völlig in dieser Lebensweise auf.

Natürlich bin ich sehr stolz und glücklich, zu dieser Gruppe enthusiastischer Menschen zu gehören. Ich konnte mich in schweren Zeiten, als beispielsweise einige borniere Ärzte mir den Rücken kehrten, auf sie verlassen. In den Zeiten des Erfolges und des Wohlstandes, konnte ich mit ihnen mein Glück teilen und, angetrieben von wachsendem Enthusiasmus, neue Ideen entwickeln.

Meine Frau Jacqueline hat all dies von Anfang an miterlebt. Sie ist die Einzige, die nicht selbst entschieden hat, unserem Team anzugehören. Als Gefährtin dieses Don Quichotte war sie irgendwie dazu gezwungen. Sie kennen sicher das Sprichwort: In guten wie in schlechten Zeiten. Genau das hatten wir uns vor dem Altar versprochen. Sie ist mein Zeuge, dass ich seit Beginn unserer Studienzeit immer mit einer Mannschaft habe arbeiten wollen. Ich weiß noch immer nicht, wie ich auf diese Ideen kam. Sie ist die Frau, die mit mir alle Stürme gemeistert hat. Sie erinnert sich an meine ersten Vorträge in Französisch, für die ich meine Vorstellung auswendig lernte. „Ich heiße Jacques Caluwé. Um es Ihnen leichter zu machen: Jacques." Sie erinnert sich noch gut an meine Nervosität vor den Fußballspielen, an die Abende, an denen ich auf meinen Bruder einredete, mich zu den Cyriax-Kursen zu begleiten und die Akupunkturkurse bei

Willy Hostens mit mir zu besuchen. Sie hat meine Depressionen miterlebt, aber sie war auch bei mir, wenn langer Applaus den ein oder anderen vollen Saal irgendwo in Belgien, Deutschland oder Portugal erfüllte. Sie teilte mit mir die tiefe Befriedigung, die wir empfanden, wenn wir einen schwierigen Fall gelöst hatten. Kurzum: Sie kennt Jacques Caluwé in und auswendig, den Jungen aus Basseelde, der noch immer ein wenig Kind geblieben ist, trotz der harten Schule des „wahren Lebens".

Frank Marico ist am längsten in der Mannschaft. Frank gab nicht auf, sich über Jacqueline um eine Stelle zu bemühen, und schaffte es anfangs nicht, mich für sich einzunehmen. Er lebte in Eeklo und stammt aus einer guten und angesehenen Familie. Lange Zeit war er einfach „nur" ein verlässlicher Mitarbeiter, bis zu dem Tag, als er an unserem Energie-Kurs teilnahm und einfach in Ohnmacht fiel. Heute ist er mein „erster Offizier" und manchmal sogar „mon Colonel", weil er es schafft, mich wieder aufzurichten, wenn ich zu ihm komme und über meine Schmerzen klage.

Nach Frank kam Frans Daalman. Frans war ein leidenschaftlicher Ausdauersportler, der wegen eines Leisten-Problemes zu mir kam. Nach einigen Behandlungen, die ihm geholfen hatten, schickte er mir mehrere Patienten. Es handelte sich ausnahmslos um besonders schwierige Fälle. Er wollte mich eindeutig auf die Probe stellen. Mittlerweile arbeitet Frans seit fast acht Jahren bei uns und ist auch für unsere Praxis in Domburg (Niederlande) verantwortlich. Frans gehört zu den Personen, die keiner Motivation bedürfen. Er hat das heilige Feuer. Er ist ein fanatischer Triathlet (sein Lieblingssport) und fanatischer Arbeiter zu gleich. „Trop, is te veel", sagte Raymond Goethals. Frans ist der Älteste unserer Mannschaft und der konsequenteste Anhänger der in diesem Buch dargestellten Ernährungsweise und Methoden. Wer einen so ergebenen Freund wie Frans hat, kann etwas beruhigter durchs Leben gehen.

Die neue Praxis in Basseelde wurde am 16. März 1987 eingeweiht. Nicole Vervaert, die Freundin von Frank, half uns bei der offiziellen Eröffnung. Seitdem hat sie unser Team nicht mehr verlassen. Zunächst als Therapeutin, dann als Spezialistin in organisatorischen Dingen, insbesondere wenn Jacqueline nicht da ist. Unsere beiden Mädels kümmern sich um den Empfang der Patienten, koordinieren die verschiedenen

Anwendungen und erledigen das Bürokratische. Außerdem unterhalten sie unseren Podologie-Service. Und all das schaffen sie, mit der Fürsorge für ihre Kinder zu verbinden.

Machen wir den Sprung zur nächsten Generation.

Johan Gillioen aus Alost, einer für ihre Feste und ihren Karneval bekannten Stadt, hatte seine tägliche Cola aufgegeben, um zu uns zu gehören. Sein Interessens-Schwerpunkt änderte sich derart, dass er mich jetzt regelmäßig über interessante Neuerscheinungen von Büchern unterrichtet. Johan hat hart gearbeitet und sich enorm engagiert, damit unsere Praxis in Alost ein Erfolg werden konnte. Und er ist immer er, der gerufen wird, wenn eines der Medizin- oder Fitness-Geräte defekt ist. Er ist der Einzige in der Gruppe mit technischen Fähigkeiten.

Danny Naessens traf ich zum ersten Mal als Teilnehmer an einem meiner Kurse. Dieser erfahrene Therapeut machte sofort einen guten Eindruck. Die Totaltherapie hat sein Leben stark verändert. Er verließ das Medizinisch-Pädagogische Institut und beschloss, seine eigene Privat-Praxis als Satelliten-Praxis des JeeCee-Verbundes ins Laufen zu bringen. Danny scheint mir für diese Arbeit geboren zu sein und ist versessen darauf, die Totaltherapie so gut zu kennen wie ich. Er unterzieht sich einer fortdauernden Selbstkritik und läuft so niemals Gefahr, sich als Therapeut zu überschätzen.

David Tyteca und Bart Denys sind unsere neusten Kollegen.

All diese Menschen, und noch viele mehr, wie meine Schwester Annick, Patrick Van Hoorne, Allan Peiper etc., tragen zur ständigen Weiterentwicklung meiner Forschungen bei. Nur so kann ich neue Anwendungsgebiete für unsere Methoden entdecken, die unseren Patienten helfen, ihre Harmonie zu erhalten oder wiederzugewinnen. Im vergangenen Jahr konnte ich meinen Horizont noch erweitern und u.a. die Welt der Atemtechniken entdecken, die mir bislang unbekannt war.

In meinen Kursen wiederhole ich häufig, dass ein Mensch sehr gut vierzig Tage ohne Essen und etwas kürzer ohne Wasser auskommen kann, dass es aber unmöglich ist, ohne Luft zu leben. Ich glaubte, die Pranayama des Joga zu kennen, aber ich wusste nichts über die spirituelle Atmung. Später werde ich diesem Thema wahrscheinlich ein weiteres Buch widmen.

Und so sind wir am Ende dieses Buches angelangt. Als ich vor einem Jahr mit dem Schreiben anfing, wusste ich nicht, wohin es mich führen würde. Sie werden selbst über das Ergebnis urteilen. Meine Absicht war und ist es, das Bewusstsein der Menschen dafür zu wecken, dass die natürlichen Ressourcen unser Leben verbessern können.

Jacques Caluwé

Agni	Bezeichnung für einen der fünf elementaren Zustände im grobstofflichen Körper des Makrokosmos
Allopathie	Behandlungsmethode der Schulmedizin
Amphetamine	Indirekt wirkendes Sympathicusmedikament, ähnlich Noradrenalin
Amylase	Enzyme die Stärke und Glykogen abbauen
Aphten	Einrisse in der Haut
Ayurveda	indische Lebensart und Medizinsystem (lernen durch Aspekte des Lebens)
Cardio-vasculär	Herz-Kreislauf bedingt
Cranial	kopfwärts
Cyriax	engl. Arzt, Begründer u.a. d. Man. Therapien.
Dermatom	Hautsegment, dass von einem Spinalnerv versorgt wird
Dhatoes	Sieben Gewebeschichten des menschlichen Körpers nach Ayurveda
Diarrhoe	Durchfluss; Dünnflüssige ungeformte Exkremente
Dilatation	Erweiterung
Dorsalflexion	Fußhebung
Doshas	Konstitutionstypen in der ayurvedischen Medizin
Dosjas	siehe Doshas (andere Schreibweise)
Dreifacher Erwärmer	Bezeichnung eines Meridians
Endrya	Vermittlung zwischen Geist und Körper durch die fünf Wahrnehmungs- und Handlungsorgane
Epistaxis	Nasenbluten (habituell)
Exartikulation	Abnahme einer Gliedmaße in einem Gelenk
Femur	Oberschenkel
Fermentieren	Zustand einer chemischen Reaktion durch Ferment als Biokatalysator
Homöopathie	medikamentöses Therapieprinzig der Naturheilkunde

Hydrocortioide	(u.a. Cortisol) Wichtiger Baustein der Nebennierenrinde zur Produktion von Glukokartikoiden
Hyperkaliämie	Erhöhte Freisetzung oder Zufuhr von Kalium mit erhöhtem Serum-Kalium-Wert, z.B. bei Hämolyse
Hypokaliämie	Erniedrigung des Kaliumwertes, z.B. Elektrolytstörung
Hypertrophie	Vergrößerung von Gewebe
Hypoglykämie	Konzentrationsverminderung von Glukose im Blut
Hypothalamus	Teil des Gehirns
Inkontinenz	Unterdrücken oder zurückhalten, z.B. von Harn bei Schwäche
Konkrement	Verdichtete feste Masse
Ligamente	bandhafte Gewebestruktur
Lipide	organische Substanz (Fette) die nicht in Wasser löslich sind
Mala	Abfallprodukte
Mana	das wertende Bewusstsein
Metabolismus	Stoffwechsel
Moxa	Spezielles Kraut, das zur Wärmebehandlung benutzt wird
Naso-sympatico	Therapie der Nasenreflexzonen
Nekrose	Zelltod, irreversible Veränderung mit Ausfall von Zellen
Neuraltherapie	Therapeutische, lokale Schmerzanästhesie zur Ausschaltung von Störfeldern
Orthosympathikus	Sympathikus, Bestandteil des vegetativen Nervensystems; Grenzstrang mit zugehörigen Nervenfasern
Osteopathie	früher Lehre der Knochenerkrankungen, heute ganzheitliche Betrachtung unter Berücksichtigung aller Organsysteme und den Verbindungen zu den inneren Organen

Osteophytes	Knochenzyste
Östrogen	Weibliches Hormon
Panchkarma	Die großen ausleitenden Verfahren des Ayurveda
Paramedizin	alternative Behandlungsweise auf ganzheitlich-naturheilkundlicher Basis; Synonym u.a. für Komplementär- und Alternativmedizin
Parasympathikus	Teil des vegetativen Nervensystems; Gegenspieler des Sympathikus (peripheres Nervensystem)
Phospholipide	Hydrolysierbare Lipide mit Phosphorsäurerest
Perikard	äußere Gewebeschicht als Hülle für innere Organe, z.B. Herz
Phlebologie	Lehre der Gefäße
Phytotherapie	Behandlung mit Pflanzen und Pflanzenteilen
Podologie	Lehre der Füße und der Einlagenversorgung bei Fehlstellungen unter Berücksichtigung des vestibulären Systems
Ptose	Absenken, Durchhängen, (z.B. von Organen)
Pubalgie	Symphysenreizung
Ruptur	Riss, z.B. eines Bandes oder Muskels
Sakrum	Kreuzbein
Shenn	Lebensgeist, Bezeichnung für seelische Funktion und allgem. Aktivitäten des menschlichen Organs
Sophrologie	Lehre der Weisen (Sophristen)
Sudeck-Athropie	i.d.R. nervösbedingte Blutzirkulationsstörung in den Gliedmaßen mit schweren Ernährungsstörungen, Schwellungen und Schmerzen im Bereich der Extremitäten
Tao	Chinesische Lebensweisheit und Lebensart als Basis der TCM
Tachycardie	Herzrhythmusstörungen mit Anstieg der Herzfrequenz
Thorakal	Im Brustkorb und Brustwirbelsäulenbereich angesiedelt

Thorax	Brustkorb
Tibia	Unterschenkelknochen
Toxine	Giftstoffe
Tranquilizer	Medikamente zur Beruhigung
Vasculär	Gefäßbedingt
Viszeral	organbezogen
Yang	Oben - realistisch - Spirit - Vater
Yin	Unten - emotional - Basis - Mutter

ZIP – Zentrum für interdisziplinäre Physiotherapie
JeeCee-Fortbildungszentrum im MEDI-SPORT

Durch Physikalische Therapie und (Sport-) Physiotherapie, sowie alternativen Behandlungsmethoden (z.B. Osteopathie, Sauerstoff- und Matrix-
therapie, (sport-) podologische Einlagenversorgung, Laser, mediz.
Trainingstherapie etc.) und verschiedene Gymnastikkurse, Entgiftungs-
und Entschlackungskur u.v.a.
Seminare (Telefonische Hinweise unter 06151-788808)

Sportphysiotherapeutischer Notdienst
Sonntags von 10.00 Uhr bis 14.00 Uhr
In dieser Zeit erreichen Sie unsere Therapeuten direkt in der Praxis!
Außerdem können Sie uns auch über die n.a. Mobilphonenummern
erreichen: 0177/2847473 oder 0172/8034300
Frankfurter Straße 128, 64293 Darmstadt, Telefon: 06151-788808

JeeCee Int., Jacques Caluwé
Venta 1 a, 9968 Bassevelde / Belgien
Tel: 0032-9-3737364, Fax: 0032-9-3739409

JeeCee-Center Darmstadt, S. Lyer – W. Tatzel
Frankfurter Straße 128, 64293 Darmstadt
Tel.: 06151 – 788808, Fax: 788809
email: zip.tatzel.da@t-online.de
http://www.physio-therapeuten.de
www.physio-therapeuten.de

JeeCee-Center Heidelberg
C. Bartoldus u. M. Rother
Krähenweg 22, 69123 Heidelberg
Tel.: 0171 – 9352851, Fax.: 0171 – 3234219